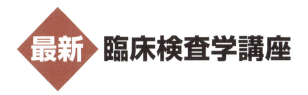

最新 臨床検査学講座

解剖学

秋田恵一
星　治

医歯薬出版株式会社

「最新臨床検査学講座」の刊行にあたって

　1958年に衛生検査技師法が制定され，その教育の場からの強い要望に応えて刊行されたのが「衛生検査技術講座」であります．その後，法改正およびカリキュラム改正などに伴い，「臨床検査講座」(1972)，さらに「新編臨床検査講座」(1987)，「新訂臨床検査講座」(1996)と，その内容とかたちを変えながら改訂・増刷を重ねてまいりました．

　2000年4月より，新しいカリキュラムのもとで，新しい臨床検査技師教育が行われることとなり，その眼目である"大綱化"によって，各学校での弾力的な運用が要求され，またそれが可能となりました．「基礎分野」「専門基礎分野」「専門分野」という教育内容とその目標とするところは，従前とかなり異なったものになりました．そこで弊社では，この機に「臨床検査学講座」を刊行することといたしました．臨床検査技師という医療職の重要性がますます高まるなかで，"技術"の修得とそれを応用する力の醸成，および"学"としての構築を目指して，教育内容に沿ったかたちで有機的な講義が行えるよう留意いたしました．

　その後，ガイドラインが改定されればその内容を取り込みながら版を重ねてまいりましたが，2013年に「国家試験出題基準平成27年版」が発表されたことにあわせて紙面を刷新した「最新臨床検査学講座」を刊行することといたしました．新シリーズ刊行にあたりましては，臨床検査学および臨床検査技師教育に造詣の深い山藤　賢先生，高木　康先生，奈良信雄先生，三村邦裕先生，和田隆志先生を編集顧問に迎え，シリーズ全体の構想と編集方針の策定にご協力いただきました．各巻の編者，執筆者にはこれまでの「臨床検査学講座」の構成・内容を踏襲しつつ，最近の医学医療，臨床検査の進歩を取り入れることをお願いしました．

　本シリーズが国家試験出題の基本図書として，多くの学校で採用されてきました実績に鑑みまして，ガイドライン項目はかならず包含し，国家試験受験の知識を安心して習得できることを企図しました．国家試験に必要な知識は本文に，プラスアルファの内容は側注で紹介しています．また，読者の方々に理解されやすい，より使いやすい，より見やすい教科書となるような紙面構成を目指しました．本「最新臨床検査学講座」により臨床検査技師として習得しておくべき知識を，確実に，効率的に獲得することに寄与できましたら本シリーズの目的が達せられたと考えます．

　各巻テキストにつきまして，多くの方がたからのご意見，ご叱正を賜れば幸甚に存じます．

2015年春

医歯薬出版株式会社

序

　解剖学は，医学系専門科目を学ぶうえで，人体の基本的な構造を理解するための最も基礎的な学問である．そして解剖学は，身体の構造を理解することだけが目的ではなく，他の医療者に身体の構造を正しく伝えることができるようになることも重要である．

　本書は，臨床検査技師を目指す方々が，これから学ぶであろう多くの医学・医療の分野の基礎を構築できることを願ってつくられたものである．このため，組織学や発生学を含む解剖学全般にわたって，臨床の諸分野との関連を意識しつつ，重要事項を中心に簡明に記述するように心がけた．応用的な事項や臨床関連事項に関しては，側注の形で解説するようにし，読者に関心をもっていただけるように工夫した．

　多くの方にとって，解剖学は暗記の学問であるという印象が強いかもしれない．確かに，数多くある解剖学用語そのものを"記憶"しようとするならば，無味乾燥な暗記にすぎなくなる．しかしながら，一通り本書を眺めたあとに，振り返って身体の個々の構造の関連を見直してみると，多くの身体の構造が互いに関連して出来上がっていることが浮かびあがってくるはずである．

　本書は，神経系については星が，その他の部分を秋田が担当した．また，臨床検査技師として重要な事項についての側注は主に星が担当した．全体の統一については，編集部との緊密な打ち合わせのうえに行われた．

　本書によって解剖学を学んだ諸君が，他の科目の礎を築くことが十分にでき，他の科目が学びやすくなることを強く望んでいる．

　最後に，本書の制作に際しては，医歯薬出版編集部に多大なご協力をいただいた．ここに深く感謝申し上げる．また読者の方々には，今後とも忌憚のないご意見，ご批判をお願いする．

2018年12月

秋田恵一・星　治

最新臨床検査学講座
解剖学
CONTENTS

第1章 序論 … 1
I 解剖学とは … 1
II 体形の概要 … 2
1 体の方向や位置を表す用語 … 2
　1) 解剖学的位置　2
　2) 解剖学的平面　2
　3) 方向を示す用語　2
2 人体の区分 … 4
　1) 体幹　4
　2) 体肢　5
　3) 体腔　5
III 人体の構成単位 … 6

第2章 組織と細胞，ヒトの発生 … 7
I 細胞 … 7
1 細胞の構造 … 7
　1) 核　7
　2) 細胞膜　8
　3) 細胞質　9
　4) 細胞骨格　11
2 細胞分裂 … 11
　1) 無糸分裂と有糸分裂　11
　2) 細胞周期　11
　3) 減数分裂　12
II 組織 … 14
1 上皮組織 … 14
　1) 上皮組織の特徴　14
　2) 上皮組織の種類　15
2 支持組織 … 17
　1) 結合組織　17
　2) 軟骨組織　18
　3) 骨組織　19
　4) 血液，血球，造血組織　20
3 筋組織 … 22
　1) 平滑筋　22
　2) 骨格筋　23
　3) 心筋　24
4 神経組織 … 24
III ヒトの発生 … 24
1 受精，着床 … 24
2 胚葉，器官の形成 … 25
3 胎盤 … 28
4 胎児の成長と出産 … 29

第3章 骨格系 … 31
I 総論 … 31
1 骨の形状 … 31
2 骨の構造 … 31
　1) 骨膜　32
　2) 骨質　32
　3) 骨髄　33
3 骨の発生と成長 … 33
　1) 骨の発生　33
　2) 骨の成長　33
4 骨の連結 … 33
　1) 骨の結合様式による関節の種類　33
　2) 運動軸による滑膜性関節の分類　34
II 各論1：頭蓋骨 … 35
1 脳頭蓋 … 35
　1) 頭蓋冠　35
　2) 頭蓋底　35
　3) 縫合　36
　4) 泉門　37
　5) 脳頭蓋の骨　39
2 顔面頭蓋 … 41
　1) 眼窩　41
　2) 鼻腔　41
　3) 副鼻腔　41
　4) 口腔　42

5）顎関節　42
　　　6）顔面頭蓋の骨　42
　Ⅲ　各論2：体幹の骨 43
　　1　脊柱 43
　　　1）脊柱の構成　43
　　　2）脊柱の機能　43
　　　3）椎骨の連結　44
　　　4）脊柱管　45
　　　5）椎間孔　45
　　　6）椎骨の基本型　45
　　　7）頸椎　45
　　　8）胸椎　47
　　　9）腰椎　47
　　　10）仙骨　48
　　　11）尾骨　48
　　2　胸郭 49
　　　1）胸骨　49
　　　2）肋骨　49
　Ⅳ　各論3：体肢の骨 50
　　1　上肢の骨 50
　　　1）上肢帯骨　50
　　　2）上腕骨　50
　　　3）前腕骨　52
　　　4）手の骨　53
　　2　下肢の骨 54
　　　1）下肢帯骨　54
　　　2）骨盤　57
　　　3）大腿骨　57
　　　4）下腿骨　60
　　　5）足の骨　61

第4章　筋系 63

Ⅰ　総論 63
　1　筋の付着 63
　2　筋の補助装置 63
　3　骨格筋の分類 65
　4　筋の作用 66
Ⅱ　各論 67

　1　頭部の筋 67
　　1）表情筋（皮筋）　67
　　2）咀嚼筋（深頭筋群）　68
　2　頸部の筋 69
　　1）浅頸筋　71
　　2）前頸筋群　71
　　3）側頸筋と後頸筋（深頸筋）　72
　3　胸部の筋 72
　　1）浅胸筋　72
　　2）深胸筋　73
　　3）横隔膜　73
　4　腹部の筋 74
　　1）前腹筋　74
　　2）側腹筋　75
　　3）後腹筋　75
　5　背部の筋 75
　　1）浅背筋　76
　　2）深背筋第1層　77
　　3）深背筋第2層　77
　6　上肢の筋 77
　　1）上肢帯筋群　78
　　2）上腕の筋　79
　　3）前腕筋群　80
　　4）手の筋群　81
　7　下肢の筋 82
　　1）下肢帯筋群　82
　　2）大腿筋群　83
　　3）下腿筋群　84
　　4）足の筋群　85

第5章　循環器系 87

Ⅰ　血管系 87
　1　血管の構造 87
　　1）動脈　87
　　2）静脈　88
　　3）毛細血管　88
　2　血液循環 89
　　1）体循環と肺循環　89

2）静脈還流　90
　　3）吻合　90
　　4）門脈　91
　3　胎生期の血液循環･････････････････91
　　1）胎児循環　91
　　2）生後循環　92
Ⅱ　心臓･････････････････････････････93
　1　心臓の位置と心膜･･････････････････93
　2　心臓の壁の構造･･･････････････････93
　3　心臓の部屋と弁･･･････････････････94
　4　刺激伝導系･････････････････････96
　5　心臓の血管････････････････････97
　6　心臓の神経････････････････････97
Ⅲ　小循環（肺循環）･････････････････97
　1　肺動脈･････････････････････98
　2　肺静脈････････････････････98
Ⅳ　大循環（体循環）の動脈系･････････98
　1　大動脈･････････････････････98
　2　上行大動脈･･････････････････99
　3　大動脈弓･･････････････････99
　　1）総頸動脈　99
　　2）鎖骨下動脈　100
　4　胸大動脈･････････････････103
　5　腹大動脈････････････････103
　6　総腸骨動脈･･････････････104
　7　内腸骨動脈････････････････104
　8　外腸骨動脈････････････････105
Ⅴ　大循環（体循環）の静脈系･･･････106
　1　上大静脈････････････････106
　　1）腕頭静脈　106
　　2）内頸静脈　106
　　3）脳の静脈　106
　　4）上肢の静脈　107
　　5）奇静脈系　108
　2　下大静脈････････････････108
　　1）門脈　109
　　2）骨盤内臓の静脈　110
　　3）下肢の皮静脈　111
Ⅵ　リンパ系･････････････････111

　1　リンパ系･･････････････････111
　2　リンパ節･･････････････････111
　3　リンパ管･･･････････････････112
　　1）リンパ本幹　113
　　2）体幹のリンパ　114
　　3）上肢のリンパ　115
　　4）下肢のリンパ　115
　　5）頭頸部のリンパ　115
　4　リンパ性器官･････････････115
　5　胸腺････････････････････116
　6　脾臓････････････････････116

第6章　消化器系･･････････････119

Ⅰ　総論･････････････････････119
　1　消化器系の構成･････････････119
　2　消化管の組織構造･･････････120
　　1）粘膜　120
　　2）筋層　121
　　3）漿膜または外膜　121
Ⅱ　各論･････････････････････122
　1　口腔･････････････････････122
　　1）口唇　122
　　2）歯　122
　　3）口蓋　124
　　4）舌　124
　　5）唾液腺　125
　2　咽頭････････････････････126
　3　食道･･･････････････････127
　4　胃･･･････････････････････127
　5　小腸･････････････････････128
　　1）小腸の構造　128
　　2）十二指腸　129
　　3）空腸と回腸　131
　6　大腸･････････････････････131
　　1）大腸の構造　131
　　2）盲腸　132
　　3）結腸　132
　　4）直腸　132

ix

- 7 肝臓 ………………………………… 133
- 8 胆嚢 ………………………………… 135
- 9 膵臓 ………………………………… 135
- 10 腹腔, 腹膜, 腹膜後隙 ………………… 136
    - 1) 腹腔 136
    - 2) 腹膜 136
    - 3) 腹膜後隙 138

第7章 呼吸器系 ……………………… 139

- 1 鼻 …………………………………… 139
    - 1) 鼻腔 139
- 2 副鼻腔 ……………………………… 141
- 3 咽頭 ………………………………… 141
- 4 喉頭 ………………………………… 142
    - 1) 喉頭軟骨 143
    - 2) 声門 143
    - 3) 神経支配 143
- 5 気管と気管支 ……………………… 143
- 6 肺 …………………………………… 145
    - 1) 肺区域 145
    - 2) 肺小葉 145
- 7 縦隔と胸膜腔 ……………………… 147

第8章 内分泌系 ……………………… 149

- 1 視床下部 …………………………… 150
- 2 下垂体 ……………………………… 150
    - 1) 下垂体前葉 151
    - 2) 下垂体中間部 151
    - 3) 下垂体後葉 151
- 3 松果体 ……………………………… 151
- 4 甲状腺 ……………………………… 151
- 5 副甲状腺 …………………………… 152
- 6 副腎 ………………………………… 153
    - 1) 副腎皮質 153
    - 2) 副腎髄質 153

第9章 泌尿器系 ……………………… 155

- 1 腎臓 ………………………………… 155
    - 1) 髄質と皮質 156
    - 2) 腎小体 156
    - 3) 尿細管と集合管 157
    - 4) 腎臓の血管の腎内分布 157
- 2 尿管 ………………………………… 158
- 3 膀胱 ………………………………… 158
- 4 尿道 ………………………………… 159
    - 1) 男性の尿道 159
    - 2) 女性の尿道 160

第10章 生殖器系 ……………………… 161

- Ⅰ 男性生殖器 ………………………… 161
- 1 精巣（睾丸） ……………………… 161
- 2 精巣上体（副睾丸） ……………… 162
- 3 精管 ………………………………… 162
- 4 精路の付属器 ……………………… 162
- 5 陰茎 ………………………………… 164
- 6 陰嚢 ………………………………… 164
- 7 精巣下降 …………………………… 164
- Ⅱ 女性生殖器 ………………………… 165
- 1 卵巣 ………………………………… 165
- 2 卵管 ………………………………… 166
- 3 子宮 ………………………………… 166
- 4 膣 …………………………………… 167
- 5 外生殖器 …………………………… 167

第11章 神経系 ………………………… 169

- Ⅰ 神経系の構成 ……………………… 169
- 1 中枢神経系と末梢神経系 ………… 169
- 2 神経系の発生 ……………………… 169
- 3 神経系の組織学 …………………… 170
    - 1) 神経細胞 171
    - 2) グリア細胞 171
    - 3) シナプス 171

4　髄膜 …………………………………… 172
　　1）硬膜　172
　　2）くも膜　172
　　3）軟膜　172
　5　脳室と脳脊髄液 ………………………… 173
　6　脳の血管 ……………………………… 173
Ⅱ　中枢神経系 ……………………………… 173
　1　脊髄 …………………………………… 173
　　1）上行路　174
　　2）下行路　175
　2　脳幹 …………………………………… 177
　3　小脳 …………………………………… 178
　4　間脳 …………………………………… 178
　5　大脳 …………………………………… 179
　　1）大脳皮質と機能局在　179
　　2）大脳髄質と基底核　181
　　3）大脳辺縁系　181
Ⅲ　中枢神経系の主な伝導路 ……………… 181
　1　反射路 ………………………………… 181
　2　求心性伝導路 ………………………… 182
　　1）体性感覚の伝導路　182
　　2）視覚路　182
　　3）聴覚路　182
　　4）平衡覚路　183
　　5）味覚路　183
　　6）嗅覚路　183
Ⅳ　末梢神経系 ……………………………… 183
　1　脳神経 ………………………………… 183
　2　脊髄神経 ……………………………… 185
　　1）脊髄神経の前枝と後枝　185
　　2）頸神経叢　186
　　3）腕神経叢　186
　　4）肋間神経　186
　　5）腰神経叢　186
　　6）仙骨神経叢　186
　3　自律神経 ……………………………… 188
　　1）交感神経と副交感神経　188
　　2）交感神経系　188
　　3）副交感神経系　190

第12章　感覚器系 ……………… 191
　1　視覚器 ………………………………… 191
　　1）眼球の構造　191
　　2）眼球の付属器　193
　2　平衡聴覚器 …………………………… 194
　　1）外耳　194
　　2）中耳　194
　　3）内耳　195
　3　味覚器 ………………………………… 196
　4　嗅覚器 ………………………………… 196
　5　皮膚 …………………………………… 196
　　1）表皮　197
　　2）真皮　198
　　3）皮下組織　198
　　4）毛とその付属器　198
　　5）皮膚の腺　199

索引 ……………………………………………201

側注マークの見方　国家試験に必要な知識は本文に，プラスアルファの内容は側注で紹介しています．

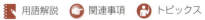 用語解説　　関連事項　　トピックス

●執筆分担
第1～10，12章　　　秋田恵一
第11章　　　　　　星　治

第1章 序論

I 解剖学とは

　解剖学は、生物の正常の構造を研究する学問であり、そのうち人体を対象とするものをとくに、**人体解剖学**という．解剖という言葉の、漢字の「解」も「剖」も、ともに刀で切り分けるというところに由来している．解剖学（anatomy）の元となったラテン語のanatomiaも「完全に切る」ということが語源となっている．このように、体を切り開いて、内部構造を明らかにするところから始まった学問である．

　解剖学をその記載の仕方で分けるならば、骨格系、筋系といった各系統に分けてまとめていく**系統解剖学**と、おのおのの部位（領域）にみられる全構造について説明する**局所解剖学（外科解剖学）**との2つに大別することが可能である．人体解剖学を臨床医学の礎とするという立場で考えるならば、局所解剖学のほうが理にかなっているといえる．しかし、医学を学ぶための基礎的な知識の習得のためには、系統解剖学を学ぶほうが、体の成り立ちを大まかにつかむのに適している．そのため、本書では系統解剖学の立場で記述していくことにする．

　解剖学は、研究手法により、**肉眼解剖学**と**顕微解剖学**に大別される．肉眼解剖学は拡大することなく肉眼的に観察できる構造について記載するものであり、顕微解剖学は顕微鏡等を用いて拡大することによってみえる構造を記載するものである．顕微解剖学は**組織学**ともよばれる．また、細胞の構造、機能を研究する学問はとくに**細胞生物学**ともよばれ、さらに分子レベルまでを対象とする学問は**分子生物学**とよばれる．

　解剖学はこのように、個体の内部構造を明らかにすることを目指しているものである．これに加えて、さまざまな動物の体の構造を比較して論ずる比較解剖学や、個体が受精卵からどのようにして形成されてきたかということを時間軸の要素を取り入れて解明する発生学もまた、広い意味での解剖学である．さらに**発生生物学**では、再生、生殖、老化、死なども含む広い範囲についても扱っている．

略 顕微鏡

顕微解剖学の発展は、顕微鏡技術の発達によるところが大きい．可視光を用いた光学顕微鏡の倍率は1,000倍程度までであるが、光線より波長の短い電子線を用いた透過型電子顕微鏡では数十万倍にまで拡大することが可能である（拡大率は光や電子線の波長に依存するため）．また、走査型電子顕微鏡では、試料表面の立体的な構造をイメージすることができる．

Ⅱ 体形の概要

1 体の方向や位置を表す用語

1）解剖学的位置（図1-1）

解剖学的位置（**解剖学的正位**）は，体の位置や部分相互の関係を記述するときに基準となる体位である．このとき，体は直立し，頭は水平になるように保ち，眼はまっすぐ前方をみている．上肢は体側に下垂させ，手指は揃えてまっすぐ伸ばされ，手掌は前方に向けている．下肢は左右の足先がまっすぐ前方を向いている．

このような状態では，前腕の橈骨と尺骨は交叉せずに平行となる．

2）解剖学的平面

体の断面を示す際には，解剖学的位置に基づき，3つの**基準面**が用いられる．
①水平面（横断面）：体または器官を上下に分ける面で，水平な床に平行な面である．
②冠状面（前頭面，前額面）：体や器官を前後に分ける面で，前頭部（おでこ）に平行な面である．
③矢状面：体や器官を左右に分ける面で，冠状面に直角な面である．体を左半分と右半分に分ける平面を，とくに正中面という．

3）方向を示す用語（図1-2, -3）

①前（腹側）と後（背側）：体の前と後ろを表す．2つの構造の位置を示すと

画像診断

近年，CT（computed tomography，コンピュータ断層撮影），MRI（magnetic resonance imaging，核磁気共鳴画像）や超音波検査（ultrasonography）などの画像診断技術が発達してきている．体内の臓器や組織の形態をイメージするこのような機器では，矢状面，前頭面，水平面のそれぞれの面での構造を示されることが多く，断面像での解剖を理解することが重要である．

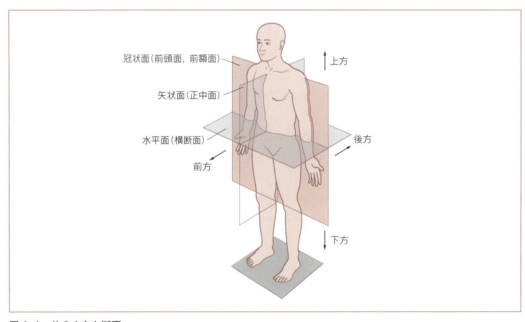

図1-1 体の方向と断面

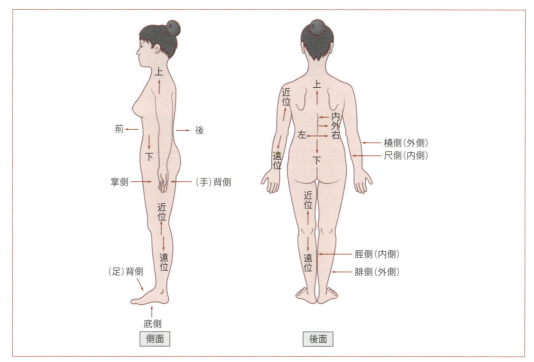

図1-2 人体の方向用語①

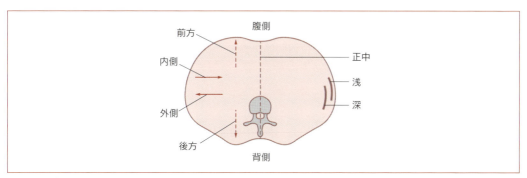

図1-3 人体の方向用語②

きには，より体の腹側表面に近いものを前（腹側），より体の背側表面に近いものを後（背側）という．

②上（頭側）と下（尾側）：体の垂直軸における位置を表す．人体において，尾は体の最下端ではないので，下肢に関しては尾側という用語は用いない．

③内側と外側：体の正中面に対する相対的な位置関係を表す．正中面により近いほうを内側，より遠いほうを外側という．

④浅（外側）と深（内側）：体表面に対して構造物の位置が浅いか深いかという相対的な位置関係を示す．体表からより近く，体の中心部からより遠い方を浅（外側）という．また，体表からより遠く，体の中心部から近い方を深（内側）という．③の内側と外側と使い分けることが必要である．

> **人体の方向用語**
>
> 人体に対してさまざまな処置を行う医療の現場では，人体の部位を表現するために方向の用語がよく使われる．なぜなら，前（anterior）や後（posterior），内側（medial）や外側（lateral），近位（proximal）や遠位（distal）などの用語の活用によって，目的の部位を第三者に正確に伝えることができるからである．

II 体形の概要　3

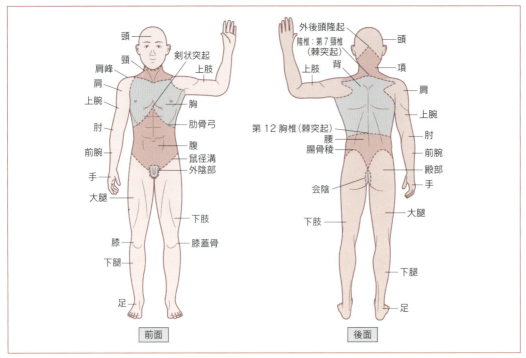

図 1-4　人体の区分

⑤ 近位と遠位：主として四肢において，構造物の位置が体の中心部（または四肢の付け根）に近いか遠いかという相対的な位置関係を表す．中心部（付け根）により近い方を近位，より遠い方を遠位という．

2　人体の区分（図 1-4）

　人体の外形はおおむね**左右対称**である．人体は，体の中軸部にあたる体幹と，左右に突き出た 1 対の体肢（上肢と下肢）に大別される．体幹は体を支える運動器である筋と骨格に加え，内部に内臓と中枢神経を収める．一方，体肢は運動器として体幹から伸び出したものである．

　人体の内部には 4 つの**腔（体腔）**がみられる．

1）体幹

　体幹は，**頭部，頸部，胸部，腹部**が区別される．頭部には脳が入っており，下部には顔がある．頸部は，頭部と胸部をつなぐ細い部分をいう．頸部の後面を項部とよぶ．胸部は鳥かご状の骨格（胸郭）に囲まれた領域であり，肺や心臓を含む．腹部は，腹筋によってできた腹壁に囲まれ，胃，腸，肝臓，腎臓などを含む．胸部と腹部の背面を背とよぶ．腹部の外側部から背面を，とくに腰部とよぶ．腹部のうち，寛骨によって囲まれた領域をとくに骨盤部とよび，腹部内臓を支えるとともに，膀胱，生殖器，直腸などを含む．骨盤部の背面は殿部とよぶ．

①頭部と頸部の境界：オトガイから下顎の下縁を通る線．
②頸部と胸部の境界：胸骨上端にある頸切痕から鎖骨上縁を通って肩峰に至る線．
③胸部と腹部の境界：胸骨下端の剣状突起から肋骨弓に沿って胸郭の下縁を通って背部に至る線．胸郭の下部には，横隔膜を隔てて腹部内臓の一部が含まれる．

2）体肢

体肢は左右1対ずつの上肢と下肢からなる．上肢と下肢の付け根は，それぞれ体幹に含まれ，それぞれ**上肢帯**（上肢帯は鎖骨と肩甲骨からなる）ならびに**下肢帯**（下肢帯は寛骨からなる）とよばれる．体幹から突き出した部分のことを，それぞれ**自由上肢**，**自由下肢**という．

自由上肢は，上腕，前腕，手からなる．上腕の体幹への付着部を肩，その下面にあるくぼみを**腋窩**という．肩で触れる目印として肩峰は重要である．上腕と前腕の境界部を**肘**とよび，後方の突出を肘頭，前方のくぼみを**肘窩**という．手は**手根**，**中手**，**指**よりなる．手根と中手よりなる部分の前面を**手掌**，後面を**手背**という．指は最外側を第1指とし，第1指から第5指までを順に，**母指**，**示指**，**中指**，**薬指**（**環指**），**小指**とよぶ．

自由下肢は，大腿，下腿，足からなる．下肢の体幹への付着部の後面の膨らみを**殿部**という．左右の殿部の間にみられる中央の溝を**殿裂**といい，殿部と大腿の後面の境界を**殿溝**という．付着部の前面にみられる皮膚の溝を**鼠径溝**という．体幹と下肢の境界である腸骨稜の前端の**上前腸骨棘**，後端の**上後腸骨棘**は目印として重要である．大腿と下腿の境界部を**膝**とよび，前方では**膝蓋骨**を触れることができ，後方のくぼみを**膝窩**という．下腿の後方をふくらはぎという．下腿と足の境界には，**外果**（外踝），**内果**（内踝）がみられる．足は，手と同様に**足根**，**中足**よりなる．足根と中足の下面を**足底**，上面を**足背**（足の甲）という．足底の後端の突出を**踵**という．**趾**（足の指）は最内側を第1趾とし，第1趾から第5趾まで順に並ぶ．第1趾を**母趾**，第5趾を**小趾**とよぶ．

3）体腔（図1-5）

体腔は，**頭蓋腔**，**脊柱管**，**胸腔**，**腹腔**（**骨盤腔**）に分けられる．頭蓋腔と脊柱管は，頭蓋骨の**大後頭孔**で分けられる．胸腔と腹腔の境界は**横隔膜**である．胸腔や腹腔は，**漿膜**によってさらに腔に分けられる．腹腔の下部で，骨に囲まれた小骨盤の領域を，とくに**骨盤腔**という．

①頭蓋腔：脳を入れる．
②脊柱管：脊髄を入れる．
③胸腔：肺，心臓，食道，気管などを入れる．心膜に囲まれた領域を**心膜腔**，胸膜に囲まれた領域を**胸膜腔**という．また，左右の肺を包む胸膜の間にある領域を**縦隔**という．

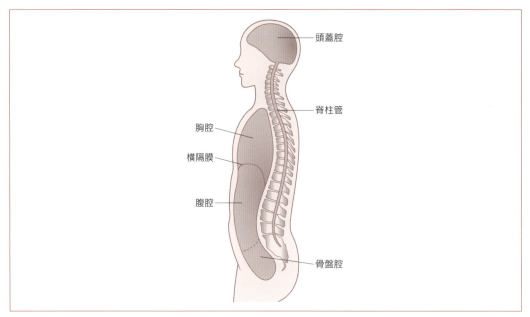

図1-5 体腔の模式図

④腹腔：腸，肝臓，膵臓，脾臓，腎臓，副腎などを入れる．腹膜に囲まれた領域は**腹膜腔**という．腹膜腔の後ろにある臓器である腎臓，副腎，膵臓などのことを，**後腹膜器官**とよぶ．

Ⅲ 人体の構成単位

　人体を構成する最小単位は**細胞**であり，これらの細胞の働きの総和により，生命活動が営まれる．

　同じような形態をもち同じような機能をもつ細胞と，これらの細胞がつくりだす細胞間物質によってつくられる細胞集団を**組織**という．組織は，その機能や構成している細胞の特徴，ならびに細胞間物質の種類などによって分類できる．これにより組織は，**上皮組織，結合組織（支持組織），筋組織，神経組織**の4つに分類できる．

　異なる組織がさまざまに組み合わさったものを**器官**という．それぞれの器官は，心臓，肝臓，膵臓，腎臓，膀胱などのように，体の中で一定の機能を分担することになる．

　このような器官が，同一の目的のために連絡をなしながら集まって**器官系**ができる．器官系では，いくつかの器官が協働して総合的な生理作用を営む．人体を構成する系統は，**骨格系，筋系，消化器系，循環器系，呼吸器系，内分泌系，泌尿器系，生殖器系，神経系，感覚器系**などに分けられる．

　これらの種々の器官系が集まって**個体**が構成され，器官系の働きが調和，統合されることによって，さまざまな生活機能がつくられる．

第2章 組織と細胞，ヒトの発生

I 細胞

細胞の大きさは変化に富み，最も小さいリンパ球は直径 5 μm で，大きい卵子は直径約 200 μm である．一般的には直径 10〜20 μm である．細胞の形もさまざまで，球形，扁平，立方形，紡錘形，星形などがある．神経細胞は長さ 1 m を超えるものもある．また，刺激に応じて形を変えるものもある．

1 細胞の構造（図 2-1, -2）

細胞は，**細胞膜**に囲まれ**細胞質**を外界から隔てる．細胞質には，**細胞内小器官**と**細胞骨格**があり，遺伝情報を蓄える**核**をもつ．

1）核（nucleus）

核は，通常1つの細胞に1個存在する．しかし，赤血球のように核をもたないものや，骨格筋のように1個の細胞に多数の核をもつものもある．核は，**染色質**，**核小体**，**核膜**からなる．

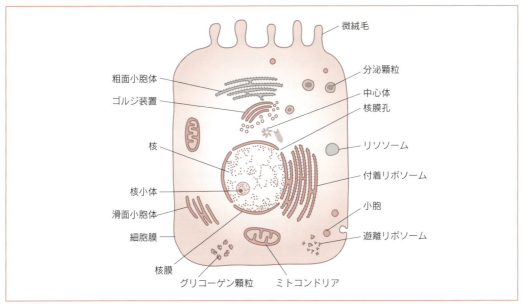

図 2-1 細胞の構造

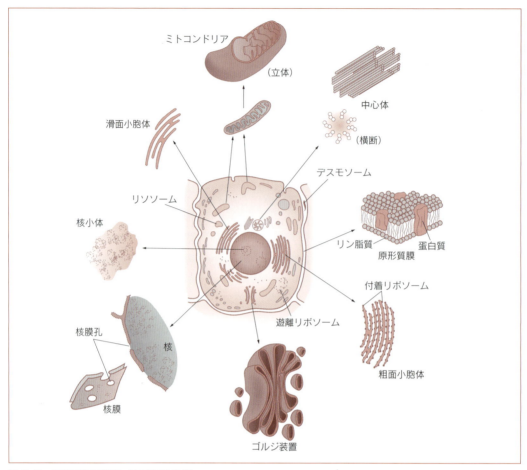

図 2-2　細胞の微細構造（電子顕微鏡像）

(1) 染色質（chromatin）

　核の大半は**染色質**からなり，**有糸分裂**の際に**染色体**をつくる．染色質は**デオキシリボ核酸（DNA）**と**蛋白質**からなる．染色体を構成するDNAは**二重らせん構造**をとり，この中に**遺伝子**が存在する．染色体の数は生物の種により一定であり，ヒトでは男女とも**46本**である．このうち22対は男女とも同じで**常染色体**という．残りの1対は男女で異なる**性染色体**で，男性は**X染色体**と**Y染色体**からなり，女性では2本の**X染色体**からなる．

(2) 核小体（nucleolus）

　核の中に，1〜複数個の核小体が濃く染まってみえる．

(3) 核膜（nuclear membrane）

　核は，細胞膜と同様の**脂質二重層**からなる核膜によって包まれる．核膜には**核膜孔**が開いていて，核の内外間での物質の移動を可能にしている．

2) 細胞膜（cell membrane）（図 2-3）

　細胞膜（**形質膜**）は，親水性の部分を外側に向けた**脂質二重層**からなる厚さ

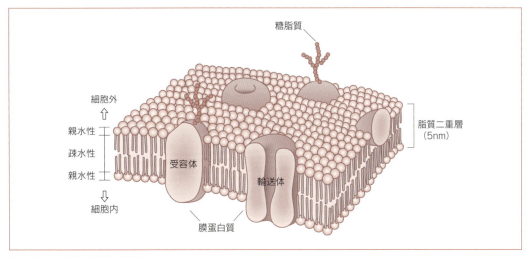

図2-3 細胞膜の脂質二重層

8～10 nmの膜である．その中では蛋白質が浮遊するように移動している（**流動モザイクモデル**）．**脂質**と**蛋白質**からは**糖質**が鎖状に伸び，細胞表面の特性が決定される．細胞は細胞膜を通して物質の取り込みや排出を行う．

(1) **単純拡散**

細胞膜の内外の濃度勾配に従って物質が入ってくることをいう．

(2) **促通拡散**

細胞膜に浮遊する輸送体によって細胞膜を通過させ，膜の反対側に運ぶことをいう．この様式には，イオンポンプやイオンチャネルなどが用いられる．

(3) **イオンポンプ**

イオンには，ポンプとよばれる蛋白分子によって運ばれるものがある．たとえば，**ナトリウム・カリウムポンプ**は，ナトリウムイオンを細胞外に，カリウムイオンを細胞内に汲み出す．それによって，細胞内外のイオン濃度がそれぞれ保たれる．このポンプを動かすのには，**アデノシン三リン酸（ATP）**の分解で生じたエネルギーを必要とする（**能動輸送**）．

(4) **イオンチャネル**

膜に浮遊する蛋白分子には，特定のイオンだけを通す孔（**チャネル**）が開いているものがあり，その特定のイオンだけを通すようにチャネルを開閉させる機構がある．

(5) **飲作用と食作用**（図2-4）

蛋白質などの異物を細胞内へ取り込む方法には，物質が小さいときは膜の一部が落ち込んで小胞の形で取り入れる飲作用，大きな物質を取り込むときは細胞膜が周囲から包み込んで取り入れる食作用がある．

3) 細胞質（cytoplasm）

細胞の中にある，特定の機能を分担する構造を**細胞内小器官**という．ミト

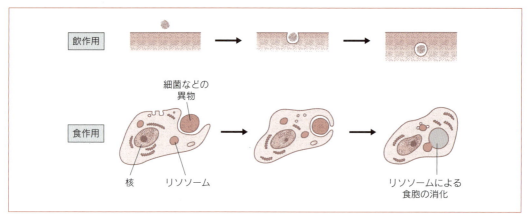

図2-4 飲作用と食作用

コンドリア，リボソーム，小胞体，ゴルジ装置，リソソーム，中心体などにより構成される．その多くは細胞膜と同様の膜でつくられている．

(1) ミトコンドリア（糸粒体，mitochondrion，複数形は mitochondria）

　球形ないし糸状の小体で，細胞活動のエネルギー産生の場所である．細胞によりその数は異なるが，成熟赤血球にはみられない．**内膜**と**外膜**という二重の細胞膜からできている．内膜は内部に深く折れ込む**クリスタ**とよばれる構造をつくり，内部に含まれる種々の酵素により，細胞内呼吸や栄養素の分解からエネルギーを産生する．エネルギーは**アデノシン三リン酸（ATP）**分子の形で細胞の活動に供給される．

(2) リボソーム（ribosome）

　リボソームは顆粒状の小体で，**リボ核酸（RNA）**と蛋白質からなる**リボ核蛋白質**である．核から運ばれてきた**メッセンジャー RNA** の情報に従い，**アミノ酸**をつなぎ**蛋白質**を合成する．小胞体の表面に付着して**粗面小胞体**をつくる**付着リボソーム**と，細胞質内に散在する**遊離リボソーム**がある．

(3) 小胞体（endoplasmic reticulum）

　細胞膜でできた小さな袋で，小胞状，扁平囊状，小管状などさまざまな形があり，互いにつながっている．小胞体は，**リボソームが付着していて蛋白質の合成が行われる粗面小胞体**と，リボソームが付着しておらず**ステロイドホルモン**の合成，**グリコーゲン代謝**，**分泌**などに関係する**滑面小胞体**とが区別される．

(4) ゴルジ装置（Golgi apparatus）

　赤血球を除くすべての細胞に存在する小胞の集合体で，**蛋白合成**，分泌細胞における**分泌物の形成**，**脂肪の吸収**などに関与する．ゴルジ装置は，扁平な滑面小胞体が積み重なってできた集合体である．粗面小胞体でつくられた蛋白質はゴルジ装置で糖を付加されるなどの加工を受け，膜に包まれ分泌顆粒として細胞外へ，あるいはリソソームとして細胞内を輸送される．

(5) リソーム（水解小体，lysosome）

ゴルジ装置でつくられる，膜に包まれた小体で，内部にはいろいろな物質を加水分解して消化する酵素が含まれ，細胞内に取り込まれた異物や不用物の分解処理に関係し，細胞内消化を行う小体である．

(6) 中心体（centrosome）

微小管の集まりよりなる円筒形の小体で，中心子とよばれる小体が2つ1組となって構成している．有糸分裂のときには，細胞の両極に移動し，染色体を引き寄せる．

4）細胞骨格

細胞質基質内を走行する線維性蛋白質とその関連蛋白質によってつくられる．主として，**微小管**，**中間径フィラメント**，**アクチンフィラメント**という3種類の線維性蛋白質からなる．微小管は中空の管で，細胞質内の物質輸送に関与するとともに，**中心体**，**線毛**や**鞭毛**を形成する．中間径フィラメントやアクチンフィラメントは，細胞形態の形成と維持，細胞の運動に関与する．

2 細胞分裂（cell division）

1）無糸分裂（amitosis）と有糸分裂（mitosis）

ヒトの身体は，1個の**受精卵**が繰り返し分裂してできたものである．小腸の上皮細胞や皮膚の表皮細胞のように，出生後も絶えず増殖を続けている細胞もある一方，神経細胞のように出生後は基本的には増殖することがない細胞もある．

細胞分裂では染色体を構成するDNAの複製と倍量化がなされ，次に遺伝子を分ける核の分裂が起こり，続いて細胞体の分裂が続く．核分裂の様式には**無糸分裂**と**有糸分裂**がある．

無糸分裂は，細菌のような**原核細胞**の分裂様式で，染色体や紡錘糸の形成はみられない．核は中央よりくびれ，2分する．**有糸分裂**は，**真核細胞**の分裂様式で，**染色体**が**紡錘糸**に引かれて2分される．染色体は，分裂していないときはみることができないが，有糸分裂のためにDNAが複製され2倍量になり，それぞれが分裂時に移動しやすいように形成されると観察することができる．

有糸分裂（図2-5）は，通常の**体細胞分裂**と，生殖細胞で起こる**減数分裂**に区別される．

2）細胞周期（cell cycle）（図2-6）

細胞では有糸分裂をしている**細胞分裂期**（M期：mitosisに由来）と細胞分裂をしていない**間期**を繰り返す．このM期と間期の繰り返しを細胞周期という．間期は，さらに**DNA合成準備期**（G_1期：gapに由来），**DNA合成期**（**S期：synthesisに由来**），**分裂準備期**（G_2期）に分けられる．また，一時的に増殖を停止した状態に入った細胞は，G_1期の途中で細胞周期を離脱するので，

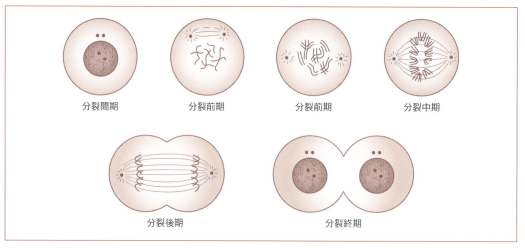

図 2-5　有糸分裂

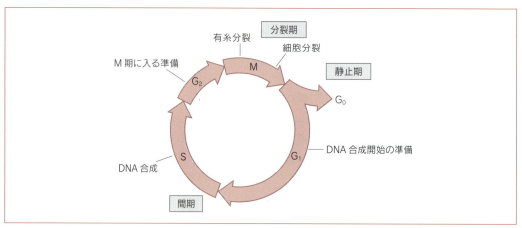

図 2-6　細胞周期
S 期に DNA 合成が開始し，核の DNA 量が倍加し，染色体が複製される．M 期に染色体が凝縮し，光学顕微鏡で観察可能になる．複製された染色体が分かれた（核分裂）あと細胞質分裂が起こり，2 つの娘細胞となる．

静止期（G_0 期） ともいわれる．

3）減数分裂 (meiosis)（図 2-7）

　成熟分裂ともいう．**有性生殖**を行う生物は，すべて両親から受け継いだ同数の**相同染色体**をもっている．**生殖細胞**は，**配偶子（精子または卵子）**の形成過程で染色体が半減する．このような生殖細胞から配偶子を形成する有糸分裂を減数分裂という．第 1 分裂で DNA 量が倍加した各相同染色体が対合して交叉し，部分的に遺伝形質の交換が起こる．次に相同染色体が 2 つに分かれて 2 個の**娘細胞**が形成され，染色体数は半減する．第 2 分裂では染色体はさらに分かれて 2 つの細胞となり，染色体の数が体細胞の半分の 23 本となる 2 個の配偶子が生じる．このため，減数分裂の 2 段階によって，生殖細胞（一次精母細胞または一次卵母細胞）から 4 個の配偶子（精子または卵子）が形

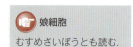

娘細胞
むすめさいぼうとも読む．

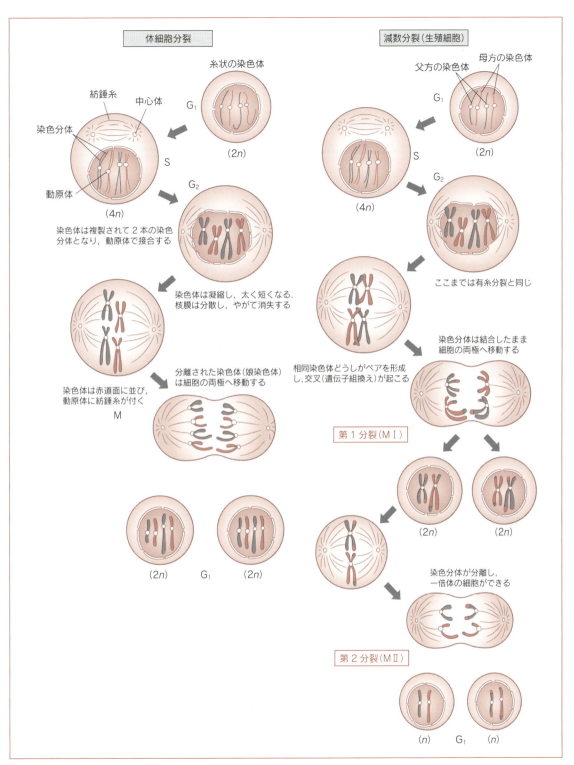

図 2-7　体細胞分裂と減数分裂

成されることになる．ヒトでは卵子は4個のうち1個だけが成長する．

Ⅱ 組織

　組織（tissue）とは，同じような形態や特徴を有し，協働して共通の機能を果たしている細胞の集団をいう．組織がさまざまに組み合わさり，一定の形態や機能を備えるようになったものを**器官**（organ）という．器官は，いくつかの異なる組織が組み合わさり混じり合ってできたものである．

　組織をつくる細胞と細胞の間には間隙があり，**細胞間質**で占められている．組織は，**上皮組織**，**支持組織**，**筋組織**，**神経組織**に区別される．細胞の間に占める細胞間質の量と性質によって，組織の特徴や機能が決定される．

1 上皮組織（epithelium, epithelial tissue）

1）上皮組織の特徴

　体表や体腔・器官・脈管等の内面などをおおう膜状の細胞層を**上皮**とよび，その細胞集団を上皮組織という．上皮組織の特徴は，上皮細胞が1層または何層にもなっており，細胞間に細胞間質がほとんどないことである．上皮組織は，下層の組織とは基底膜で仕切られる．**表面の保護**，**吸収**，**分泌**，**呼吸**，**感覚**に関係する．体腔の最表面をおおう中胚葉に由来する上皮を，とくに**中皮**とよび，心臓・血管・リンパ管の上皮を**内皮**とよぶ．

　上皮細胞には，隣接する細胞を連結するために**細胞間結合装置**といわれる特殊な構造が存在する．細胞間結合装置は，以下の4種類が知られる（図2-8）．

（1）タイト結合（密着帯）

　細胞の側面の，上皮の最表層にあり，細胞の周りを帯状に取り囲む．これが発達すると，すべての物質について細胞間の通過を阻止する．

（2）アドヘレンス結合（接着帯）

　タイト結合のすぐ下にあり，細胞周囲を帯状に取り巻く．この部に面する細胞膜の内面には裏打ち構造が認められ，細胞を接着する．

（3）デスモソーム（接着斑）

　丸い斑状の細胞間結合装置で，この部に面する細胞膜にも厚い裏打ち構造（接着板）が認められる．

（4）ギャップ結合（細隙結合）

　斑状をしており，相対する細胞膜の蛋白質が相接し，そこに開いたイオンチャネルの孔が2枚の細胞膜を貫通する．この孔をイオン，糖，アミノ酸などの低分子の物質が通過し，上皮細胞間の情報伝達を行う．

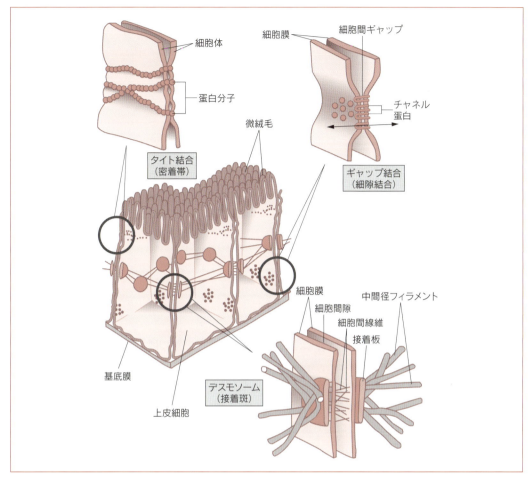

図2-8 細胞間結合装置

2) 上皮組織の種類（図2-9）

　上皮の一部が表面から深部に落ち込み，特定の物質を産生・放出するといった分泌機能をもった上皮を**腺上皮**（腺）という．上皮細胞列の中に**腺細胞**が散在しているときは**単細胞腺**とよばれ，多くの腺細胞が集まって分泌を行うのが**多細胞腺**である．多細胞腺では腺細胞が集まる**分泌部**（終末部）と，つくられた分泌物を表面まで運ぶ**導管**に分けられる．このような導管をもつものを**外分泌腺**といい，上皮との連絡を失い導管をもたなくなって分泌物を血液中に放出するものを**内分泌腺**という．

　外分泌腺における分泌物の分泌の様式にも違いがある．細胞でつくられた分泌顆粒の膜が細胞膜と癒合して内容物を放出することを開口分泌といい，その例として**小汗腺**（エクリン汗腺）がある．細胞の表面近くに分泌物が集まって，細胞質の一部とともにちぎれて分泌されることを**アポクリン分泌**といい，腋窩の**大汗腺**（アポクリン汗腺）などがある．また，分泌物が細胞全体のまま分泌物となり放出されることを**ホロクリン分泌**（全分泌）といい，脂腺にみら

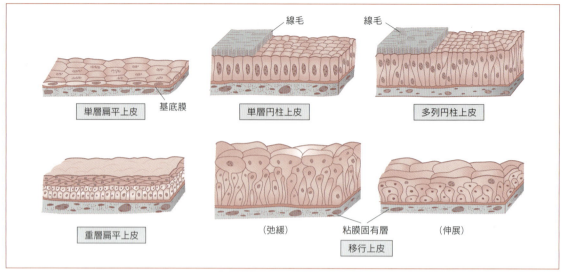

図 2-9 上皮組織の種類と構造

れる．
　上皮組織は，細胞の形から扁平・立方・円柱に，層構造から単層と重層に区別される．
(1) **単層扁平上皮**：漿膜，肺胞，血管内皮，リンパ管内皮など
　薄く平たい細胞からなる上皮で，1層だけの場合は単層扁平上皮とよばれる．
(2) **重層扁平上皮**：体表をおおう皮膚，口腔・食道・直腸下端部・腟の粘膜など
　扁平上皮が何層にも重なって厚いシートをつくると，重層扁平上皮とよばれ，摩擦や温度などの物理的な刺激や化学的な刺激に対して強い．この場合，扁平であるのは表面に近い細胞だけで，深部では次第に背の高い細胞になっている．
(3) **円柱上皮**：胃や腸の粘膜の表面など
　背の高い円柱状の細胞が1層に並んでいる．円柱上皮は機械的刺激に弱いが，物質の吸収や分泌にかかわることが多い．背の高いものと低いものがある場合は多列円柱上皮という．
(4) **立方上皮**：甲状腺，尿細管，呼吸細気管支など
　円柱上皮のうち，背の低いものは立方上皮とよばれることがある．
(5) **線毛上皮**：気管と気管支，卵管など
　円柱上皮の上面に線毛とよばれる多数のこまかい毛が生えているものを，とくに線毛上皮という．線毛上皮は，線毛が一定の方向に鞭を打つような運動をして，上皮の表面の異物等をその方向に運ぶ．
(6) **移行上皮**：腎盂（腎盤），尿管，膀胱，尿道など
　伸縮能力の高い特殊な上皮で，小さい円柱状細胞が数段に重なり，その上を大きなドーム状の細胞がおおうという構造である．すべての細胞が基底膜に付

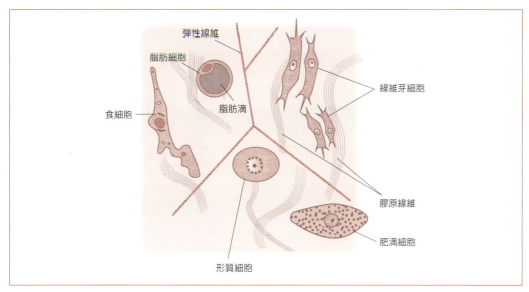

図 2-10　疎性結合組織

いており，一見重層上皮にみえるが，実は多列上皮の一種と考えられる．しかし，尿路内腔に接する被蓋細胞だけは基底膜から離れているという説もある．そのため，尿路の上皮は，内腔が充満するときには細胞が大きくずれながら扁平になることによって，内腔の面積を拡大することができる．

2　支持組織（supportive tissue）

支持組織は，一般に細胞と細胞間質からなり，細胞間質は線維と基質からなる．支持組織は，組織や器官の中や間で身体を支える役割をもつ．支持組織は細胞間質の性質によって，**結合組織**，**軟骨組織**，**骨組織**，**血液**，**リンパ**に分類される．

1）結合組織（connective tissue）

結合組織は，**細胞間質**とくに線維が非常に豊富な組織である．結合組織は全身に広く分布し，器官，組織，細胞の間にできる間隙を埋め，結合する役目をもつとともに，栄養の供給や，異物処理，損傷の修復に関与する．線維には，**膠原線維**，**細網線維**，**弾性線維**があり，それらの割合によって性質が異なる．

(1) 線維性結合組織

細胞間質の主体は**膠原線維**である．

①疎性結合組織（図 2-10）：膠原線維が不規則に走るものをいう．皮膚深層の皮下組織や粘膜深層の**粘膜下組織**，神経や血管の**外膜**，腺の（小）**葉間結合組織**などに広く分布している．

②密性結合組織（図 2-11）：膠原線維がヒモ状，膜状などのように，一定の形をもち，非常に強靱なものをいう．**腱**や**靱帯**（柱状），**筋膜**や**腱膜**（膜状）などがある．

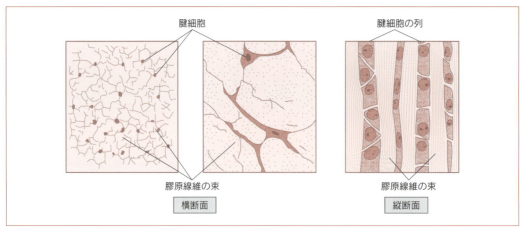

図 2-11　密性結合組織（腱）

(2) 膠様組織
　細胞間質を**膠質（ゼリー状の成分）**と膠原線維が占める．胎児の皮下や臍帯などにみられる透明な組織である．

(3) 細網組織
　細胞間質には**細網線維**が多い．四方に不規則に突起を伸ばす細網細胞と，それらが産生した細網線維が立体的な網目構造をつくる．これらの間を，**マクロファージ（大食細胞）**や**リンパ球**などが満たす．これにより，異物の除去や抗体の産生を行う．

(4) 脂肪組織
　細胞間質には細網線維が多い．大きな脂肪滴で占められる**脂肪細胞**が集まり，それらの細胞の一つ一つが細網線維によって包まれている．脂肪組織は熱貯蔵や断熱の役目をするとともに，外力に対する保護の役割をもつ．

(5) 弾性組織
　細胞間質には**弾性線維**が多い．頸部の**項靱帯**や，椎弓間に張る**黄色靱帯**，**大動脈壁**にみられる．

2) 軟骨組織（cartilaginous tissue）（図 2-12）

　軟骨細胞とそれから産生された**軟骨基質（細胞間質）**からなる．間質には**酸性ムコ多糖類**，**膠原線維**と**弾性線維**も含まれる．
　軟骨は軟骨基質の性状により 3 種に分けられる．

(1) 硝子軟骨：関節軟骨，肋軟骨，気管軟骨
　細胞間質には微細な膠原線維が多量に含まれるが，ガラスのように均質な物質（軟骨基質）のなかに軟骨細胞が埋まっているものである．硝子軟骨は大きな圧力を受けてもつぶれず，折れにくい．

(2) 弾性軟骨：耳介軟骨
　膠原線維のほかに多量の弾性線維を含むものであり，しなやかに曲がり，す

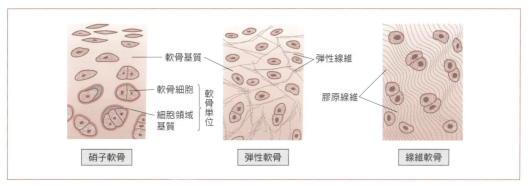

図 2-12　軟骨組織

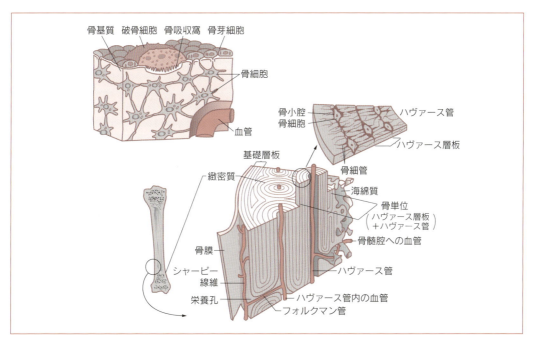

図 2-13　骨組織

ぐもとに戻る．

(3) **線維軟骨**：恥骨結合，椎間円板，関節半月

　細胞間の軟骨基質が乏しく，膠原線維が主体を占めており，最も強靱な軟骨である．

3）**骨組織**（bone tissue）（図 2-13）

　骨組織は，**骨細胞**と**リン酸カルシウム**などの**アパタイト**とよばれる結晶を含む**骨基質**（細胞間質），豊富な**膠原線維**からなる．そして，この組織が層をなして重なり，血管の通る管（**ハヴァース管**）を芯にして同心円状にならび，**ハヴァース層板**を形成する．血管はハヴァース管に連なる**フォルクマン管**を通り，骨質へ栄養を与える．

| 赤血球 | 好中球 | 好酸球 | 好塩基球 | 血小板 | 単球 | 小リンパ球 | 大リンパ球 |

図2-14 血球

層板の間に骨細胞が点在する．骨細胞は，**骨芽細胞**が自分がつくった骨質のなかに閉じ込められたもので，無数の細い突起を伸ばして互いに連絡している．

骨組織には骨芽細胞，骨細胞，**破骨細胞**が存在し，絶えず破壊され，造り変えが行われている．

4）血液，血球，造血組織（blood, haemocyte, hematopoietic tissue）

血液は，**細胞外液**の一種であり血管を流れているものをいう．成人の血液の量は体重の約1/13といわれ，男性よりも女性のほうがやや少ないといわれる．血液には，酸素と二酸化炭素の運搬，栄養素や老廃物の運搬，ホルモンの運搬，生体防護のための細胞の運搬，異物の処理などさまざまな作用がある．

血液は液体成分である**血漿**と，細胞成分である**血球**からなる．血漿には**アルブミン**や**グロブリン**などの蛋白質や，そのほか多くの電解質やグルコースなどが溶けている．血漿を放置すると，血漿蛋白質の一種である**フィブリノゲン（線維素原）**が**フィブリン（線維素）**という線維状の蛋白質に変化して血液中の細胞成分にからまり，**血餅**という餅のようなかたまりをつくる．このとき分離された透明な液体を**血清**という．

血液の血球は，**赤血球，白血球，血小板**からなり（図2-14），血球を産生することを**造血**という．

（1）赤血球（erythrocyte, red blood cell）

赤血球の数は，男性で血液1 mm³（＝μL）中に約500万個，女性で約450万個である．赤血球は，両面の中心部が凹んだ扁平な円板状の細胞で，その直径は約7〜8 μmである．赤血球は骨髄で産生され，その成熟過程で核を失う．そのため，赤血球は変形性に富み，血流速度によって，また細い血管を通過するときなどに，容易に形を変えることができる．

赤血球の中には，酸素を運ぶという重要な役割を担っている**血色素（ヘモグロビン）**が多量に含まれており，これが血液の赤い色を決めている．このヘモグロビンが，酸素と結合して**酸化ヘモグロビン**となり，全身の組織へ酸素を運搬する．そこで還元されて酸素を放つ．

ヒトの赤血球の寿命は，約120日である．したがって，常に多くの赤血球が新生され，同時に分解される．赤血球を産生するには，**鉄**や**ビタミンB₁₂**や**葉酸**などのビタミンが必要である．また，腎臓から分泌されるホルモン

 貧血の検査

貧血とは，一般的には赤血球中の血色素すなわちヘモグロビン（Hb）の濃度が低下した状態である．それにより酸素運搬能が低下し，動悸，息切れ，倦怠感などの症状が出現する．ヘモグロビンの基準値は，男性は女性より高値であり，加齢により低下する．貧血は赤血球の産生と喪失のバランスがくずれることにより発症するが，頻度が高い原因として鉄の欠乏がある．

であるエリスロポエチンは骨髄を刺激し，赤芽球の分裂・増殖を促進する．
(2) 白血球（leukocyte, white blood cell）

白血球は血液 1 mm³（＝μL）中に約 5,000〜8,000 個存在する．白血球には，細胞質に顆粒を含むものと含まないものがある．顆粒を含む**顆粒白血球**は，顆粒の染色性によって**好中球**，**好酸球**，**好塩基球**に区別される．また，**無顆粒白血球**には**リンパ球**と**単球**がある．

①顆粒白血球

a．好中球（中性好性白血球，neutrophil）：好中球は最も数の多い白血球で，顆粒白血球のほとんどを占め，白血球全数の 60〜70％を占める．直径 7〜9 μm のほぼ球形のものである．好中球では**アズール色素**で赤紫に染まる**アズール顆粒**と，細胞質に薄紫色に染まる多数の小さい特殊顆粒がみられる．骨髄の分化過程で最初に出現するのがアズール顆粒なので，**一次顆粒**ともよばれる．一方，特殊顆粒は**二次顆粒**という．核は，分葉していない**杆状核**とよばれるものをもつものから，不規則に分かれている**分葉核**とよばれるものをもつものまでみられる．

好中球は，血管外へ遊出して活動する．好中球は，細菌の毒素や組織の破壊産物などがあると，組織中に移動する．そして，異物や細菌を食作用によって細胞内に取り込み，殺菌・消化を行う．

b．好酸球（酸好性白血球，eosinophil）：好酸球は，白血球の全数の約 2％を占める．**酸性色素**によく染まる顆粒をもつ白血球で，核が 2 つに分葉することが多い．好酸球は，喘息をはじめとするアレルギー疾患と，寄生虫感染の際に増加する．

c．好塩基球（塩基好性白血球，basophil）：好塩基球は，白血球の全数の約 0.5％を占める．**塩基性色素**で青紫色に濃く染まる粗大な顆粒をもつ．核は 2〜3 個に分葉することが多い．顆粒中に血管拡張作用や炎症を引き起こす**ヒスタミン**や，血液凝固を阻止する**ヘパリン**を含む．

②無顆粒白血球

a．リンパ球（lymphocyte）：リンパ球は白血球の全数の 20〜30％を占める小型の球形の細胞である．丸い核が細胞の大部分を占め，細胞質が**塩基性色素**で青く染まる．リンパ球は脾臓やリンパ節に常在し，リンパ管を経て循環血液中に流入し，全身を回って脾臓やリンパ節に戻るという循環を繰り返している．リンパ球は顆粒白血球のように活発ではないが，毛細血管壁から血管外に遊出したり，結合組織の中や上皮組織の細胞間に侵入する．免疫を担当する細胞として非常に重要な役割を果たしている．よって，末梢血液中にみられるリンパ球は，定住していたリンパ性組織を離れて循環しているものと考えられる．リンパ球には**骨髄由来リンパ球（Bリンパ球またはB細胞）**と**胸腺由来リンパ球（Tリンパ球またはT細胞）**の 2 種類があるが，形態学的にはほとんど区別がつかない．リンパ球は骨髄で産生されるが，Tリンパ球は産生後に胸腺において成

 成人T細胞白血病

RNA を鋳型にして DNA へと転写するレトロウイルスを介して，正常なT細胞が白血病化するものである．感染者がすべて発症するわけではなく，多くはキャリアとして持続感染する．キャリアの発症リスクは 5％ほどである．感染経路には授乳，性交，輸血などがあるが，母子感染は母乳を止めて人工栄養にすることでほぼ防ぐことができる．

熟したものである．Bリンパ球がリンパ球の20〜30%を占める．

b. 単球（monocyte）：単球は白血球の全数の約5%を占める．リンパ球よりもかなり大きく，顆粒白血球と同じくらいかやや大きい球形の細胞である．核の形は不規則な形をとる．血管の外へ遊走して**マクロファージ（大食細胞）**に転化し，貪食作用を発揮する．食べた異物の抗原情報をリンパ球に伝えるという免疫提示を行うことで，免疫反応に重要な役割を果たす．

(3) 血小板（platelet）

血小板は，血液 $1 mm^3$（$=\mu L$）中に15〜35万個存在し，血液の凝固に関与する．骨髄の**造血幹細胞**から分化した**巨核球**の細胞がちぎれてできた細胞のかけらであるため，直径2〜5 μm で，核はなく，大きさもさまざまである．

外傷によって血管が破れると，血管の破れたところに露出した膠原線維に粘着し，凝集塊である**血栓**をつくり，止血を行う．また血小板は，血液の凝固や血管の収縮を促す物質を含んでおり，凝集塊からそれらを放出する．

(4) 造血組織

ヒトにおける最初の造血は，胎生3週ごろ**卵黄嚢**で始まり，胎生10週ごろには肝臓や脾臓が造血の場となるが，出生時には造血のほとんどは骨髄で行われる．骨髄で造血が始まるのは胎生4〜5カ月ごろである．骨髄のうち，造血作用をもつ骨髄は**赤色骨髄**であり，その役割を失ったものは，脂肪化して**黄色骨髄**となる．骨髄の中には**多能性幹細胞**から**赤血球**，**顆粒白血球**，**単球**，**巨核球**に至る，各系統の血液細胞に分化する各種の段階の細胞が存在している．血球が成熟すると，洞様毛細血管壁を通って血流中に出る．

リンパ球の産生は，**胸腺**，脾臓の**白脾髄**，**リンパ節**，**扁桃**，**リンパ小節**などで行われる．これらの組織でリンパ球をつくる**リンパ芽球**は，骨髄の幹細胞に由来する細胞がこれらの組織に移動してきたものである．

3　筋組織（muscular tissue）（図2-15）

収縮能がとくに発達した**筋細胞**からなる組織で，収縮と弛緩を繰り返す．筋細胞は一般に**筋線維**とよばれ，細胞質の中を走る多数の**筋原線維**を含む．筋細胞間は，疎性結合組織で埋められている．筋原線維は**アクチン**と**ミオシン**という**筋細線維**よりなる．筋細線維の配列が，規則的な横紋として観察されるかどうかにより，**平滑筋**と**横紋筋**に分けられる．横紋筋は，骨格または皮膚に付着するものを**骨格筋**，心臓を構成するものを**心筋**という．

1) 平滑筋（smooth muscle）

平滑筋線維とよばれる細長い**紡錘形**の細胞の集まりで，細胞の中央には細長い核が1つあり，細胞質のなかには**筋原線維**が走る．

平滑筋組織は胃・腸・膀胱などの内臓の壁の中や血管の壁にもみられ，収縮したり弛緩したりする．この筋は，**自律神経**に支配されており，意識的に動か

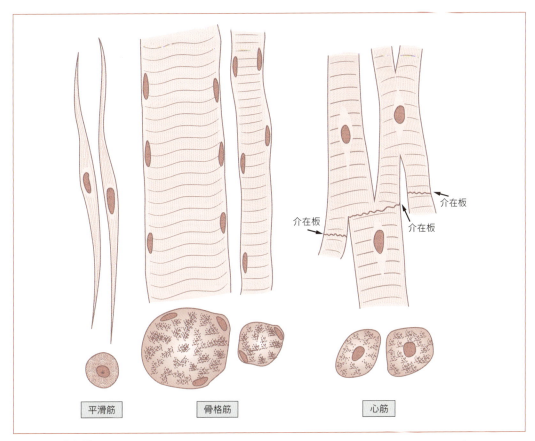

図 2-15　筋組織

そうと思っても動かすことができない**不随意筋**である．瞳孔が開いたり閉じたりする（**瞳孔散大筋**と**瞳孔括約筋**）のも，皮膚に鳥肌が立つ（**立毛筋**）のも，平滑筋の収縮による．

2）骨格筋（skeletal muscle）

　骨格筋を形成する筋組織で，**横紋筋線維**とよばれる長い細胞の集まりである．骨格筋は，骨や皮膚等に付着し，筋細胞が収縮することによって運動をつくりだす．**脳脊髄神経**の支配を受け，自分の意思によって収縮させることができる**随意筋**である．しかし，随意筋と言い難いものも一部にはある．骨格筋線維の束全体は，**筋膜**によって包まれて各筋をつくる．

　骨格筋細胞の太さは 10〜100μm，長さはしばしば 10 cm を超えることもある．骨格筋細胞の核は数が多く，たくさんの**筋芽細胞**が癒合した**多核細胞**である．核は，すべて細胞の表面近くに存在する．細胞質には無数の**筋原線維**が平行に走っており，筋原線維には，光の屈折性の異なる明暗の部分が周期的な帯をなしている．筋原線維は，**アクチン**と**ミオシン**という 2 種の蛋白分子の束からなる．1 本の筋線維のなかでは蛋白分子の束の高さが揃っているので，筋線維には横紋がみられる．筋の収縮は，アクチン分子の間にミオシン分子が

滑りこむことによって起こる．

骨格筋線維には白っぽく見える**白筋線維**と赤みを帯びた**赤筋線維**の2種類がある．白筋線維は瞬発力が要求されるような敏捷な運動に適し，四肢の筋や目を動かす筋などに多く含まれる．一方，赤筋線維は持続力を必要とするような運動に適し，姿勢の保持を司る体幹の筋に多く含まれる．人体の骨格筋は，白筋線維と赤筋線維がモザイク状に組み合わさってできており，それらの含まれる割合は筋ごとに異なる．

3）心筋 (cardiac muscle)

心臓の壁を構成する筋細胞は，光学顕微鏡でみると横紋構造をとっているが，骨格筋と異なり**自動性収縮**を行うこと，**自律神経**に支配されていて意識的に動きを調節することができない**不随意筋**であることから，**心筋組織**として区別される．**心筋線維**は円柱形をしており，しばしば分岐し，多数の細胞が網の目のようにつながっている．1つの心筋細胞の中央には1〜2個の核があり，それぞれの細胞の間には**介在板**とよばれるつなぎ目がある．介在板には細胞間を接着する**デスモソーム**が発達し，また**ギャップ結合**によって容易に情報伝達でき，心筋全体が収縮することができる．

一部の心筋線維は特殊化して**刺激伝導系**を形成し，心筋の収縮情報がより速く伝達できるようになっている．

4 神経組織 (nervous tissue)　11章「神経系」(p.170〜) を参照のこと．

Ⅲ ヒトの発生

1 受精，着床

卵子は**卵胞**のなかで成熟し，**排卵**によって腹膜腔に放出されたのち，**卵管**に再び取り込まれる．性交が行われ，精子が膣から子宮，卵管に達すると，**受精**が起こる．受精が起こると，卵子は減数分裂の最終段階を終了して卵子が完成する．そして，精子の核と卵子の核が融合することによって，受精卵ができる．受精の結果，精子と卵子において染色体が半分であったのが倍になる．さらに，男女の性が決定されることになる．

受精卵は有糸分裂によって卵割を繰り返しながら，卵管の線毛の運動と平滑筋の収縮によって，子宮へと移動していく（図2-16, -17）．受精後第3日で，細胞16〜32個ぐらいからなる**桑実胚**となる．子宮内で桑実胚の卵割がさらに進むと，内部に隙間ができて，**胞胚**（**胚盤胞**）という状態になる．胞胚の外側の**外細胞塊**は栄養膜となり，内部の**内細胞塊**は胚子となる．第6日目のころ，栄養膜が子宮内膜に侵入する．これを**着床**という．

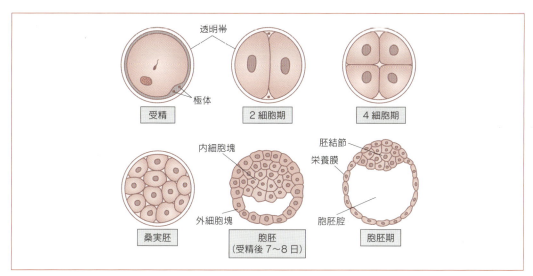

図2-16 胚子の発育過程

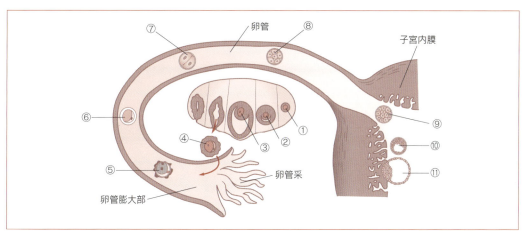

図2-17 排卵から着床まで
①,②：早期の卵胞,③：成熟卵胞,④：排卵された卵,⑤：受精,⑥：男性前核と女性前核の癒合,⑦：2細胞期,⑧：8細胞期,⑨：桑実胚,⑩：胞胚,⑪：着床開始．薄い栄養膜（外周）と胚部（内部）に分かれる．

2 胚葉，器官の形成（図2-18〜20）

　胞胚の内細胞塊の背側と腹側には，それぞれ**羊膜腔**と**卵黄嚢**という間隙がみられる．その間の部分が**胚子部**とよばれ，将来胎児となる．胚子部は2層性になっており，背側層を**胚盤葉上層**，腹側層を**胚盤葉下層**という．

　受精後15日ごろ，胚盤葉上層（外胚葉）の背面に頭尾方向に走る**原始線条**とよばれる縦線が現れ，胚盤の正中軸が明確になる．原始線条から落ち込んだ細胞が胚盤葉下層の細胞を押しのけ，内胚葉となる．また，落ち込んだ細胞が外胚葉と内胚葉の間に広がり，**胚内中胚葉**に分化する．これにより，胚盤の中に**外胚葉**，**中胚葉**，**内胚葉**が確立する．原始線条の前端の肥厚部である原始結節から，棒状の中胚葉が胚盤葉上層（外胚葉）の下を前方に伸びて**脊索**となる．

III ヒトの発生

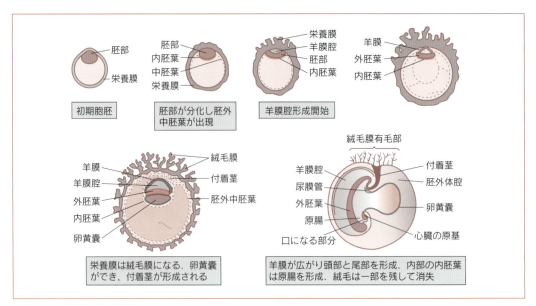

図 2-18 胎児形成（初期）

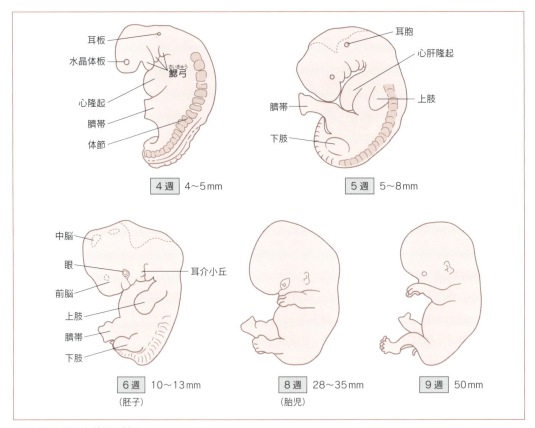

図 2-19 胚子と胎児の外形

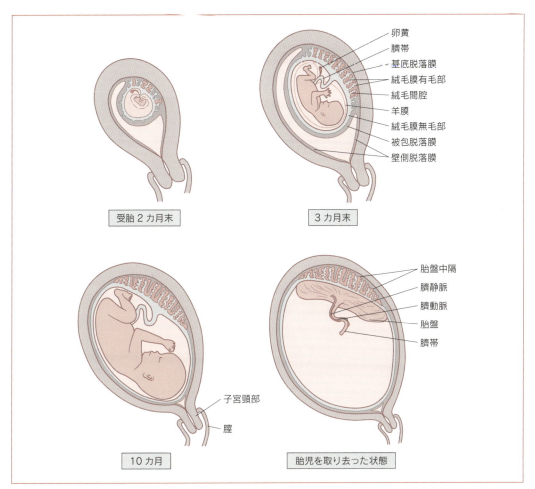

図2-20 子宮，胎盤，胎児

表2-1 組織や器官の由来

胚葉	発生器官
外胚葉	表皮やその付属器，外耳道，神経系，下垂体後葉，松果体，副腎髄質，感覚上皮，口腔，肛門
中胚葉	骨格，筋（横紋筋，平滑筋），軟骨，結合組織，循環器系（心筋細胞，血管，血液細胞），泌尿器系（腎臓，腎盂，膀胱三角，尿管），生殖器系（卵管，子宮，膣），副腎皮質，漿膜（腹膜，心膜，胸膜）
内胚葉	消化器系の上皮（食道，胃，腸，肝臓，膵臓），呼吸器系の上皮（喉頭，気管，気管支，肺胞），甲状腺，膀胱粘膜，尿道の一部

　発生第3～8週までの期間を**胚子期**または**器官形成期**といい，外胚葉，中胚葉，内胚葉のそれぞれが，特定の組織や器官をつくる（**表2-1**）．外形がヒトらしくなるのは7週以降で，そのころまでを胚または胚子とよび，第8週以後を胎児とよぶ．

　外胚葉は，背側にある脊索の影響によって肥厚して**神経板**をつくる．神経板は，正中で落ち込んで**神経溝**となり，両側は**神経ヒダ**となる．そして，左右の

神経ヒダどうしが癒合して**神経管**となる．この神経管が，将来の脳と脊髄の原基となる．外胚葉からは皮膚の表皮とそれから分化した毛，爪，汗腺，皮脂腺などができる．また，中枢神経系，末梢神経系，鼻や耳等の感覚器の感覚上皮，副腎髄質，下垂体，松果体，歯のエナメル質などができる．

脊索の左右にある**沿軸中胚葉**は凝集して分節状の体節をつくり，胚の成長とともにその数を増す．各体節は**皮板**，**筋板**，**椎板**に分かれ，それぞれ真皮，骨格筋，体幹の骨格に分化する．中胚葉は，**胚内体腔**が出現することによって，体壁を裏打ちする**壁側中胚葉（壁側板）**と，内胚葉による原腸をおおう**臓側中胚葉（臓側板）**とに分かれる．壁側板と臓側板の内面は体腔と接し，**漿膜**（胸膜，腹膜など）ができる．壁側板からは，四肢の骨格，胸骨，四肢の腱等が生じる．臓側中胚葉からは，心臓血管系，血液，脾臓，消化管の平滑筋層等ができる．壁側板と臓側板が移行する部分である中間中胚葉からは，泌尿生殖器（腎臓，尿管，膀胱，生殖腺，精管，子宮と卵管），副腎皮質ができる．

内胚葉からは，消化器系の上皮（食道，胃，腸，肝臓，膵臓）と呼吸器系の上皮（肺，気管支），耳管や中耳の上皮，甲状腺，副甲状腺，胸腺などの腺組織，膀胱の上皮ができる．

3　胎盤（placenta）（図2-21）

栄養膜は，子宮内膜に**絨毛**という突起を出して，子宮壁からの栄養の吸収に役立つ**絨毛膜**になる．絨毛は受精後15～16日ごろからみられ，絨毛膜は子宮内膜（**脱落膜**）とともに胎盤を形成する．胎盤は，成熟したものでは直径15 cm，厚さ3 cmほどにもなる円盤状の器官である．胎盤の中央に付着する**臍帯**によって，胎児と母体とをつないでいる．

栄養膜が子宮内膜の中で増殖すると，子宮内膜の中に隙間つまり**絨毛間腔**がつくられ，絨毛はその中に伸びることになる．絨毛とその基板となる層を絨毛膜といい，対側は厚くなり脱落膜という組織を形成する．絨毛間腔は母体の血液で満たされている．母体と胎児の血液は，直接に混じることはない．その中に浮かぶ絨毛の中を流れる胎児の血液との間で，絨毛の上皮を通して物質交換が行われ，胎児の側から二酸化炭素と老廃物が放出され，酸素と栄養物が胎児の側に取り込まれる．絨毛上皮と胎児の毛細血管の内皮は**胎盤関門**を形成しているとされるが，風疹ウイルスなどのウイルスや一部の薬物等は，この関門を通って母体から胎児に移行する．また，母体がさまざまな病原体に対してつくった抗体も胎盤関門を通過するので，出生後の一定の期間は感染から保護される．さらに，胎盤は妊娠を維持するための**ホルモンの分泌**も行っている．

胎児が表皮に続く**羊膜**に包まれると，絨毛膜ならびに胎児の入る子宮内膜も羊膜に包まれる．羊膜の中には**羊水**が入っており，胎児はその中に浮かぶようにして発育する．この羊膜腔は胎児の成長に伴って拡大し，やがて子宮のほとんどを占めるようになる．羊水は，外部の温度変化や刺激，振動から胎児を保護する役割をもつ．また，分娩時には子宮口を開く役割をもつ．

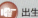

出生前診断

妊娠中に胎児の異常を検査して診断することを出生前診断という．胎児の異常には，遺伝疾患，染色体異常，奇形，先天性代謝異常などがある．しかしながら，検査によってすべてがわかるわけではない．検査するにあたっては，倫理的および社会的な配慮が必須である．夫婦は検査の前に遺伝カウンセリングを受け，診断がもたらす意味を十分に理解し同意することが必要である．

先天性風疹症候群

妊婦が風疹に初感染することにより，胎児に感染を生じ，多様な先天異常を生じるものである．白内障や緑内障といった眼球異常，ろうや難聴，心奇形，精神発達遅延などの中枢神経障害などが認められる．

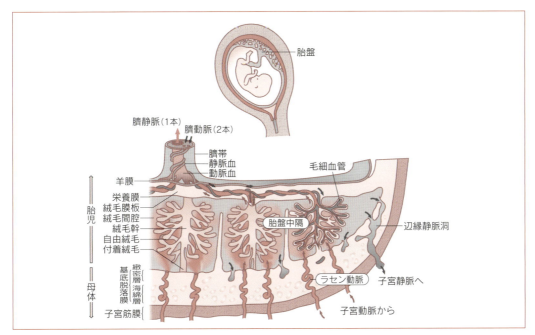

図 2-21　胎盤

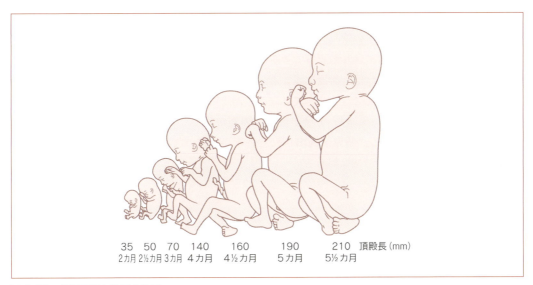

図 2-22　妊娠月数と胎児の外形

　臍帯の表面は羊膜でおおわれ，中を 2 本の**臍動脈**（さいどうみゃく）と 1 本の**臍静脈**（さいじょうみゃく），細くなった**卵黄嚢**（らんおうのう）や**尿膜管**（にょうまくかん）が通る．胎児の血液は臍動脈を通って胎盤に達し，絨毛の中で毛細血管がループをつくり，臍静脈となって胎児に戻る．臍動脈には静脈血が流れ，臍静脈には動脈血が流れる．

4　胎児の成長と出産（図 2-22, -23）

　胎児の身長は胎生 3〜5 カ月中に一番伸び，体重は妊娠の最後の 2 カ月間で

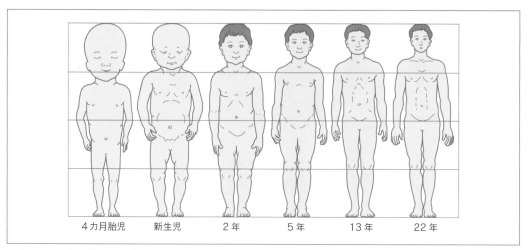

図 2-23　発育年齢と体のプロポーション

最も増加する．胎児の頭部は，胎生 3 カ月のはじめには**頂殿長**（頭殿長，座高に匹敵する）で約 1/2 を占めているが，胎生 5 カ月までに**頂踵長**（頭頂から踵までの直立したときの距離）の約 1/3，出生時には頂踵長の約 1/4 となる．つまり，成長するにつれて，相対的に頭部が小さくなっていく．また，胎児は胎生 10 週ごろから身体の運動や羊水の飲み込みをさかんに行っており，胎生 5 カ月には母体から胎児の動きがはっきりと認識できるようになる．

　出産は，通常，受精後 38 週（266 日）前後に起こる．**分娩**は，子宮筋層の周期的な強い収縮による**陣痛**が起こることによって始まる．胎児の娩出に先立ち，羊膜が破れ，羊水が流出する（**破水**）．分娩が進行し陣痛が強くなると，胎児は頭から腟を経て押し出される．胎児が娩出されたあと，子宮の収縮によって胎盤が**後産**として娩出され，分娩は終わる．

第3章 骨格系

I 総論

重力に抗して私たちの身体を支えているのが骨格系である．**骨**と**軟骨**からなり，**関節**によって連結する．さらに，これらの骨格には筋肉が付着し，これを動かすことによって運動がつくられる．それゆえ，骨格系と筋系を合わせて**運動器**という．

骨格系には，身体を支持する作用に加えて，身体の内部の構造を保護する作用，運動をつくりだす作用がある．それらに加えて，骨の中にある空洞には造血機能のある**骨髄**が存在し，さらに骨は細胞の機能に重要な働きをする**カルシウム**と**リン酸塩**の貯蔵場所となっている．

1 骨の形状

全身には，形も大きさも実にさまざまな 200 個以上の骨がある．骨というと，一般に思い浮かべるものは，両端が太く，中央部が長い円筒状のもので，**長骨**（管状骨）とよばれる．長骨の両端は肥厚しており**骨端**とよばれ，中央部を**骨幹**（部）とよぶ．骨端と骨幹の境は，小児では**骨端軟骨**がみられるが，成人では軟骨が骨質で置き換えられるため**骨端線**として同定できる．骨の断面をみると，**緻密質**と**海綿質**が区別される．長骨の骨幹は厚い緻密質でできており，その内部は**髄腔**という空洞となっている．また，骨端は海綿質でできている．

骨の形はさまざまであり，次のように分けられる．
(1) **長骨**：上腕骨，橈骨，尺骨，大腿骨，脛骨，腓骨

長く伸びた管状の骨で，上肢や下肢の骨の大部分にみられる．
(2) **短骨**：椎骨，手根骨，足根骨

短く不規則な形をした骨で，骨端と骨幹が区別できない．
(3) **扁平骨**：頭頂骨，肩甲骨，腸骨，胸骨

板状の扁平な形をした骨である．
(4) **含気骨**：前頭骨，上顎骨，蝶形骨，篩骨，側頭骨

骨内部に空洞をもつ骨である．

2 骨の構造（図 3-1）

骨は**骨膜**におおわれ，表層の骨質と，内部の**骨髄**からなる．

> **骨シンチグラフィー**
> 放射性同位元素（RI）である ^{99m}Tc などで標識された製剤を体内に投与し，放出されるγ線をシンチカメラで検出し，画像（シンチグラム）を得る検査である．骨代謝が亢進した部位にRIが取り込まれやすい性質を利用しており，全身を検査することが可能なため，腫瘍の骨転移などのスクリーニングに適している．

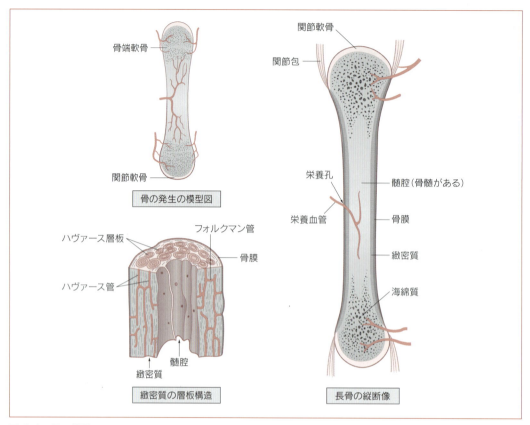

図 3-1 骨の構造

1）骨膜

骨は，**関節軟骨**におおわれた関節面を除き，**骨膜**に包まれる．骨膜は，線維性結合組織膜で，**シャーピー線維**が骨質に侵入することで骨膜を骨表面に固着させる．骨膜には血管や神経が分布し，痛みを感じる．

2）骨質

（1）緻密質

骨の表面の骨組織の充実しているところであり，**栄養血管**が通る縦の**ハヴァース管**の周囲に同心円状に**ハヴァース層板**（骨層板）が配列する．フォルクマン管はハヴァース管を横に連絡し，骨表面および髄腔の血管につながる．

（2）海綿質

薄い骨質の構造が海綿（スポンジ）状になっているものをいう．その間の空間は骨髄で満たされている．

超音波検査

超音波検査とは，生体に超音波（ヒトの耳では聞くことのできない高い音で2万Hz以上）を照射して，組織境界で反射されて戻ってくる反射波を分析し，画像化する検査である．簡単には，"やまびこ（エコー）"の原理を応用しているといえる．臓器の形態や血液の流速などを調べることができ，放射線被曝もなく，無害，無痛で，機器も小型で扱いやすい利点がある．近年，超音波診断機器の性能が向上したことにより，整形外科領域においても超音波検査が活用されるようになってきている．

3) 骨髄

海綿質の間隙と髄腔には造血作用をもつ細胞が認められ，**赤色骨髄**とよばれる．幼児期にはほとんどが赤色骨髄であるが，成長にするにつれて造血の役割を失い，脂肪組織に置き変わり，**黄色骨髄**とよばれる．椎骨，胸骨，肋骨，腸骨などには，生涯赤色骨髄がみられる．胸骨，腸骨は緻密質が薄く，針を刺しやすいことから**骨髄穿刺**に用いられる．

3 骨の発生と成長
1) 骨の発生
(1) 軟骨内骨化
胎生期に軟骨として発生し，そこに**骨芽細胞**が現れ，骨組織が形成される様式をいう．大半の骨でみられる．
(2) 膜内骨化
結合組織内に**骨芽細胞**が出現し，骨組織が形成される様式をいう．頭蓋や顔面骨の扁平な骨や，鎖骨にみられる．

骨粗鬆症

閉経後の女性に好発する．骨密度の低下と骨の微細構造の劣化が起こり，骨強度が低下する．女性は閉経後にエストロゲンが急激に減少し，破骨細胞が活性化することが大きな要因である．食事療法としてカルシウム（Ca）やCa吸収を促進するビタミンDを含む食品を摂取したり，運動により骨に適度な負荷をかけ，骨強度を上げることが大事となる．

2) 骨の成長
骨化の時期は，骨によっておおよそ決まっている．成人になる頃には，骨の成長は止まる．
(1) 長さの成長
骨端部の軟骨（**骨端軟骨**）の骨幹側の**軟骨細胞**が骨化することによって長さを増す．この成長は，脳下垂体からの**成長ホルモン**に支配される．
(2) 太さの成長
骨膜の**骨芽細胞**によって，骨膜の内面に骨基質を形成し，より太くなる．

4 骨の連結（関節，joint）
舌骨以外のすべての骨は，他の骨と連結して骨格を構成する．骨の結合にはさまざまな様式がみられる．関節とは，骨と骨が連結する部位をいう．

1) 骨の結合様式による関節の種類（図3-2）
(1) 滑膜性の連結
2つの骨が互いに狭い関節腔によって隔てられているものをいう．一般に関節とよばれる連結は，滑膜性の連結のことをいう．関節する両骨の骨端のうち凸部を**関節頭**，凹部を**関節窩**という．両骨端の関節面は，関節軟骨でおおわれる．結合部は滑膜によって包まれ，関節腔は**滑液**という関節液で満たされる．さらに，連結部は靱帯や**膠原線維**による**関節包**に包まれる．肩関節や股関節では関節窩の周囲に線維軟骨性の**関節唇**があり，関節の安定をもたらす．関節の運動を円滑にするために，**関節円板**という線維軟骨性の板を有する関節がある．また，関節円板の中心部が欠けて半月状となったものを**関節半月**という．

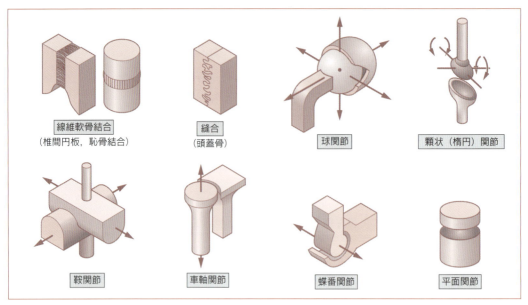

図 3-2　関節の種類

関節腔の中で両方の関節面を結びつけるものを，**関節内靱帯**という．
(2) 硝子軟骨結合：肋軟骨
　硝子軟骨により結合されるものをいう．
(3) 線維軟骨結合：椎間円板，恥骨結合
　線維軟骨によって連結されたものをいう．
(4) 骨結合：前頭骨，仙骨，寛骨
　縫合や軟骨結合が，二次的に骨化したものをいう．
(5) 縫合：冠状縫合，矢状縫合
　頭蓋骨間にみられる線維性結合組織による結合をいう．複雑に屈曲する連結となることが多い．
(6) 釘植：歯と歯槽骨
　歯と上・下顎骨の歯槽との間にみられる，線維性結合組織である歯根膜による結合をいう．
(7) 靱帯結合：脛腓靱帯結合，前腕骨間膜
　線維性結合組織によって隣接する2つの骨が連結するものをいう．

2）運動軸による滑膜性関節の分類（図 3-2）

　滑膜性の関節は，向かい合う骨の形状と，動きを制限する靱帯によってさまざまな運動軸がつくられる．また，通常，1つの関節は2つの骨によってつくられるが，肘関節のように3個以上の骨が関係するものもある．また，1軸のみを中心として動く関節もあれば，2軸さらには3軸以上の運動軸をもつ関節もある．

(1) 球関節：肩関節，股関節
　球状の関節頭をもつ**多軸関節**である．
(2) 顆状（楕円）関節：中手指節関節，橈骨手根関節
　楕円形をした関節が，浅い関節窩にはまる**1軸性関節**あるいは**2軸性関節**である．
(3) 鞍関節：母指の手根中手関節
　馬の鞍のように，互いに直行する方向に動く，**2軸性関節**である．
(4) 車軸関節：上橈尺関節
　関節頭が，他方の骨の周りを回るように動く**1軸性関節**である．
(5) 蝶番関節：肘関節，膝関節，指の関節，腕尺関節，指節間関節
　骨が，関節面で**蝶番**のように動く**1軸性関節**である．
(6) 平面関節：椎間関節
　骨がもう1つの骨の表面を平面的にずれるように動く関節である．

　各論では，人体の各部の骨格についてみていく（図3-3, -4）．

II 各論1：頭蓋骨（cranium）

　頭蓋骨は，15種23個の骨によってできている．
　頭蓋骨は，脳を入れる**脳頭蓋（神経頭蓋）**と，顔面をつくる**顔面頭蓋（内臓頭蓋）**に区別される．しかし，完成した頭蓋において，両者の境界を決めることは困難である．頭蓋骨は，脳を包んで保護するほか，目や耳といった感覚器や，鼻や口といった呼吸器，消化器の入り口も取り囲む複雑な骨格である．下顎骨と舌骨を除く大部分が，縫合や一部の軟骨結合によって連結される．

1　脳頭蓋（neurocranium）（図3-5）

　脳頭蓋（6種8個）は，**前頭骨**（1個），**頭頂骨**（2個），**蝶形骨**（1個），**側頭骨**（2個），**後頭骨**（1個），**篩骨**（1個）よりなる．2種は左右で対をなす骨であり，4種が無対性の骨である．
　脳頭蓋の天井の部分を**頭蓋冠**，底部を**頭蓋底**とよぶ．頭蓋底には，頭蓋の内外を連絡する通路の孔が多数認められる．

1）頭蓋冠（図3-6）

　左右の頭頂骨を中心に，前に前頭骨，後ろに後頭骨，側方に側頭骨の一部（鱗部）が結合してつくられる．これらの骨の接合部は，ノコギリの歯のようになっている．このような接合部を**縫合**という．

2）頭蓋底（図3-7, -8）

　頭蓋腔の底をなすのが頭蓋底である．頭蓋底には，脳に出入りする多数の脳

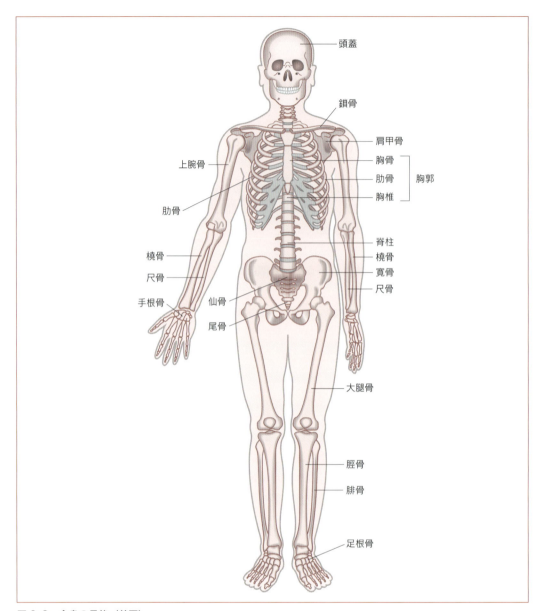

図3-3 全身の骨格（前面）

神経や血管を通すための多くの孔や溝がある．

3）縫合
(1) 矢状縫合
　頭頂部で，左右の頭頂骨の間を前後方向（矢状方向）に走る縫合である．
(2) 冠状縫合
　頭蓋冠の前方部で，前頭骨と左右の頭頂骨の間を走る縫合である．
(3) ラムダ（状）縫合
　後頭部で，左右の頭頂骨と後頭骨の間を走る縫合である．縫合線の形状がギ

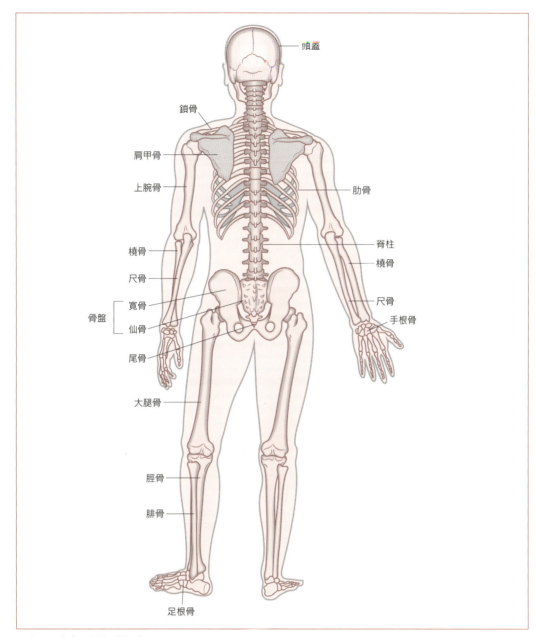

図 3-4 全身の骨格（後面）

リシア文字のλ（ラムダ）に似ていることからこの名前がつけられた．

(4) 鱗状縫合（りんじょうほうごう）

側頭部で，側頭骨と頭頂骨の間を走る半円状の縫合である．

4) 泉門（せんもん）（図 3-9）

胎生時に膜内骨化をするとき，3つ以上の骨が会合する部分では，広い結合組織の膜性部が残ることがある．これを泉門とよぶ．泉門のうち，前頭骨と左

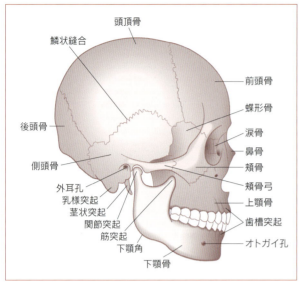

図3-5 頭蓋（右側面）　　　図3-6 頭蓋冠（上面）

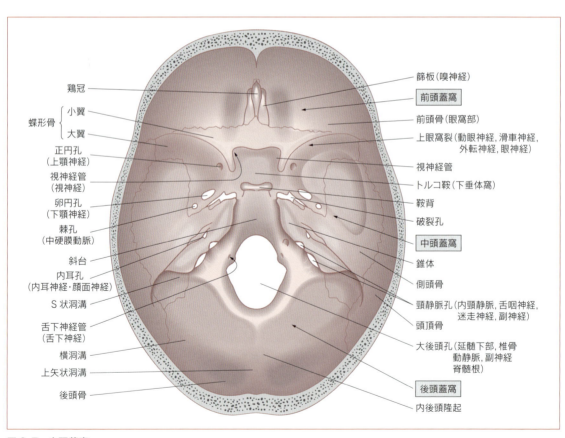

図3-7 内頭蓋底

38　第3章　骨格系

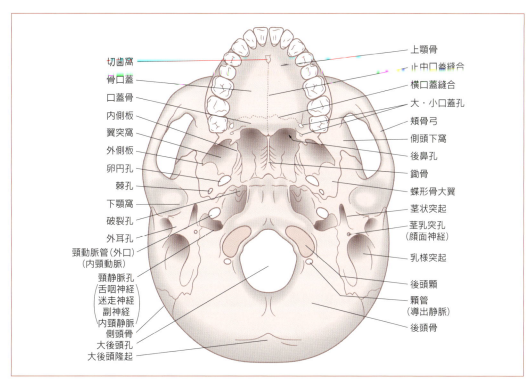

図 3-8　外頭蓋底

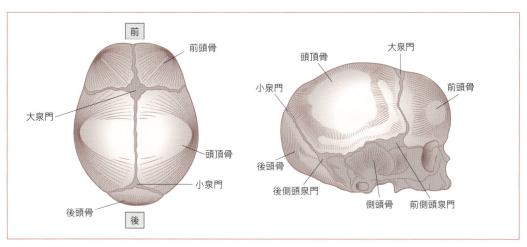

図 3-9　泉門

右の頭頂骨との間にできるものを**大泉門**，頭頂骨と後頭骨との間にできるものを**小泉門**という．泉門は出生後，やがて閉鎖する．

5）脳頭蓋の骨（図 3-10）

(1) 前頭骨

前頭骨は，前頭部と左右の**眼窩**の上壁をつくる扁平骨である．眼窩の上縁には**前頭切痕**と**眼窩上孔**がある．また，眉間部には左右に 1 対の**前頭洞**があり，

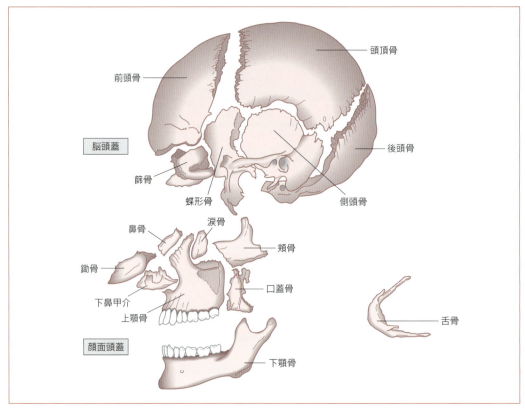

図 3-10 頭蓋の構成骨（左側面）

鼻腔の上壁の一部をなす．

(2) 頭頂骨

　頭頂骨は，頭蓋腔の屋根をなす**扁平骨**で，左右1対ある．前方では前頭骨と，外側では側頭骨と，後方では後頭骨と接する．

(3) 蝶形骨

　蝶形骨は，頭蓋腔の中央に位置する骨である．**蝶形骨体**という中央部の上面には，**トルコ鞍**というくぼみがあり，下垂体を入れる．蝶形骨体の内部には，1対の**蝶形骨洞**がある．蝶形骨体の両脇からは，左右1対の**小翼**と**大翼**が伸び，下方にも1対の**翼状突起**が伸びる．**視神経管**，**上眼窩裂**，**正円孔**，**卵円孔**，**棘孔**などがある．

(4) 側頭骨

　側頭骨は，頭蓋の外側壁をなす左右1対の複雑な形をした骨であり，**鱗部**，**鼓室部**，**岩様部**からなる．鱗部は扁平で，外耳孔の上前方部に広がる．側方から前方に，**頬骨突起**が伸びて頬骨弓の後半部をなす．頬骨突起の基部下方には**下顎窩**がある．鼓室部は**外耳道**および**鼓室**の底をなす．鼓室の前方は**耳管**に，後方は**乳突蜂巣**に続く．鼓室の壁の奥には**内耳**が存在する．岩様部には**内耳孔**が開き，内部に内耳を収めるほか，**頸動脈管**が貫通する．一方，岩様部の外側下方には乳突部が膨隆して，**乳様突起**をつくる．

(5) 後頭骨

後頭骨は，後頭部にある扁平骨である．上縁は**ラムダ（状）縫合**によって頭頂骨と接する．後頭骨の後外面中央には**外後頭隆起**があり，体表からも触れる．後頭骨には中枢神経系の通り抜ける大きな**大後頭孔**が開く．後頭骨の外側部は側頭骨と接し，頸静脈孔ができる．外側部の下面には**後頭顆**があり，第1頸椎と**環椎後頭関節**をつくる．後頭顆の基部を**舌下神経管**が貫く．

(6) 篩骨

篩骨は，蝶形骨体の前，前頭骨の後ろにある骨で，鼻腔の上部でもあるほか，眼窩の構成にも関与する．**嗅神経**を通す小孔が多数開く**篩板**があり，鼻腔内に垂直板が下がり，**上鼻甲介**，**中鼻甲介**，**篩骨洞（篩骨蜂巣）**などがある．

2 顔面頭蓋（viscerocranium）

顔面頭蓋（9種15個）は，**上顎骨**（2個），**鼻骨**（2個），**涙骨**（2個），**頬骨**（2個），**口蓋骨**（2個），**下鼻甲介**（2個），**鋤骨**（1個），**下顎骨**（1個），**舌骨**（1個）よりなる．6種は左右で対をなす骨であり，3種が無対性の骨である．これらの骨は，顔面をつくり，**眼窩**，**鼻腔**，**副鼻腔**，**口腔**を形成する．

1）眼窩（orbit）

前頭骨，頬骨，上顎骨，蝶形骨，篩骨，口蓋骨，涙骨の7種の骨によりつくられる，眼球とその付属器が入る四角錐のくぼみである．

四角錐の底面に相当するのは四角い**眼窩口**で，内部では上壁，下壁，内側壁，外側壁が区別される．眼窩の後端には，視神経管ならびに，蝶形骨の小翼と大翼との間に**上眼窩裂**，蝶形骨の大翼と上顎骨の間に**下眼窩裂**がある．眼窩口の上縁には，**前頭切痕**と**眼窩上孔**がある．内側壁の前下方には，**鼻涙管**が開いて鼻腔に通じる．眼窩口の下縁より少し下方に**眼窩下孔**が開く．

2）鼻腔（nasal cavity）

鼻腔の入口は洋梨形の**梨状口**である．鼻腔の内部は**篩骨**と**鋤骨**によってできる**鼻中隔**によって左右に仕切られる．両側壁からは篩骨の**上鼻甲介**，**中鼻甲介**が突出し，さらに**下鼻甲介**の突出がみられる．それぞれの鼻甲介の下には，上鼻道，中鼻道，下鼻道がつくられ，鼻甲介と鼻中隔との間の空間を総鼻道という．上鼻道，中鼻道には**副鼻腔**が開口し，下鼻道には眼窩内壁からの**鼻涙管**が開口する．

3）副鼻腔（paranasal sinuses）

鼻腔周辺の骨の内部には，**前頭洞**，**上顎洞**，**篩骨洞（篩骨蜂巣）**，**蝶形骨洞**という**含気腔**がある．いずれも鼻腔と交通し，内面は鼻腔と連続する鼻粘膜でおおわれている．

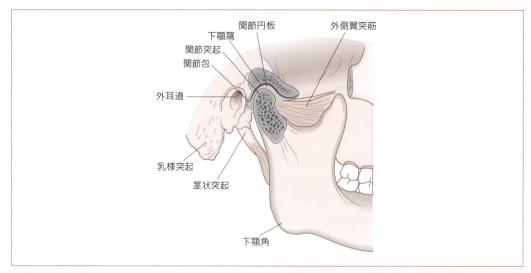

図 3-11　顎関節

(1) 前頭洞
　　前頭骨にある左右 1 対の空洞で，中鼻道に開口する．
(2) 上顎洞
　　上顎骨体内の大きな空洞で，中鼻道に開口する．
(3) 篩骨洞（篩骨蜂巣）
　　篩骨の篩板の両脇に位置する篩骨迷路の中にある多数の小胞で，前部と中部は中鼻道に，後部は上鼻道に開口する．
(4) 蝶形骨洞
　　蝶形骨体内に左右 1 対あり，上鼻道に左右別々に開口する．

4) 口腔（oral cavity）
　　口腔の上壁は**口蓋**といい，**上顎骨**と**口蓋骨**によってつくられる．口腔の下部は下顎骨であり，下顎体に囲まれた空間は**口腔底**となる．

5) 顎関節（temporomandibular joint）（図 3-11）
　　顎関節は，下顎骨の関節突起と側頭骨の下顎窩がつくる関節で，左右 1 対ある．関節内には関節円板がある．顎関節は，口の開閉をする上下運動，下顎を前に引き出すような**前進後退運動**，食物をすり潰すような側方への**回旋運動**などを行う．

6) 顔面頭蓋の骨
(1) 上顎骨
　　上顎骨は，内部に大きく広がる上顎洞を含む大きな骨で，左右 1 対ある．左右が合して顔面の中央部を形成し，眼窩，鼻腔，口蓋の構成に関与する．上

顎体の前面には**眼窩下孔**が開く．前頭骨と結合する前頭突起，頬骨と結合する**頬骨突起**，歯の並ぶ**歯槽突起**，口腔の天井をなす**口蓋突起**の4つの突起が出る．

(2) 鼻骨，涙骨，頬骨

鼻骨は，**鼻根部**をつくる左右1対の小さな扁平骨である．

涙骨は，眼窩の内側壁の前下部をなす左右1対の小さな骨である．上顎骨とともに鼻涙管をつくり，下鼻道へと通じる．

頬骨は，頬の外側への突出をつくる左右1対の骨である．眼窩の外側壁，**頬骨弓**の前方部をつくる．

(3) 口蓋骨，下鼻甲介，鋤骨

口蓋骨は，上顎骨の直後にあり，左右1対の水平と垂直の板からなるL字型の骨である．水平板は口蓋の後方部，垂直板は鼻腔の側壁後方部をつくる．上顎骨，口蓋骨，蝶形骨の間にできたくぼみを**翼口蓋窩**という．

下鼻甲介は，鼻腔の外側壁に位置し，左右1対あって鼻腔内に突出する．

鋤骨は，篩骨の**垂直板**とともに，**鼻中隔**をつくる板状の骨である．

(4) 下顎骨

下顎骨は，歯の並ぶ**下顎体**と，後上方に伸びる**下顎枝**よりなる．下顎枝の上端は，前方の**筋突起**と，後方の**関節突起**との2つに分かれる．筋突起は側頭筋の停止部となり，関節突起は顎関節を形成する．下顎枝の内面には**下顎孔**が開き，下顎体の中を**下顎管**が続き，**オトガイ孔**に出る．下顎の前端にオトガイ隆起がみられる．オトガイが隆起するのはヒトの特徴である．

(5) 舌骨

舌骨は，**甲状軟骨**の上方にある馬蹄形の骨で，顔面骨から完全に遊離している．舌筋など，筋の付着によってその位置を保っている．

III 各論2：体幹の骨

1 脊柱 (vertebral column)

1) 脊柱の構成

脊柱は，**椎骨**とよばれる32～34個の骨からなる．椎骨は**頸椎**（7個），**胸椎**（12個），**腰椎**（5個），**仙椎**（5個），**尾椎**（3～5個）に区別され，そのうち仙椎が癒合したものを**仙骨**，尾椎が癒合したものを**尾骨**という．

2) 脊柱の機能

脊柱は体幹の柱として身体全体を支える．脊柱の中には中枢神経の**脊髄**が走っており，脊柱は脊髄を保護する．また，椎骨にはさまざまな筋が付着しており，脊柱を動かし，体幹運動にも関与する．

脊柱を側面からみると，頸椎は前弯，胸椎は後弯，腰椎は前弯，仙椎は後弯し，波を打つような形状となっている．胎児ならびに新生児の脊柱は全体的に

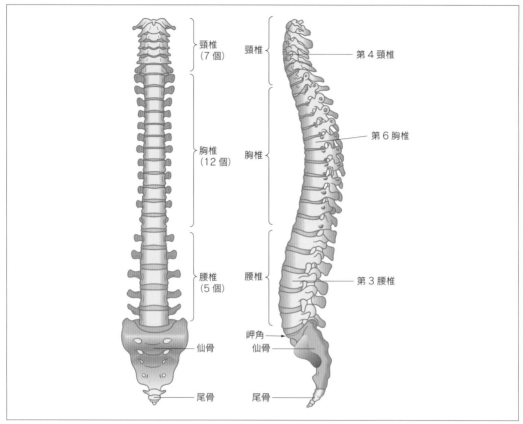

図 3-12　脊柱

ゆるやかに後弯しているだけであるが，生後 3 カ月ほどで「首がすわる」ようになると，頸部は前弯する．さらに生後 1 年以上経って直立二足歩行を始めると，上半身の体重を支えるように腰部が前弯する．

3）椎骨の連結

上下の椎骨は，**椎間円板**，**椎間関節**，数種の靱帯により連結され，脊柱を形成する（図 3-12）．

(1) 椎間円板（図 3-13）

椎間円板は，椎体と椎体との間をつなぎ，脊柱を形成する．椎間円板の内部は，中心部のゼリー状の**髄核**の周りを**線維軟骨**による**線維輪**が囲む構造である．椎間円板は，脊柱の長さの約 1/4 にも及ぶ．

(2) 椎間関節

椎間関節は，上位の椎骨の**下関節突起**と，下位の椎骨の**上関節突起**とによって関節する．

(3) 靱帯による連結（図 3-14）

脊柱の前面と後面には，それぞれ**前縦靱帯**，**後縦靱帯**が張り，椎体を連結している．椎弓の間を弾性線維による**黄色靱帯**が連結する．そのほか，上下

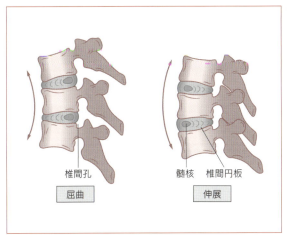
図 3-13　椎間円板

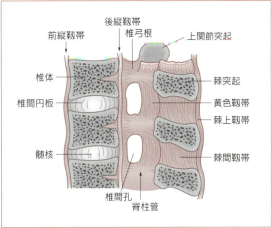
図 3-14　脊柱（腰椎部）の靱帯（矢状断）

の棘突起の間には**棘間靱帯**，棘突起の先端の間には縦に結ぶ**棘上靱帯**がある．頸部では後方に広く厚い**項靱帯**があり，頭部を支える大きな筋が付着する．

4）脊柱管

複数の椎骨が連なり，**椎孔**が連続することで**脊柱管**をつくる．脊柱管には脊髄が走り，上方では後頭骨に開く**大後頭孔**にて頭蓋腔を占める脳に続く．下方では，仙骨の中で仙骨管をつくり，下端は**仙骨裂孔**で終わる．

5）椎間孔

椎骨が連結することで，上位椎骨の**下椎切痕**と下位椎骨の**上椎切痕**が向き合い，**椎弓**の間に**椎間孔**をなす．椎間孔は，脊柱管を走る脊髄から出た脊髄神経を通す．

6）椎骨の基本型

椎骨は椎体と椎弓からなる．椎体の後方には椎弓に囲まれた椎孔がある．椎弓の後方には**棘突起**，左右の側方には**横突起**，上・下方にはそれぞれ1対ずつ**関節突起**が出る（図 3-15）．

7）頸椎（第1頸椎〜第7頸椎）

頸椎の特徴として，横突起の基部に椎骨動脈が通る**横突孔**がある．第1〜2頸椎は特殊な形をしている．

(1) 典型的な頸椎：第3〜第6頸椎

典型的な頸椎においては，椎体は小さく前後径が短い楕円形をとる．椎弓に囲まれた椎孔は三角形に近くなる．棘突起は短く，ほぼ水平後方に出て，先端は2裂に分かれ，その間に項靱帯が付着する．横突起の前半部は肋骨に，後半部は本来の横突起に相当し，両者の間に横突孔が残る．横突孔には，上行し

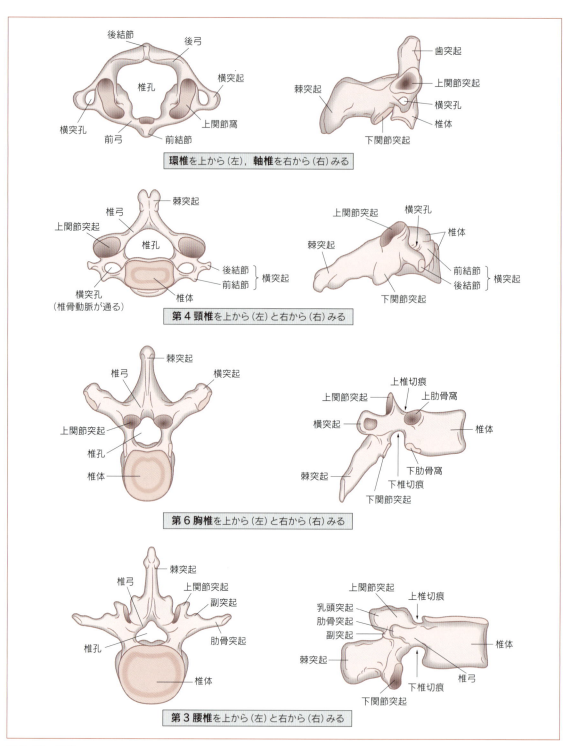

図 3-15　椎骨

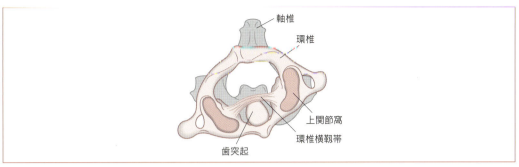

図 3-16 軸椎の上での環椎の回旋

て脳に至る椎骨動脈が通る．

(2) 環椎（第 1 頸椎）

環椎は，椎体を欠き，大きな椎孔が開く環状の椎骨である．椎孔の前後はそれぞれ**前弓**，**後弓**といい，後方に棘突起は認めない．側方は**外側塊**といい，その中には横突孔もある．外側塊の上面の上関節窩は，後頭骨の後頭顆との間に**環椎後頭関節**を形成して頭蓋を支える．外側塊の下面の下関節窩は，軸椎との間に**外側環軸関節**を形成する．

(3) 軸椎（第 2 頸椎）（図 3-16）

軸椎は，椎体の上方に**歯突起**が突き出す．歯突起は環椎の椎孔の前方部に入り，前方は前弓の内面の**歯突起窩**に接し，後方は**環椎横靱帯**によって挟まれる．これによって**正中環軸関節**をつくり，頭蓋の回転を行う．

(4) 隆椎（第 7 頸椎）

頸椎の中で，棘突起が突出していることより隆椎とよばれる．隆椎の棘突起は，頭を前に倒したとき，体表から触知できる最も上位の棘突起であり，椎骨を数えるときの基準となる．

8) 胸椎（第 1 胸椎〜第 12 胸椎）

胸椎は，胸郭を構成する 12 個の椎骨である．各椎骨のなかでも典型的な形態をしている．椎体の後部側面と横突起には，肋骨との関節面をつくる**肋骨窩**と**横突肋骨窩**というくぼみがある．一般に，肋骨窩は上下の肋骨窩に分かれる．第 5 肋骨は，第 5 胸椎の**上肋骨窩**だけではなく，1 つ上位の第 4 胸椎の**下肋骨窩**にまたがって関節する．第 1 胸椎ならびに下位（第 10，11，12）胸椎においては，肋骨窩は分かれない．

9) 腰椎（第 1 腰椎〜第 5 腰椎）

腰椎の椎体は，上半身の体重を支えるため，太く大きい．また，椎間円板も厚くなる．肋骨が退化するために，横突起に癒合し，側方に大きく突出して**肋骨突起**となる．本来の横突起は，小さな**副突起**として残る．棘突起は幅広くて短く，後方に水平に張り出す．腰椎の上関節突起は，内面の関節面が後方に弯

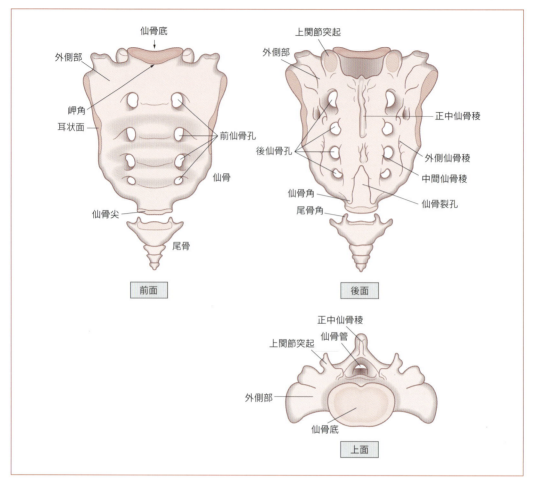

図 3-17 仙骨と尾骨

曲するため，椎間関節の可動性が高い．

10）仙骨（第１仙椎〜第５仙椎）（図 3-17）

仙骨は，5 個の仙椎が骨性に癒合し，さらに外側の肋骨も癒合し，1 つの骨になったものである．前面の**横線**は，仙椎の椎体の癒合のあとである．第 1 仙椎の椎体上面は前方に突出しており，その前端を**岬角**という．仙骨の前面・後面には，それぞれ 4 対の**前仙骨孔**と**後仙骨孔**が開き，仙骨神経が出入りする．仙骨は上方が大きく，下方が細い逆三角形をしている．大きな外側面は広く拡大して**耳状面**となり，寛骨の一つである**腸骨**と**仙腸関節**をつくる．椎孔は癒合して仙骨管をつくり，下端は**仙骨裂孔**で終わる．後面に**正中・中間・外側仙骨稜**をもつ．正中仙骨稜は棘突起が癒合したものである．

11）尾骨

尾骨は，3〜5 個の尾椎が癒合し，1 つの骨になったものである．

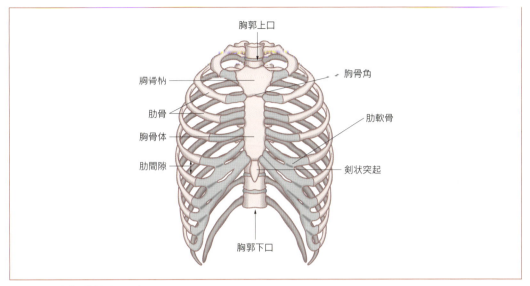

図 3-18　胸郭（前からみる）

2　胸郭 (thorax)（図 3-18）

胸郭は，**胸椎**（12個），**肋骨**（12対），**胸骨**（1個）の合計37個の骨から構成される，鳥かご様の骨格である．肺や心臓等の胸部内臓を収めるとともに，呼吸作用に関与する．胸郭全体に可動性があり，その運動により胸郭の大きさが変化し，それにより胸式呼吸を行うことができる．

1）胸骨

胸郭前部正中にある扁平な骨である．上方から，**胸骨柄，胸骨体，剣状突起**の3部からなり，**胸骨柄結合**および**胸骨剣結合**という軟骨結合によりそれぞれ連結する．上部の胸骨柄には，左右の鎖骨の間でくぼむ**頸切痕**，ならびに鎖骨との関節面である1対の**鎖骨切痕**がある．

胸骨柄と胸骨体の両縁には，肋骨と関節する**肋骨切痕**が7対ある．胸骨柄結合は前方に突出し，胸骨角とよばれる．この部分には，第2肋骨の肋軟骨が付着するため，肋骨・肋間を数えるときの基準となる．胸骨体は皮膚の直下にある．内部には赤色骨髄が含まれることから，骨髄検査のために胸骨穿刺が行われる．

剣状突起は，鳩尾の部分に位置する独立した骨性部である．

2）肋骨

12対の弓なりに曲がった細長い扁平な骨で，胸郭を形成する．肋骨の前端部は**肋軟骨**となる．肋骨は**肋骨頭，肋骨頸，肋骨体**の3部からなり，肋軟骨を介して胸骨側面に連結する．肋骨頭は，胸椎の椎体と**肋骨頭関節**をつくる．肋骨頭に続く部分を**肋骨頸**といい，肋骨体に続く．肋骨頸と肋骨体との移行部の外側面は**肋骨結節**とよばれ，胸椎の横突起との間に**肋横突関節**をつくる．肋

骨体の内面の下縁は**肋骨溝**といい，ここを**肋間動・静脈**，**肋間神経**が通る．

第1～7肋骨は，それぞれ独立して，肋軟骨を介して胸骨に付着するので**真肋**といい，第8～12肋骨は**仮肋**という．そのうち，第7～10肋軟骨は連結して肋骨弓をつくるが，第11，12肋骨はそれぞれ肋骨弓には付着せずに遊離して終わるので**浮遊肋**という．

Ⅳ 各論3：体肢の骨

1 上肢の骨

上肢の骨格は体幹と連絡する**上肢帯**と**自由上肢骨**からなり，自由上肢骨はさらに上腕骨，前腕骨，手の骨に区別される．

1）上肢帯

鎖骨と**肩甲骨**からなる．鎖骨の内側は胸骨と**胸鎖関節**をつくり，外側は肩甲骨の**肩鎖関節**をつくる．

(1) 鎖骨（図3-19）

鎖骨は，S字状をなす棒状の骨で，頸部と胸部の境界をなす．鎖骨の内側端は，胸骨と胸鎖関節をなす．外側端は肩甲骨の**肩峰**と肩鎖関節をつくる．鎖骨は，肩甲骨の**烏口突起**と，**烏口鎖骨靱帯**（**円錐靱帯**と**菱形靱帯**）によって強く結ばれる．

(2) 肩甲骨（図3-20）

肩甲骨は，**上角**，**下角**，**外側角**を頂点とし，**上縁**，**内側縁**，**外側縁**をつくる逆三角形をした扁平な骨である．肩甲骨の外側角は肥厚し，皿のような**関節窩**として，上腕骨と**肩関節**をなす．関節窩の上部に**関節上結節**，関節窩の下部には**関節下結節**があり，それぞれ上腕二頭筋と上腕三頭筋が起始する．関節窩の上方には，前方に曲がった**烏口突起**がある．肩甲骨の上縁で，烏口突起の基部には**肩甲切痕**があり，**肩甲上神経**が通る．また，肩甲骨の前面は浅くくぼんだ**肩甲下窩**で，肩甲骨の後面には**肩甲棘**が出て，肩甲骨の後面を**棘上窩**と**棘下窩**に分ける．肩甲棘の外側端は，肩関節の上方で肩峰となり，体表から明瞭に触れる．

(3) 肩関節（図3-21）

肩甲骨と上腕骨の間の関節を肩関節という．**関節窩**は上腕骨頭に比して小さいため，**関節唇**によって接触面を増やして安定性を増している．

2）上腕骨（図3-22）

(1) 上腕骨

上腕骨の上端には，肩関節をつくる半球状の**上腕骨頭**と，**大結節**，**小結節**を認める．大結節は肩甲骨の後面から起こる筋が付着し，小結節には肩甲骨の前面から起こる肩甲下筋が付着する．大結節と小結節の間にある**結節間溝**を，上

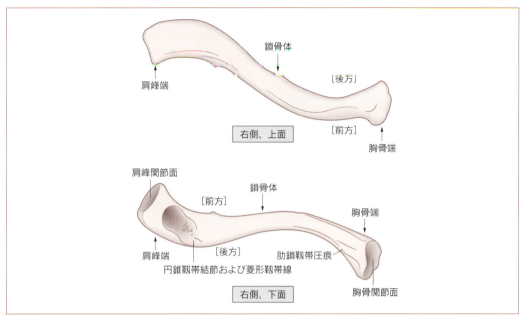

図 3-19　鎖骨

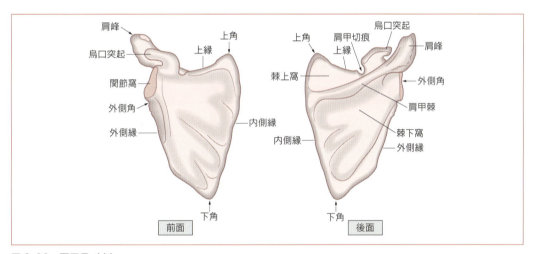

図 3-20　肩甲骨（右）

腕二頭筋の長頭の腱が走る．上腕骨頭の基部を**解剖頸**といい，上腕骨頭と上腕骨体との細い移行部は，骨折の好発部位であることから**外科頸**という．

　上腕骨体外側面には，**三角筋粗面**があり，三角筋が停止する．また，上腕骨体後面には，橈骨神経が斜めに走る浅い**橈骨神経溝**がある．

　上腕骨の下端では，外側上顆と内側上顆が突出し，内側上顆の後面には尺骨神経の通る**尺骨神経溝**がある．両上顆の間には**上腕骨顆**があり，橈骨と関節する半球状の**上腕骨小頭**と，尺骨と関節する糸巻き状の**上腕骨滑車**がある．上腕骨小頭の前上方には**橈骨窩**があり，肘関節の屈曲の際に橈骨頭が入る．また，上腕骨滑車の前上方には**鈎突窩**があり，後上方には**肘頭窩**がある．それぞ

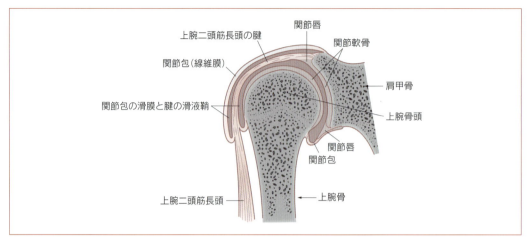

図 3-21　肩関節

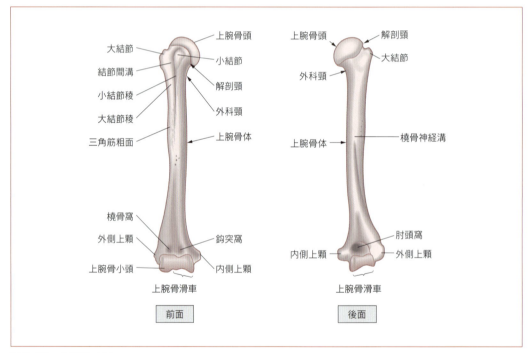

図 3-22　上腕骨（右）

れ，肘関節の屈曲，伸展の際に，尺骨の**鉤状突起**，**肘頭**が入る．

(2) **肘関節**（図 3-23）

　上腕骨は，橈骨，尺骨とともに肘関節をつくる．肘関節は，**腕尺関節**，**腕橈関節**，**上橈尺関節**の 3 つの関節からなる複関節であり，関節包の両側には**内側側副靱帯**，**外側側副靱帯**が付着して補強する．

3) **前腕骨**（図 3-24）

　外側の橈骨と，内側の尺骨からなる．

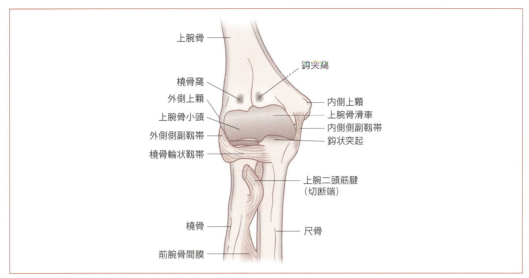

図 3-23 肘関節（右掌側面）

(1) 橈骨

　橈骨は，上部が細く，下部が太い．橈骨上端の橈骨頭には浅いくぼみがあり，上腕骨小頭との間で，**腕橈関節**をつくる．また，橈骨頭には短い円柱状の**関節環状面**があり，尺骨の橈骨切痕の間に**上橈尺関節**をつくり，**橈骨輪状靱帯**によって囲まれる．橈骨頭の下方の橈骨粗面は，上腕二頭筋の停止部である．

　橈骨の下端は太く広がり，外側には**茎状突起**が突出する．下端の内側には，浅いくぼみである**尺骨切痕**があり，尺骨頭と**下橈尺関節**をつくる．下端の下面には手根骨との**手根関節面**がある．

(2) 尺骨

　尺骨は，上部が太く，下方が細い．前腕の内側に位置する．尺骨の上端は**肘頭**とよばれ，前面には**滑車切痕**があり，**腕尺関節**をつくる．滑車切痕の下縁前方は**鈎状突起**をつくる．また，外側の**橈骨切痕**は，橈骨の関節環状面と**上橈尺関節**をつくる．

　鈎状突起の下方の**尺骨粗面**には，上腕筋が停止する．

　尺骨下端の尺骨頭の外側面は，関節環状面として橈骨と下橈尺関節をつくる．尺骨頭の内側端には**茎状突起**が下方に突出し，皮下に触れる．

4) 手の骨（図 3-25）

　手の骨は，手根部に**手根骨**，手のひらに**中手骨**，指に**指骨**がある．

(1) 手根骨：**舟状骨**，**月状骨**，**三角骨**，**豆状骨**，**大菱形骨**，**小菱形骨**，**有頭骨**，**有鈎骨**

　4個ずつ2列に並ぶ大小さまざまな骨である．近位列には，橈側から**舟状骨**，**月状骨**，**三角骨**が並び，**橈骨手根関節**（手関節）をつくる．**豆状骨**は，尺

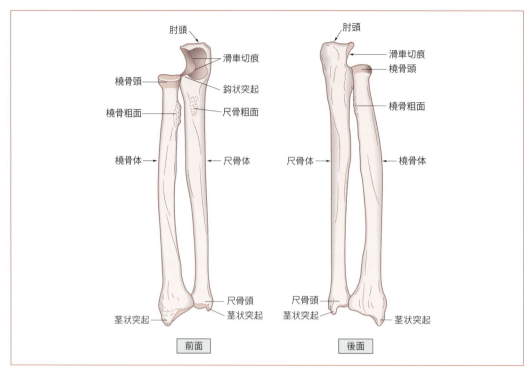

図 3-24　前腕骨（右）

側手根屈筋の**種子骨**である．遠位列には，橈側から**大菱形骨，小菱形骨，有頭骨，有鈎骨**が並び，これら中手骨と**手根中手関節**をつくる．手根の中央部は，弧を描いてくぼんでおり，靱帯性の屈筋支帯が張って手根管をつくる．

(2) 中手骨：第 1〜5 中手骨

5 本の中手骨は，手のひらをつくる．手根骨との間で**手根中手関節**をつくり，指骨との間で**中手指節関節（MP 関節）**をつくる．

(3) 指骨：第 1〜5 基節骨，第 2〜5 中節骨，第 1〜5 末節骨

第 1 指（母指）で 2 節の指節骨，他の指は 3 節の指節骨からなる．第 1 指には中節骨がない．指骨の間の関節は**指節間関節**といい，基節骨と中節骨の間は**近位指節間関節（PIP 関節）**，中節骨と末節骨の間は**遠位指節間関節（DIP 関節）**とよぶ．

> **指の関節の略語**
> 中手指節関節（metacarpophalangeal joint）は MP 関節，近位指節間関節（proximal interphalangeal joint）は PIP 関節，遠位指節間関節（distal interphalangeal joint）は DIP 関節と略される．

2　下肢の骨

下肢の骨格は体幹と連絡する**下肢帯**と**自由下肢骨**からなり，自由下肢骨はさらに大腿骨，下腿骨，足の骨に区別される．膝関節にある**膝蓋骨**は，太腿四頭筋の腱内にできた**種子骨**である．

1) 下肢帯（図 3-26〜28）

骨盤は左右の寛骨と仙骨とからなる．寛骨は，思春期までは**腸骨，坐骨，恥**

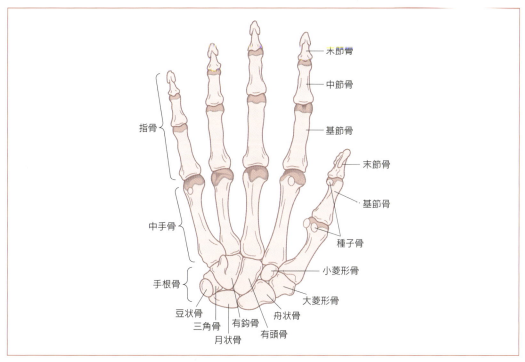

図3-25 手の骨（右手）

骨の3つの骨に分かれており，Y字型の軟骨（Y字軟骨）によって結合される．成人になると，Y字軟骨が骨性癒合し，1つの寛骨となる．これらの3つの骨の出会うところの外側面には，深い半球状の**寛骨臼**があり，**大腿骨頭**がはまり込み，**股関節**を形成する．

(1) 腸骨

腸骨は，寛骨臼の上部から上方へ扇状に広がった骨で，内面と外面から筋に挟まれる．腸骨の内面の中央のくぼみを**腸骨窩**という．腸骨窩の後方には**耳状面**があり，仙骨の耳状面と関節する．腸骨の上縁は，厚くしっかりとした**腸骨稜**となり，体表から明瞭に触れる．腸骨稜の前端には**上前腸骨棘**があり，体表の重要な目印となる．また，**鼠径靱帯**の外側端が付着する．腸骨稜の後端には**上後腸骨棘**があり，この部に一致して「ヴィーナスのえくぼ」といわれる皮膚のくぼみがつくられる．

(2) 坐骨

坐骨は，寛骨下部の後方部をなす．坐骨の下方には，殿部で皮下に触れる隆起した**坐骨結節**があり，座位のときに体重がかかる部位である．坐骨結節には，大腿後面の筋や，仙骨との間に張る**仙結節靱帯**がつく．また，坐骨結節の上方には，**大坐骨切痕**と**小坐骨切痕**がある．これら2つの切痕の間には，**坐骨棘**が突出する．

(3) 恥骨

恥骨は，寛骨下部の前方部をなす．左右の恥骨はその間に線維軟骨をはさ

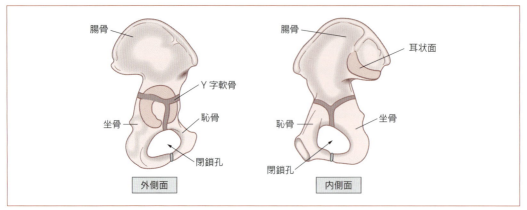

図 3-26　小児の寛骨

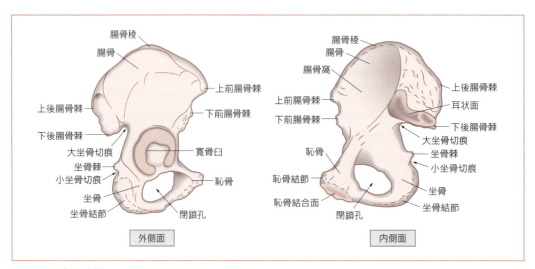

図 3-27　寛骨（右）

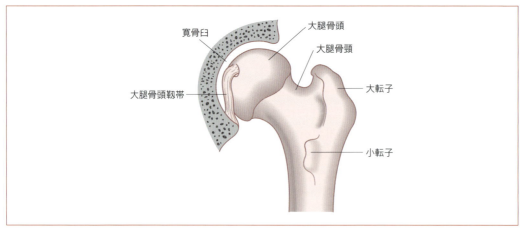

図 3-28　股関節（大腿骨頭靱帯）

み，**恥骨結合**をつくる．恥骨は，坐骨とともに閉鎖孔をつくる．恥骨体の上方には**恥骨結節**があり，**上前腸骨棘**とを結ぶ**鼠径靱帯**が付着する．

2）骨盤（図3-29）

骨盤は，左右の**寛骨**と仙骨とでつくられる．前方では**恥骨結合**によって，後方では仙骨と寛骨とが**仙腸関節**をつくって連結する．さらに，**仙棘靱帯**，**仙結節靱帯**によって強く固定される．これによって骨盤は，体重を脊柱から自由下肢骨に伝達するとともに，骨盤内臓を保護する役目をもつ．恥骨結合と左右の恥骨の下縁によって**恥骨弓**がつくられ，その角度を**恥骨下角**という．骨盤は，恥骨上縁から腸骨内面を経て，仙骨の**岬角**へと続く**分界線**によって，上部の**大骨盤**と下部の**小骨盤**に分けられる．小骨盤の囲む骨盤腔には骨盤内臓が入り，分娩のときには産道となる．骨盤の下部は**骨盤底**とよばれ，骨格筋によって閉じられている．左右の坐骨結節を結ぶ線の前方を**尿生殖隔膜**，後方を**骨盤隔膜**という．

男性骨盤は横の径が狭く，内腔は岬角が前方に突出する**ハート形**をしている．女性骨盤は腸骨翼と恥骨下角が開大し，内腔は**円形**をしている（図3-30）．

骨盤は靱帯，膜，筋によって，さまざまな通路が形成される（図3-31）．

① **筋裂孔と血管裂孔**：上前腸骨棘と恥骨結合とを結ぶ**鼠径靱帯**と寛骨によってつくられる間隙は，**腸恥筋膜弓**により外側の筋裂孔と内側の血管裂孔に区分される．筋裂孔は腸腰筋と大腿神経が通過し，血管裂孔は大腿動脈，大腿静脈が通過する．

② **閉鎖孔**：閉鎖孔は，恥骨と坐骨によって形成される．大半は**閉鎖膜**によって閉じられるが，その上部に閉鎖管が開口し，**閉鎖神経，閉鎖動脈，閉鎖静脈**が通過する．

③ **大坐骨孔と小坐骨孔**：仙骨と坐骨結節を結ぶ**仙結節靱帯**によって，坐骨と仙骨の間に坐骨孔がつくられる．仙骨と坐骨棘を結ぶ**仙棘靱帯**によって，坐骨孔は上方の**大坐骨切痕**を含む**大坐骨孔**と，下方の**小坐骨切痕**を含む**小坐骨孔**に分けられる．**梨状筋**によって，大坐骨孔はさらに**梨状筋上孔**と**梨状筋下孔**に区別される．梨状筋上孔は**上殿動脈，上殿静脈，上殿神経**が通り，梨状筋下孔は**坐骨神経，下殿動脈，下殿静脈，下殿神経**が通過する．小坐骨孔は，**陰部神経，内陰部動脈，内陰部静脈**が通過する．

3）大腿骨
(1) 大腿骨（図3-32）

大腿骨の上端には，股関節をつくる球状の**大腿骨頭**がある．大腿骨頭からは外側下方に傾いた**大腿骨頸**が続き，その上方に**大転子**，下方に**小転子**を認める．大転子には外寛骨筋が停止し，小転子には寛骨内面からの筋が停止する．

大腿骨後面には，大殿筋が停止する**殿筋粗面**がある．

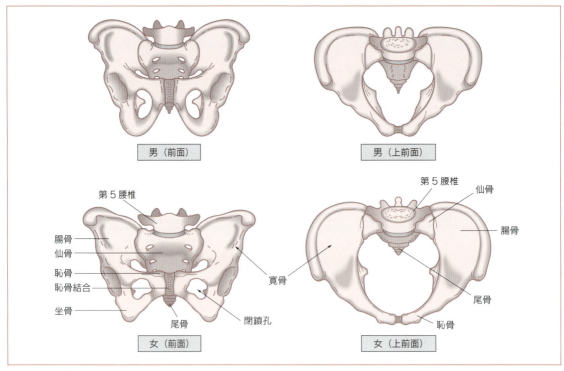

図 3-29　男女の骨盤

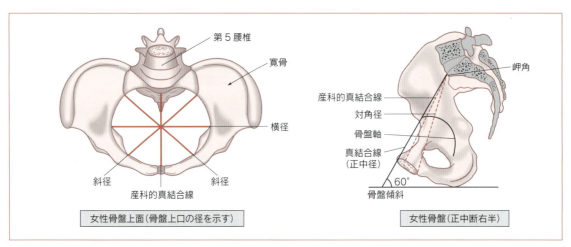

図 3-30　女性骨盤の計測線

　骨幹は大腿骨体といわれ，前面は平滑だが，後面には**粗線**という線状の隆起がある．粗線には，大腿四頭筋や内転筋群が付着する．

　大腿骨の下端は，2つの楕円形の隆起である**内側顆**と**外側顆**として，脛骨の上面と膝関節をつくる．内側顆と外側顆の間は，大きくくぼんで**顆間窩**をつくる．大腿骨の下端の前面には，膝蓋骨と関節する膝蓋面がある．また，内側顆と外側顆の側方には内側上顆と外側上顆が出て，膝関節の側副靱帯のほか下腿

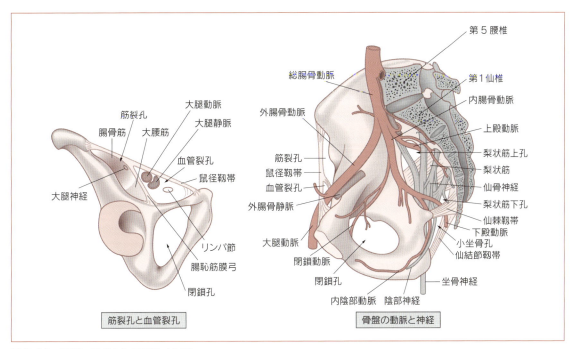

図3-31 骨盤に形成される通路（右側）

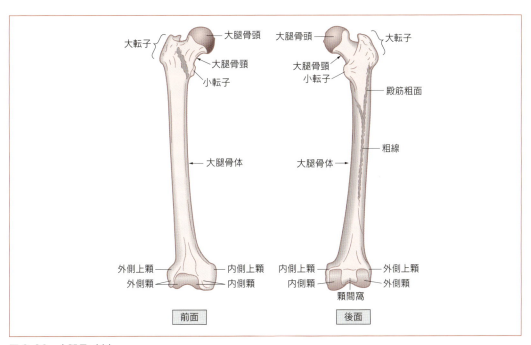

図3-32 大腿骨（右）

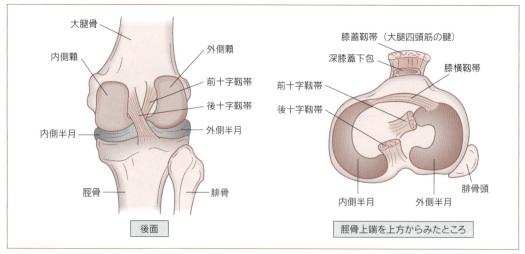

図 3-33　右膝関節（膝十字靱帯と膝関節半月）

の筋が付着する．
(2) 膝蓋骨
　膝蓋骨は，大腿四頭筋の腱内にできた扁平な**種子骨**であり，大腿骨下端の膝蓋面と関節をつくる．
(3) 膝関節（図 3-33）
　大腿骨の内側顆および外側顆と脛骨の内側顆と外側顆の間にできる関節である．腓骨は膝関節に関与しない．関節内には**前十字靱帯**，**後十字靱帯**という2本の靱帯があり，関節面には内側半月と外側半月がのっている．**内側側副靱帯**は，大腿骨内側上顆と脛骨内側縁との間に張る．**外側側副靱帯**は，大腿骨外側上顆と腓骨頭の間に張る．

4）下腿骨（図 3-34）
　外側の腓骨と，内側の脛骨からなる．
(1) 腓骨
　腓骨は，細くて長い．腓骨上端の腓骨頭の内側には関節面があり，脛骨と**脛腓関節**をつくる．腓骨体には**骨間縁**があり，脛骨の骨間縁との間に下腿骨間膜が張る．腓骨下端は**外果**（そとくるぶし）として肥厚し，体表から触れることができる．外果の内側面には外果関節面があり，脛骨下端の関節面とともに，距骨との間に**距腿関節**をつくる．
(2) 脛骨
　脛骨は，太く長い骨で，体重を支える．脛骨上端は肥厚し，**内側顆**と**外側顆**となり，それぞれ大腿骨の内側顆・外側顆と関節する．関節面の間に突出する**顆間隆起**には，前・後膝十字靱帯が付着する．内側顆・外側顆の両上面は浅くくぼんだ関節面で，大腿骨と膝関節をつくる．脛骨上部の前面には，膝蓋靱帯が付着する**脛骨粗面**がある．脛骨の骨幹部の前縁は，体表から触れることが

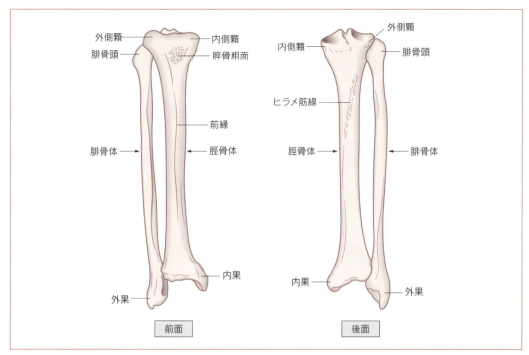

図 3-34　下腿骨（右）

できる．特に前縁は薄い皮膚の直下に骨膜があるため，打撲すると大きな痛みを感じることから，「弁慶の泣き所」として知られる．骨幹部の外側にある骨間縁には，腓骨との間に下腿骨間膜が張る．脛骨の下端の内側には**内果**（うちくるぶし）が突出して，体表からよく触れることができる．脛骨と腓骨との間には滑膜性の関節はなく，**脛腓靱帯結合**という線維性結合をする．脛骨の下面にある下関節面は，腓骨の外果関節面とともに，距骨と**距腿関節**をなす．

5）足の骨（図 3-35）

足の骨は，足根骨，中足骨，趾骨からなる．

(1) 足根骨：距骨，踵骨，舟状骨，内側楔状骨，中間楔状骨，外側楔状骨，立方骨

足根骨は，近位の**距骨**と**踵骨**，遠位の**舟状骨**，**内側楔状骨**，**中間楔状骨**，**外側楔状骨**，**立方骨**の7つの骨からなる．距骨は，近位の上内側に位置する．距骨は距腿関節すなわち足関節にかかわる唯一の足根骨である．また，距骨と踵骨の間の距骨下関節もつくり，距骨は踵骨の上にのる．踵骨は足根骨のなかで最大の骨で，後方に突出した**踵骨隆起**には**アキレス腱**が付着する．

(2) 中足骨：第1～5中足骨

5本の中足骨で，内側より第1～5中足骨の順で並ぶ．足根骨と中足骨は靱帯によって連結し，前後方向と左右方向に**足弓**をなしている．

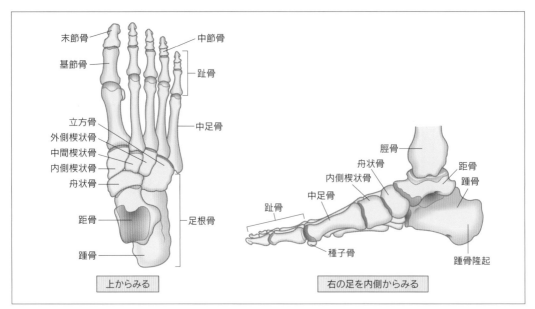

図 3-35 足の骨(右)

(3) 趾骨:第1~5基節骨,第2~5中節骨,第1~5末節骨

　趾骨は手と同様の形をもつが,短い.基節骨,中節骨,末節骨と並ぶが,第1指(母趾)には中節骨がない.また第5指(小趾)は,しばしば末節骨と中節骨との癒合がみられる.

第4章 筋系

運動器として，体の運動を行う**骨格筋**（skeletal muscle）から構成される筋群で，骨格筋線維と結合組織からできている．**筋線維**は，骨と骨または皮膚に付着することで，関節を動かすなどの運動をつくりだす．骨格筋は筋線維の配列から横紋筋であるが，心筋とは区別される．筋線維は，運動神経線維が筋内で**神経筋接合部**をつくり，そこからの信号を受けて収縮する．これらは意思によって調節できることから随意筋とよばれる．これらの運動の状況は，**筋紡錘**，**腱紡錘**とよばれる特殊な知覚装置によって脳に伝わる．

筋は，運動器として動きをもたらすとともに，姿勢の保持や外力からの保護といった機能に加えて，体熱の発生および静脈やリンパを流すためのポンプとしての機能も重要である．

> **筋電図**
> 筋電図は，骨格筋に電極を装着して，筋収縮に伴う活動電位を測定するものである．骨格筋の筋力低下や筋委縮などの異常の原因が，筋そのものの障害によるものなのか，神経の異常によるものかを鑑別することを目的とすることが多い．四肢の筋の表面筋電図では，電極を一対の伸筋と屈筋に装着する．

I 総論

1 筋（muscle）の付着

筋の両端の骨付着部分のうち，動きの少ない端を**起始**といい，大きく動く端を**停止**という．しかし，体の位置によっては起始と停止の区別ができないことも多い．そのため，一般に体肢の筋では体幹により近い方を起始とし，遠い方を停止とする．また，体幹の筋では脊柱により近い方を起始とし，体幹の筋で頭尾方向（上下方向）に伸びる筋では骨盤により近い方を起始としている（図4-1）．

多くの筋は腱によって骨に付着するが，長い腱をつくらず，個々の筋束が非常に短い腱性部を介するだけで骨に付着する筋も多い．多くの筋は骨膜に付着するが，**腱膜**や**関節包**などに付着する筋もある．また表情筋の多くは，筋の一端が皮膚に付着する．このような筋のことを**皮筋**という．

2 筋の補助装置（図4-2）
(1) 筋膜と筋間中隔

筋の表面を包む結合組織を**筋膜**という．作用が大きく異なる筋の間や，体肢の筋全体を包む筋膜は厚い．上腕や大腿の屈筋群と伸筋群の間には，**筋間中隔**がみられる．また，前腕や下腿の骨の間には，筋の付着部を広げるために骨間膜があり，その両面に筋が付着する．

> **ロコモティブシンドローム（運動器症候群）**
> 運動器の障害のために移動機能の低下をきたし，介護が必要になるか要介護になるリスクの高い状態のことで，2006年に概念が提唱された．超高齢社会を迎え，多くの高齢者が運動器の機能障害を有している．要因には，サルコペニア（加齢や疾患によって，筋量が減少することにより筋力が低下し，身体能力の低下した状態），関節・脊椎の変性，骨量の減少などがある．

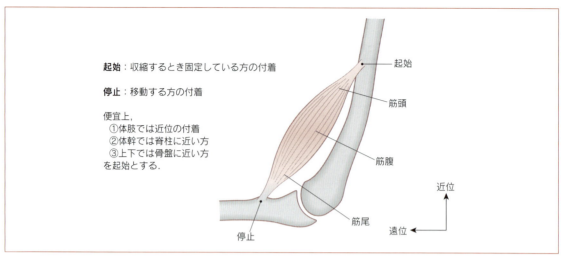

図 4-1 骨格筋の起始と停止

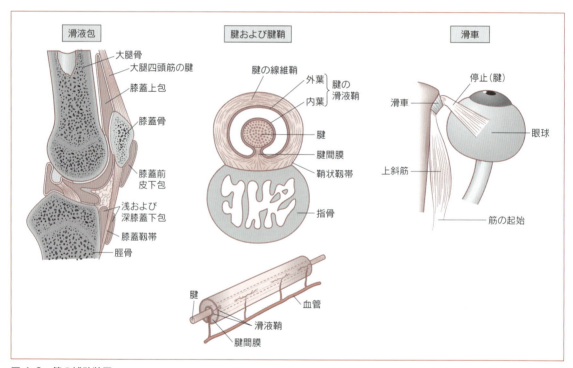

図 4-2 筋の補助装置

(2) 滑液包

筋や腱が骨や軟骨に接する部位にみられる滑液を含む小さな袋で，運動時に摩擦を減らすために働く．

(3) 腱鞘

腱の周囲の部分で，滑液包と同様の構造が腱を包んだもので，長い腱の移動時の摩擦を減らすために働く．手首や足首を通過する腱の周囲に多数みられ

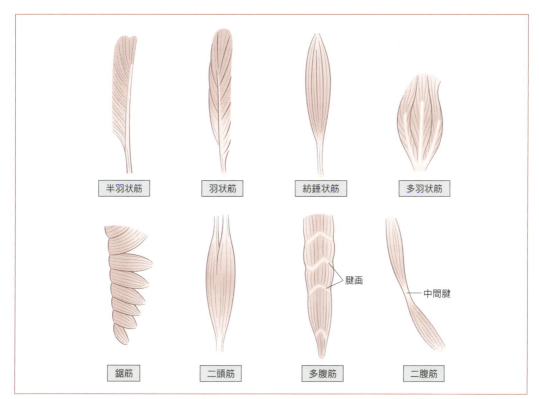

図 4-3 筋の種類

る．
(4) 種子骨

腱の中にみられる小さな豆状の骨である．膝蓋骨は大腿四頭筋の腱の中に生じた巨大な種子骨といえる．

(5) 滑車

靱帯による環または骨の隆起でできており，腱の作用する方向を変換するための装置．

3 骨格筋の分類 (図 4-3)

人体にはいろいろな形をした筋がある．筋線維の走行から分類すると，**直筋，斜筋，輪状筋**に分けられる．また筋の形状からは，**三角筋，方形筋，菱形筋，鋸筋**に分けられる．特徴的なものでは，筋の断面の形から**円筋**といわれるものがある．付着部が長く広い膜状の筋には僧帽筋，広背筋，菱形筋がある．また，複数の肋骨に付着し，起始や停止が鋸状になる前鋸筋や外腹斜筋がある．輪状の筋には，目を閉じる作用のある眼輪筋や，肛門を閉じる作用のある外肛門括約筋などがある．

起始または停止が2つ以上に分かれる筋があり，前者の場合は二頭筋，三頭筋，四頭筋などの名称がつく．上腕二頭筋や大腿四頭筋がその代表である．

> **筋力増強訓練**
> 運動によって身体機能や運動機能を改善，維持する運動療法の一つである．主に，不動や麻痺による筋力の低下の改善，最大筋力の増強，筋萎縮の予防を目的に行われる．関節の運動を伴わない等尺性運動（筋の長さが一定），関節の運動を伴う等張性運動（筋の張力が一定），トルクマシーンを用いた等速性運動（関節の運動速度が一定）などがある．

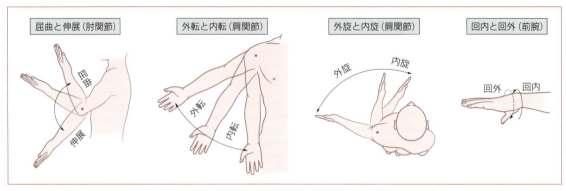

図 4-4　筋の作用

　また，停止が分かれる筋としては，浅指屈筋や指伸筋などがある．
　腱をもつ筋では，腱でない部分を**筋腹**という．この筋腹の間に中間腱のある筋があり，**二腹筋**といわれる．腹直筋では**腱画**といわれる筋腹を分ける腱が3ないし4本みられる．
　そのほか，筋の作用により，**屈筋**，**伸筋**，**咀嚼筋**，**回内筋**，**回外筋**，**内転筋**，**外転筋**などとよばれる筋がある．

4　筋の作用（図4-4）

　骨格筋は，筋線維が収縮することによって，作用（運動）をつくりだすことができる．個々の筋は，1つあるいは2つ以上の関節の運動に関係する．筋の起始と停止を知ることで，筋と関節との位置関係を理解することができ，それによって，その作用を知ることができる．運動は，生体においては単独の筋で行われることはほとんどない．多くの場合，いくつかの筋が協力して行われる．それらの筋のことを**協力筋**という．また，筋が作用するときには，滑らかな動きをつくりだしたり，動きを調節するために，その反対の作用をする筋も同時に働く．そのような筋を**拮抗筋**という．
　筋の作用には，以下のようなものがある．

(1) 屈曲と伸展

　一般に屈曲とは，関節を伸ばした状態から曲げることをいい，関節を曲げた状態から伸ばすことを伸展という．肩関節では上肢を前方に挙上する運動を屈曲，逆向きの運動を伸展という．脊柱では前かがみを**前屈**，反り返ることを**後屈**，横に曲げることを側屈といい，その状態から元へ戻す運動が伸展となる．

(2) 外転と内転

　肩関節と股関節では体肢を体幹から外側方へ遠ざける動きを外転，その逆を内転という．ただし肩甲骨の場合には，肩甲骨全体を外側方へ移動することを外転，内側方へ移動することを内転という．手指では中指（第3指）から遠ざかる動きを外転，近づく動きを内転という．足趾では第2指から遠ざかる動きを外転，近づく動きを内転という．

(3) 外旋と内旋

体の部分が，その長軸を中心に回転する運動を**回旋**という．上肢を脇腹につけて肘を曲げ，手を外側方に動かすとき，上腕はその長軸の周りを回転している．つまり，これは肩関節の外旋である．また，その逆向きの運動が内旋である．脊柱の左右のねじれは，左方回旋ならびに右方回旋という．

(4) 回内と回外

上肢を前方に伸ばした状態で，上方に向いた手掌を下方に回す運動を回内，その逆向きの運動を回外という．このとき尺骨は回旋せずに，橈骨が回旋して下端が尺骨頭の周囲を回転するような運動の結果，手掌の向きが変わる．

(5) 内がえしと外がえし

足において，足の内側を持ち上げて足底が内向きになるような運動を内がえしといい，逆に足の小指側をねじり上げるようにする運動を外がえしという．

(6) 掌屈と背屈

手首の橈骨手根関節で，手掌側への屈曲を掌屈，手背側への屈曲を背屈という．

(7) 底屈と背屈

足首の距腿関節で，爪先立ちするような運動を底屈，逆に爪先を上げるような運動を背屈という．

II 各論 （図4-5, -6）

1 頭部の筋

頭部の筋は，主として顔面の皮膚を動かす**表情筋**と，顎関節を動かして咀嚼運動を行う**咀嚼筋**とに大別される．

1) 表情筋（皮筋）（図4-7）

頭頸部の皮下には，多くは頭蓋から起こるが，皮膚に停止する薄い筋が多数みられる．収縮により，顔面の皮膚を動かし，表情をつくりだすので表情筋という．

額には眉を引き上げ額に横皺をつくる**前頭筋**があり，頭頂部をおおう**帽状腱膜**を介して**後頭筋**へと続いている．これらを合わせて**後頭前頭筋**という．**眼輪筋**は，上下の眼瞼の皮下にあって輪状に取り囲み，目を閉じる働きをする．眼裂の内側端の内眼角の深部にある靱帯によって，眼輪筋は眼窩の壁につながれている．**口輪筋**は，上唇と下唇の皮下にあって，口裂を輪状に取り囲み，口を閉じる働きをする．強く収縮すると口を尖らせることができる．口唇を上下に引いて口を開けたり，口角（口裂の両端）を動かして口唇の形を変えるような筋もある（**上唇挙筋，小頬骨筋，大頬骨筋，笑筋，口角下制筋**など）．

他の表情筋より少し深層に**頬筋**があり，上顎骨と下顎骨を結ぶ**翼突下顎縫線**から起こり，口角で口輪筋の深部に合流する．頬筋を，**耳下腺管**が貫く．

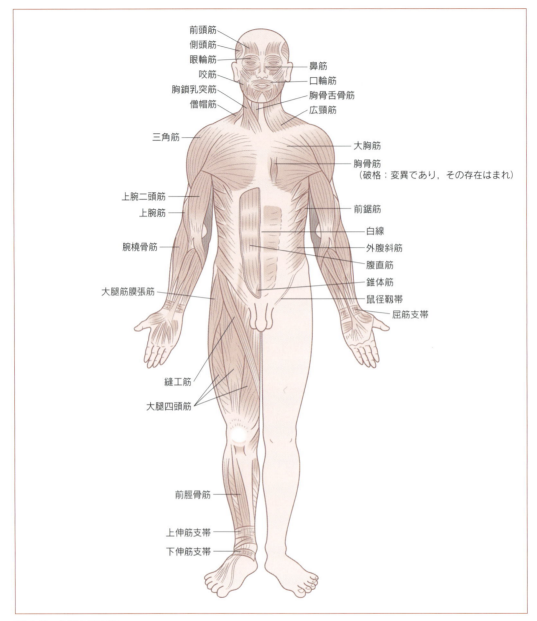

図4-5　全身の筋肉①

耳の周囲には耳介を動かす筋があるが，ヒトでは退化している．
表情筋は，**顔面神経**に支配される．

2) 咀嚼筋（深頭筋群）（図4-8）

頭蓋の側面および底面から起始し，下顎骨に停止する．**咬筋，側頭筋，外側翼突筋，内側翼突筋**の4対の筋から構成される．三叉神経の枝である**下顎神経**に支配される．顎関節は中に関節円板を有する複雑な関節であり，上下の歯列の噛み合わせに加えて，前後・左右の複雑な運動が可能である．下顎の挙上

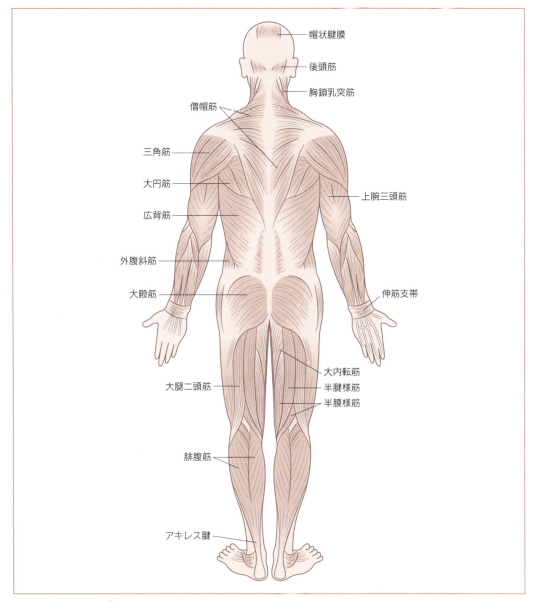

図4-6 全身の筋肉②

(閉口)には，側頭筋，咬筋，内側翼突筋が働く．開口するときは外側翼突筋が働く．下顎の前方突出は両側の外側翼突筋が同時に収縮したときに起こり，下顎の左右運動は左または右の外側翼突筋の働きによる．

2 頸部の筋（図4-9）

　頸部の筋は，浅頸筋，前頸筋，側頸筋，後頸筋の4群に区別される．頸部の前面には，皮筋である浅頸筋（**広頸筋**）と，喉頭や舌骨を上下に動かす舌骨上筋群と舌骨下筋群がある．また，大きく重い頭部を動かすために，側頸筋と後頸筋がある．

Ⅱ 各論　69

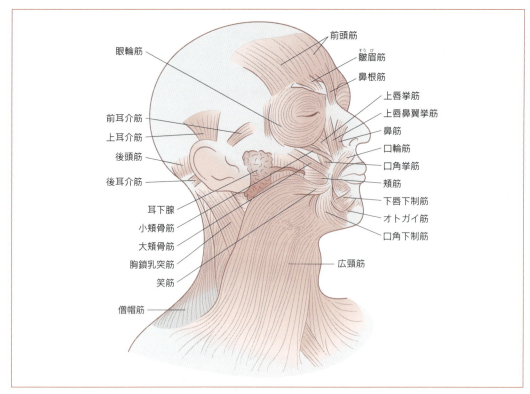

図4-7 表情筋（皮筋）

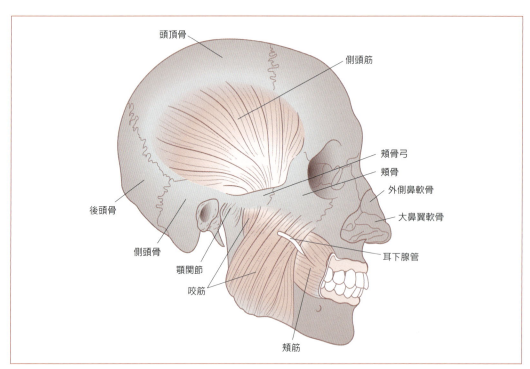

図4-8 咀嚼筋（深頭筋群）

70　第4章　筋　系

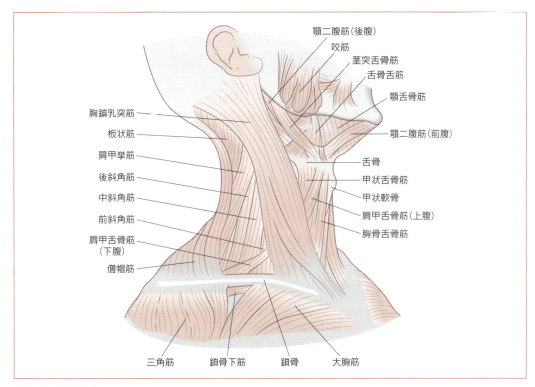

図 4-9　頸部の筋

なお，項部の固有背筋については別に述べる（p.77）．

1）浅頸筋：広頸筋

表情筋の基となる筋であり，前〜側頸部にあり，口角を下方へ引き下げる．顔面神経に支配される．

2）前頸筋群

舌骨に停止する筋群で，開口や嚥下運動に働く．舌骨上筋群と舌骨下筋群に分けられる．

(1) 舌骨上筋群：顎二腹筋，顎舌骨筋，オトガイ舌骨筋，茎突舌骨筋

開口ならびに嚥下運動にかかわる．顎舌骨筋は，左右が正中で合して口腔底をつくる．**顎二腹筋**は乳様突起の内側に起こり，筋滑車によって**中間腱**が舌骨に固定され，オトガイの後面に停止する．側頭骨の**茎状突起**に起こり，舌骨に停止する**茎突舌骨筋**も舌骨を引き上げる．顎舌骨筋と顎二腹筋前腹は**下顎神経**，顎二腹筋後腹と茎突舌骨筋は**顔面神経**，オトガイ舌骨筋は**舌下神経**にそれぞれ支配される．

(2) 舌骨下筋群：胸骨舌骨筋，肩甲舌骨筋，胸骨甲状筋，甲状舌骨筋

直接ないし間接的に舌骨に停止して，舌骨や喉頭を引き下げたり開口時に作用する．肩甲舌骨筋は，肩甲切痕の近くから起こり，舌骨に停止する中間腱の

ある二腹筋である．舌骨下筋群は頸神経ワナからの枝（C_1〜C_2）によって支配される．

3）側頸筋と後頸筋（深頸筋）
側頸筋には胸鎖乳突筋，後頸筋には斜角筋群と椎前筋群がある．
(1) 側頸筋：胸鎖乳突筋

胸骨と鎖骨に起こり，側頭骨の乳様突起に停止する，非常に発達のよい筋である．一側のみが働くときには，頭部をその側に側屈させ，対側に回旋させる．両筋が同時に働くときには，頭部を前屈あるいは後屈させる．**副神経**に支配され，固有知覚枝は**頸神経**から受ける．
(2) 斜角筋群：前斜角筋，中斜角筋，後斜角筋

いずれも頸椎の横突起から起こり，第1ないし第2肋骨に停止する．前斜角筋の前を**鎖骨下静脈**が通過し，前斜角筋と中斜角筋の斜角筋隙を**鎖骨下動脈**と**腕神経叢**が通過する．補助呼吸筋として肋骨を挙上する．

頸神経の前枝によって支配される．
(3) 椎前筋群：頸長筋，頭長筋，前頭直筋，外側頭直筋

脊柱ないし頭部を前屈，側屈，回旋させる．

頸神経の前枝によって支配される．頸椎の前面にあって，前面は咽頭，食道の後壁と接している．この椎前筋群の前面には，疎性結合組織におおわれた**椎前隙**という間隙があり，炎症が広がりやすい．

3　胸部の筋（図4-10）
胸部の筋は，浅胸筋，深胸筋，横隔膜の3群に区別される．浅胸筋は，体幹と上肢帯を結ぶ上肢帯筋であり，深胸筋，横隔膜は体幹筋である．

1）浅胸筋：大胸筋，小胸筋，鎖骨下筋，前鋸筋
前胸壁を構成し，すべて胸郭から起こり，上肢帯または上腕骨に停止する．**腋窩**は，上肢と体幹の境で下方のくぼんでいるところである．腋窩動・静脈，腕神経叢を含む．**大胸筋**は腋窩の前壁，**広背筋**は後壁，**前鋸筋**は内側壁，**上腕骨**は外側壁によって隔てられる．腕神経叢前枝の神経支配を受ける．
(1) 大胸筋

前胸壁にある大きな扇状の筋で，肩関節の内転・内旋・屈曲を行う．
(2) 小胸筋

大胸筋の下にある三角形の筋で，肩甲骨の関節窩を前下方に向ける．
(3) 鎖骨下筋

鎖骨の下面に沿って走る小さな筋で，鎖骨を下内方に引きつける．
(4) 前鋸筋

胸郭の側面にあり，上位9本の肋骨に起始し，肩甲骨の内側縁に停止する．起始が外腹斜筋の起始と組み合って鋸の歯状の形をしているところからこの名

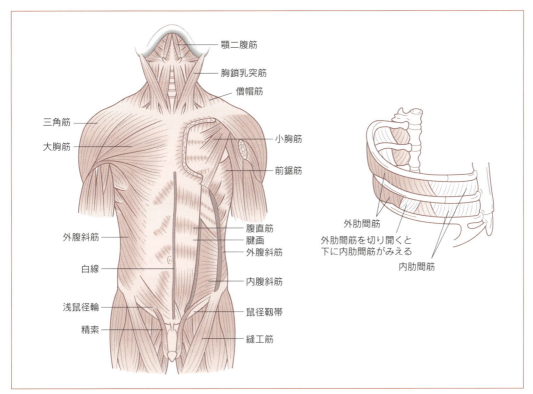

図4-10 前胸壁筋と前腹壁筋

がある．全体で肩甲骨を前方に引くが，上方または下方の筋束が収縮すると，肩甲骨の回転が起きる．

2）深胸筋

胸郭に起始と停止をもつ胸筋で，**胸式呼吸**に関係する．外肋間筋ならびに内肋間筋の前内側部は肋骨を挙上して胸郭を広げ，**吸気**に働く．内肋間筋の残りの部分は肋骨を引き下げる作用があるが，通常はあまり作用せず，**強制呼気時**に働く．すべて肋間神経の支配を受ける．

(1) 外肋間筋

外肋間筋は後方で厚く，前方に向かうにつれて薄い膜状になる．

(2) **内肋間筋，最内肋間筋，肋下筋，胸横筋**

内肋間筋は胸骨縁でよく発達する．内肋間筋と最内肋間筋は筋線維の方向は同じであるが，肋間神経を境にして区分される．最内肋間筋，肋下筋，胸横筋は，肋間神経よりも深層に存在する．

3）横隔膜（図4-11）

横隔膜は，胸腔と腹腔を隔てるドーム状の隔壁で，発生学的には頸部から由来した**横紋筋**でできている．起始は腰椎の前面と**胸郭下口**であり，停止部は横隔膜の**腱中心**をつくる．この筋が収縮すると胸腔が広がり，吸気筋として働

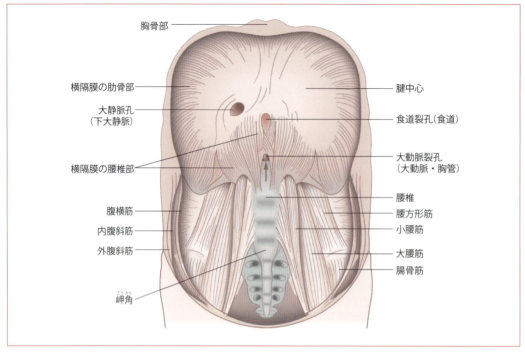

図 4-11　横隔膜と腰部の筋

く．弛緩すると胸腔が狭くなり，呼気筋として働く．横隔膜の上面は胸膜に，下面の大部分は腹膜におおわれる．**横隔神経**（C_3～C_5）により支配される．

横隔膜には次の 3 孔があり，胸腔と腹腔を連絡する構造物によって貫かれる．
① **大静脈孔**：第 8 胸椎の高さで腱中心にあり，下大静脈が通る．
② **食道裂孔**：第 10 胸椎の高さで，食道と左右の迷走神経が通る．
③ **大動脈裂孔**：第 12 胸椎の椎体前面にあり，下行大動脈，奇静脈，胸管などが通る．

4　腹部の筋（図 4-10 参照）

腹壁を構成する筋で，呼吸時や排便，排尿，分娩時に腹圧を高め，腹部内臓を保護する．肋骨弓および第 12 肋骨下縁と骨盤上縁との間に広がる．主として肋間神経（T_5～T_{12}）によって支配される．

腹部の筋は，前腹筋，側腹筋，後腹筋の 3 群が区別される．

1）前腹筋
(1) 腹直筋

臍の両脇を縦に走る長い筋である．途中には，3～4 本の**腱画**が筋を横切るように並ぶ．腹直筋は，**腹直筋鞘**の前葉と後葉に包まれる．**腹直筋鞘**は，外腹斜筋，内腹斜筋，腹横筋の停止腱膜が正中線近くで癒合してつくられる．左

右両側の腹直筋鞘の線維は強いヒモ状の白線をつくる．白線は臍動脈・臍静脈が通り抜け，臍輪をつくる．腹直筋をおおう腹直筋鞘の後葉は，臍のやや下方で終わり，その下縁を**弓状線**という．

(2) 錐体筋

腹直筋の下部前面にある三角形の小筋で，白線を緊張させる．

2）側腹筋

外腹斜筋，内腹斜筋，腹横筋の3筋からなり，その筋束は互いに交叉するように走る．

(1) 外腹斜筋

腹壁の最表層をおおう．筋束は，後ろから斜め前下方に向かって走行し，広い停止腱膜となって腹直筋鞘の前葉を形成する．外腹斜筋の腱膜が，腹部と大腿部の境界のところで厚くなっており，これを**鼠径靱帯**という．鼠径靱帯に沿って，外側後方から内側前方へと**鼠径管**というトンネルが腹壁の筋層を貫いており，ここを男性では**精管**と**精巣動・静脈**が，女性では**子宮円索**が走っている．

(2) 内腹斜筋

腹壁の中層を構成する．上部の筋束は外側下方から内側上方に走り，外腹斜筋と交叉する．しかし，下部の筋束は，外腹斜筋に似た方向に走り，最下端部の筋束は精索を包むように下降して**精巣挙筋**となる．精巣挙筋と精管，精巣動・静脈を包むヒモ状の構造を**精索**とよぶ．精巣挙筋は，腰神経叢から起こる陰部大腿神経の支配を受ける．

(3) 腹横筋

側腹筋の最内層にあり，筋束はほぼ水平に走り，腱膜となり腹直筋鞘となる．

3）後腹筋

後腹筋は腰椎の両側にあり，脊柱の側屈に関与する．腰神経叢の枝に支配される．

(1) 腰方形筋

腰椎の両側にある長方形の扁平な筋である．

5 背部の筋（図4-12）

背部の筋は，浅層の浅背筋と深層の深背筋に区別される．浅背筋は上肢帯の筋であり，深背筋は体幹に付着し上肢の運動とは関係がない．深背筋はさらに，浅層の第1層と深層の第2層に区別される．第1層は脊髄神経の前枝（肋間神経）支配，第2層は脊髄神経の後枝支配の固有背筋が含まれる．

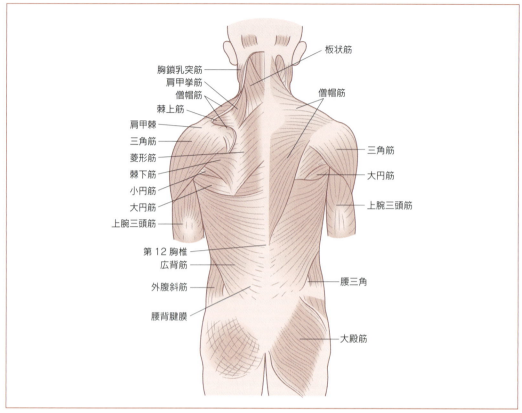

図 4-12　背部の筋

1）浅背筋

　背部の表層をおおう．主として脊柱から起こり，上肢帯や上腕骨に停止し，上肢の運動に関係する上肢帯筋群である．主として頸神経の前枝と腕神経叢の背側層に起こる神経によって支配される．

(1) 僧帽筋

　背中をおおう菱形の筋である．上部は肩甲骨と鎖骨が挙上され，肩をすくめるような運動が起こる．中部は筋線維が水平に走り，肩甲骨を内方に引く．下部は肩甲棘の内側端を下方に引くので，肩甲骨は回転し，腕の挙上を助ける．**副神経**に支配され，固有知覚枝は頸神経から受ける．

(2) 広背筋

　背中から腰にかけて広がる大きな三角形の筋である．本来，上肢帯の筋であったものである．上腕を後方に引き肩関節を内転・内旋する．上腕骨の停止部を固定すると，体幹が挙上する．広背筋は腋窩の後壁を構成する．腕神経叢の背側層の**胸背神経**によって支配される．

(3) 肩甲挙筋

　項部の筋に沿って回るようにして走り，肩甲骨の上角に停止する．胸鎖乳突筋の後ろにある．肩甲骨を上内方に引き上げる．

(4) 菱形筋

椎骨の棘突起と肩甲骨の内側縁の間を結ぶ筋で，上部の小菱形筋と下部の大菱形筋に分けられる．肩甲骨の内側縁を内上方に引き，挙上した腕を下げるときなどに働く．

2) 深背筋第1層：上後鋸筋，下後鋸筋

椎骨の棘突起と肋骨を結ぶ．上後鋸筋は上位肋骨を引き上げる**吸気筋**として，また下後鋸筋は下位肋骨を引き下げる**呼気筋**として働く．

3) 深背筋第2層：固有背筋（図4-13）

多数の筋からなり，多くの筋をまとめて固有背筋と総称する．仙骨から後頭部まで脊柱の両側を縦走し，脊柱を直立させ，脊柱の姿勢保持に働き，脊柱と頭を動かす．体幹の前屈には腹直筋が働くが，後屈には**脊柱起立筋**が働く．体幹の側屈には，側腹筋と，片側の脊柱起立筋が働く．体幹の回旋は，固有背筋の多くの小さな筋の運動の総和として現れ，それに側腹筋が関与する．

(1) 板状筋：頭板状筋，頸板状筋

頸部で僧帽筋の下層にある板状の筋である．停止の部位の違いから，頭板状筋と頸板状筋に区別される．板状筋は，下層の最長筋や頭半棘筋と協力して，頭を保持し，持ち上げるように働くとともに，後屈させる．

(2) 脊柱起立筋：腸肋筋，最長筋，棘筋

腸骨，仙骨の後面から，側頭骨の乳様突起にまで達する，脊柱の背面に沿う非常に長い一群の筋群である．外側から腸肋筋，最長筋，棘筋が並び，3筋は単独ではなく，互いに協力して働く．この筋群は全体として，脊柱を伸展して起立させることから，脊柱起立筋とよばれる．

(3) 横突棘筋：半棘筋，多裂筋，回旋筋

板状筋，脊柱起立筋の深層にある一群の筋で，いずれも横突起から斜めに上行して上位の棘突起に着く筋群であることから横突棘筋とよばれる．半棘筋は頭頸部でとくに発達がよく，頭を保持するのに重要な筋である．半棘筋，多裂筋，回旋筋の順に，筋の長さは短くなる．これらの筋群は，個々の筋としては非常に弱いが，全体として脊柱の伸展と回旋を行う．

(4) 後頭下筋：大後頭直筋，小後頭直筋，上頭斜筋，下頭斜筋

後頭骨から第2頸椎にわたってみられる，項部の最深層にある4対の筋群である．頭の後屈と回旋の作用をもつ．大後頭直筋と上および下頭斜筋によってつくられる**後頭下三角**から出る第1頸神経の後枝（**後頭下神経**）に支配される．

6 上肢の筋（図4-14）

上肢は上肢帯の周辺の**上肢帯筋，上腕筋，前腕筋，手の筋**の4群に分ける．浅胸筋群（大胸筋，前鋸筋）と浅背筋群（僧帽筋，広背筋）も上肢帯筋

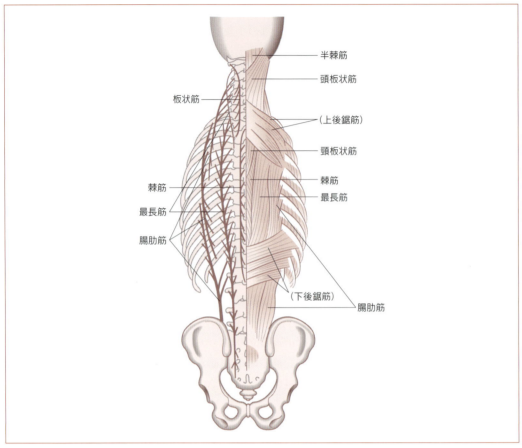

図 4-13　固有背筋
棘筋，最長筋，腸肋筋を脊柱起立筋という．上・下後鋸筋は深背筋であるが，固有背筋ではない．

に属する．

1) 上肢帯筋群
(1) 三角筋
　上肢帯筋群でもっとも大きいのが三角筋である．これは肩甲骨と鎖骨から起始し，肩関節を外側からおおって，上腕骨の外側面に停止する．上腕骨を外転する作用がある．**腋窩神経**によって支配される．
(2) 腱板筋群：棘上筋，棘下筋，小円筋，肩甲下筋
　三角筋の内方に，肩甲骨の両面から起始して上腕骨に停止する筋群がある．この4筋の停止腱が板状に連なることから，腱板筋群とよばれる．上腕骨の外転，内転，回旋に働く．棘上筋と棘下筋は**肩甲上神経**，小円筋は**腋窩神経**，肩甲下筋は**肩甲下神経**に支配される．
(3) 大円筋
　肩甲骨の下角に起始し，広背筋と並んで上腕骨に停止する．肩関節を内転・内旋させる．肩甲下神経に支配される．

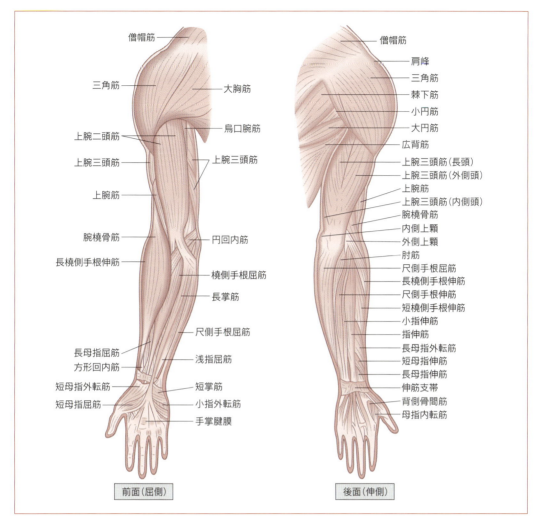

図 4-14　上肢の筋（右）

2）上腕の筋

上腕の前面にある肘関節を曲げる屈筋と，後面にある肘関節を伸ばす伸筋の2群に区別される．

(1) 上腕屈筋群：上腕二頭筋，烏口腕筋，上腕筋

上腕二頭筋は，肩甲骨と前腕を結ぶ．「力こぶ」をつくる筋として知られる．肩関節と肘関節を越える二関節筋である．長頭は肩関節窩の上縁に，短頭は烏口突起から起始している．上腕二頭筋は上腕の前面を下って，橈骨上端部の橈骨粗面に停止する．この筋は，肘関節を屈曲するとともに，前腕を回外する．

烏口腕筋は烏口突起から起始して，上腕骨の前面に停止し，上腕を内転する．また，上腕筋は上腕骨の前面から起始して，尺骨の上端に停止し，肘関節の屈曲を行う．

これらの筋は，**筋皮神経**によって支配される．

(2) 上腕伸筋群：上腕三頭筋，肘筋

　上腕の伸筋は上腕三頭筋のみである．長頭は肩甲骨関節窩の下部から起始し，内側頭と外側頭は上腕骨から広く起始する．3頭は合して，尺骨の肘頭に停止し，肘関節を伸展させる．内側頭と外側頭は，太い橈骨神経が斜めに通るために分かれる．

　肘筋は，肘頭のすぐ外側にある小さい筋で，肘関節の伸展にかかわる．上腕三頭筋の一部が分離してできたものといわれる．

　これらの筋は，**橈骨神経**によって支配される．

3）前腕筋群

　上腕骨または前腕の骨から起こり，手の骨に停止し，手首と指の運動を行う．回内・回外運動も行う．

　上腕と同様に，前腕の筋も，手掌側にある屈筋と手背側にある伸筋に分けられる．多くの筋が，長い腱を手根骨や指の骨に送っている．手根部においては腱鞘が発達している．前腕には，尺骨と橈骨の間を結ぶ，**回内**や**回外**を行う筋がある．

　肘関節の前方にできるくぼみを肘窩という．上縁が上腕骨の内・外側上顆を結んだ線，内側縁が**円回内筋**，外側縁が**腕橈骨筋**によってつくられる．このくぼみを内側から順に，**正中神経**，**上腕動脈**から**橈骨動脈**と**尺骨動脈**への分岐部，**橈骨神経**が通る．

(1) 前腕屈筋群：円回内筋，橈側手根屈筋，長掌筋，浅指屈筋，尺側手根屈筋，深指屈筋，長母指屈筋，方形回内筋

　浅層の筋には外側から，円回内筋，橈側手根屈筋，長掌筋，浅指屈筋，尺側手根屈筋があり，いずれも上腕骨の**内側上顆**から起始する．円回内筋は，肘窩の内側縁に位置し，回内の作用を行う．残る4筋の中央には手掌や指まで至る長掌筋と浅指屈筋が位置し，両脇には手根部に終わる橈側および尺側手根屈筋がある．長掌筋は，前腕遠位部でヒモのような細い腱をなし，屈筋支帯の浅層を通って手掌の皮下で**手掌腱膜**をつくる．橈側手根屈筋，長掌筋，尺側手根屈筋の3筋は，橈骨手根関節を掌屈する．

　深層の筋には，深指屈筋，長母指屈筋，方形回内筋があり，いずれも橈骨，尺骨ならびに前腕骨間膜の前面から起始する．長母指屈筋と第2～5指に向かう深指屈筋の合計5本の腱は，**手根管**を通って各指の末節骨底に停止する．

　手根管内では，浅指屈筋腱，深指屈筋腱，長母指屈筋ともに大きな滑液包に包まれる．中手指節関節より遠位では，滑液包は指ごとに，浅指屈筋と深指屈筋を一括して包む．

　前腕屈筋群の大部分は**正中神経**の支配であり，尺側手根屈筋と深指屈筋の尺側部は**尺骨神経**の支配である．

(2) 前腕伸筋群：腕橈骨筋，長橈側手根伸筋，短橈側手根伸筋，総指伸筋，小指伸筋，尺側手根伸筋，回外筋，長母指外転筋，短母指伸筋，長母指伸筋，示指伸筋

　前腕の伸筋群は，浅層の筋と深層の筋とに分けられる．

　浅層の筋には外側から，腕橈骨筋，長・短橈側手根伸筋，総指伸筋，小指伸筋，尺側手根伸筋があり，上腕骨の外側縁から外側上顆に起始する．腕橈骨筋は，橈骨茎状突起の上部に停止する．この筋は前腕伸筋群に属しているが，前腕が回内・回外の中間位にあるときには肘関節を屈曲させる．長・短橈側手根伸筋は，尺側手根伸筋と同時に働くと手関節を背屈し，橈側手根屈筋とともに作用すれば橈骨の側に屈曲する．

　総指伸筋と小指伸筋は，細長い腱となって伸筋支帯の下を通って手背に入り，総指伸筋は第2〜5指，小指伸筋は第5指に停止する．各指の腱は指背で膜状に広がって**指背腱膜**を形成する．総指伸筋の4腱の隣り合う腱どうしは線維束によって互いに結合し，**腱間結合**を形成する．小指のみに停止する小指伸筋は，小指を単独で伸展させることができる．尺側手根伸筋は，長・短橈側手根伸筋とともに手関節を背屈させ，尺側手根屈筋とともに手関節を尺側に屈する．

　前腕伸筋群の深層の筋には，外側から，回外筋，長母指外転筋，短母指伸筋，長母指伸筋，示指伸筋がある．これらの筋は主に前腕（橈骨，尺骨および前腕骨間膜）の後面から起始する．回外筋は，上腕骨の外側上顆や尺骨上部から起始する幅広く短い筋で，橈骨を外側から回り込むように走り，前腕を回外する．この筋は，**橈骨神経**の深枝に貫通される．長母指外転筋，短母指伸筋，長母指伸筋は，伸筋支帯の下を通り，母指に向かい，母指の外転・伸展を行う．手根部背面の橈側には，長母指伸筋腱と短母指伸筋腱による三角形のくぼみ（**橈骨小窩：解剖学的嗅ぎタバコ窩**）をつくる．示指伸筋は，示指（第2指）に着き，示指のみを単独で伸展させることができる．

　前腕の伸筋群は，すべて**橈骨神経**に支配される．

4）手の筋群

　指の運動のうち，力のいる大まかな動きについては，前腕にあって長い腱をもつ筋によっている．一方，指の微妙な運動については，手の中にある筋群によって行われる．母指と小指の付け根には，手掌に筋による膨らみがある．手の筋はすべて屈筋群に属し，母指側の筋の膨らみである**母指球筋**と小指側の筋の膨らみである**小指球筋**，手掌の中央の筋である中手筋の3群に区分される．**母指対立筋**と**小指対立筋**は，母指と小指（の中手骨）を近づけて（これを母指と小指の対立という）物をつかむ，ヒトの手に独特の運動を可能にしている．

(1) 母指球筋群：短母指外転筋，短母指屈筋，母指対立筋，母指内転筋

　母指の対立筋により，他の4指と向かい合うような運動ができる．このこ

とによって，物を握る，つまむなどができる．母指内転筋は**尺骨神経**支配であるが，他の筋は**正中神経**に支配される．

(2) **小指球筋群**：短掌筋，小指外転筋，短小指屈筋，小指対立筋

尺骨神経によって支配される．

(3) **中手筋群**：掌側骨間筋，背側骨間筋，虫様筋

中手筋には，各中手骨の間を埋める，指の内転・外転にかかわる掌側骨間筋，背側骨間筋がある．また，深指屈筋の腱から起こる，手の細かな運動に関係のある4つの小さな虫様筋がある．橈側の虫様筋は**正中神経**に支配されるが，残りの筋は**尺骨神経**に支配される．

7　下肢の筋（図4-15）

下肢の筋は，その位置により下肢帯の筋，大腿の筋，下腿の筋，足の筋の4群に分けられる．

1）下肢帯筋群

下肢帯筋群は寛骨筋群ともよばれ，主として骨盤から起こって大腿骨に着き，股関節の運動に関与する．下肢帯筋群は，骨盤腔内にある内寛骨筋群と，骨盤壁の外側にある**外寛骨筋群**とに分けられる．

(1) **内寛骨筋群**：大腰筋，小腰筋，腸骨筋

大腰筋は腰椎に起始し，腸骨筋は腸骨窩に起始する．小腰筋は多くの人で欠けているが，存在するときは大腰筋の表面にみられる．大腰筋と腸骨筋は，鼠径靱帯の下外側の筋裂孔を通って大腿前面に出る．両筋は共通腱をつくって大腿骨の小転子に停止し，機能的には1つの筋として股関節の屈曲と大腿骨の外旋に働く．両筋を合わせて腸腰筋とよぶ．腰神経叢の枝に支配される．

(2) **外寛骨筋群**：大殿筋，中殿筋，小殿筋，大腿筋膜張筋，梨状筋，上双子筋，内閉鎖筋，下双子筋，大腿方形筋

大殿筋は，ヒトで大きく発達しており，股関節を伸展する．大殿筋は腸腰筋と拮抗して，直立歩行に重要な役割を果たす．大腿をおおう大腿筋膜は，大腿の外側ではとくに強く肥厚して**腸脛靱帯**をつくる．大殿筋は腸脛靱帯に付着することで，腸脛靱帯を緊張させる．腸脛靱帯により，膝関節が伸展位で固定され，体幹の直立位が維持される．この靱帯の上前部に包まれるように大腿筋膜張筋があり，この靱帯を牽引することで膝関節の固定を助ける．中殿筋と小殿筋は，腸骨の外面に起始し，大腿骨の大転子に停止して，股関節を外転する．歩行時において，股関節の外転は非常に重要である．梨状筋，内閉鎖筋は骨盤の内面から起こり，上双子筋，下双子筋，大腿方形筋は股関節周囲の骨盤の外面から起こり，大腿骨の上端に着く筋群で，股関節の外旋作用をもつ．股関節前面にある**腸骨大腿靱帯**とともに，大腿骨頭を寛骨臼に密着させ保持し，股関節を安定化させるのに重要だと考えられている．

大殿筋は下殿神経に支配され，中殿筋，小殿筋，大腿筋膜張筋は上殿神経に

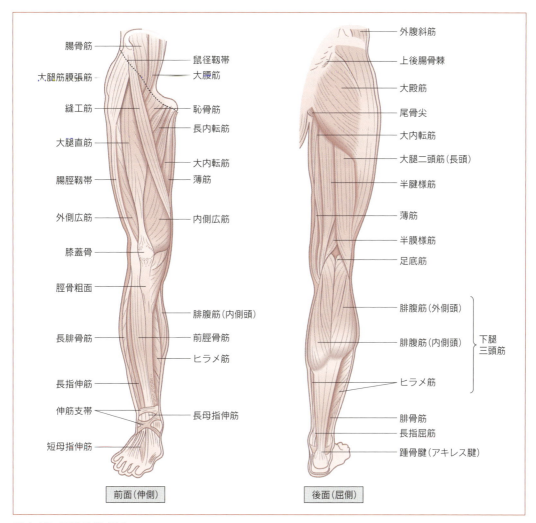

図 4-15 下肢の筋（右）

支配される．他の筋は仙骨神経叢の枝によって支配される．

2）大腿筋群

大腿の筋は，膝関節の伸展を行う大腿前面の伸筋群，股関節の内転を行う大腿内側の内転筋群，膝関節の屈曲を行う大腿後面の屈筋群の3群に分けられる．

(1) 大腿伸筋群：縫工筋，大腿四頭筋

縫工筋は上前腸骨棘に起始し，脛骨内側部に停止する．筋線維が長い帯状に連なる筋である．股関節を屈曲，外転，外旋させるときに働く．

大腿四頭筋のなかで，**大腿直筋**のみ寛骨の下前腸骨棘から起始するため，股関節を屈曲する働きをもつ．しかし，他の**外側・中間・内側広筋**は，大腿骨に起始する強力な股関節の伸筋である．大腿四頭筋は**膝蓋靱帯**に集まり，脛骨粗面に停止する．大腿四頭筋の停止腱である膝蓋靱帯の中には，種子骨である

膝蓋骨が含まれる．

　大腿伸筋群は大腿神経によって支配される．

(2) **大腿内転筋群**：**恥骨筋**，**短内転筋**，**長内転筋**，**大内転筋**，**薄筋**

　大腿の上内側にあり，寛骨から起始し，大腿骨内側後面に停止する．股関節の内転を行い，直立位を維持安定させるのに重要である．内転筋群は，ヒトではとくに発達する．

　鼠径靱帯，**縫工筋**の内側縁，**長内転筋**の外側縁で囲まれた**大腿三角**とよばれる領域を，大腿神経，大腿動脈，大腿静脈が通過する．

　内転筋群は，**閉鎖神経**によって支配される．ただし，恥骨筋の一部は大腿神経に支配され，大内転筋の一部は脛骨神経に支配される．

(3) **大腿屈筋群**：**大腿二頭筋**，**半腱様筋**，**半膜様筋**

　大腿の屈筋群には，大腿二頭筋，半腱様筋，半膜様筋があり，3筋とも坐骨結節から起始する．ただし，大腿二頭筋の短頭は，大腿骨から起始する．大腿二頭筋は腓骨頭に，他の2筋は脛骨に停止する．よって，大腿二頭筋短頭を除く筋は，股関節と膝関節の2つの関節を越える2関節筋である．これらの筋は，股関節の屈曲に働く．

　大腿二頭筋長頭，半腱様筋，半膜様筋は**脛骨神経**に支配され，大腿二頭筋短頭は**総腓骨神経**に支配される．

3）下腿筋群

　下腿の筋は，下腿の前面にある伸筋群，下腿の後面にある屈筋群，下腿の外側にある腓骨筋群に分けられる．後面の屈筋群は浅層の筋群と深層の筋群に分けられる．

　膝部の後面にできる菱形のくぼみを**膝窩**という．外側上縁は大腿二頭筋，内側上縁は半腱様筋，半膜様筋の隆起に，内側下縁と外側下縁は腓腹筋の内側頭と外側頭によって囲まれる．**坐骨神経**は膝窩の上方で**総腓骨神経**と**脛骨神経**に二分する．膝窩中央の深部には膝窩動・静脈が走る．また，**小伏在静脈**は，膝窩で下腿の筋膜を貫通して，深層に走る**膝窩静脈**に注ぐ．

(1) **下腿伸筋群**：**前脛骨筋**，**長母趾伸筋**，**長趾伸筋**

　前脛骨筋は，足関節の背屈と内がえしとを行う．長母趾伸筋は，母趾を伸展し，足関節の背屈と内がえしを助ける．長趾伸筋は，第2～5指の趾背腱膜に移行し，足関節の背屈と外がえしを助ける．上伸筋支帯と下伸筋支帯が足首の前面をおおい，下腿前面の伸筋腱を押さえている．

　下腿伸筋群は，総腓骨神経の枝である**深腓骨神経**に支配される．

(2) **下腿屈筋群**：**腓腹筋**，**ヒラメ筋**，**膝窩筋**，**足底筋**，**後脛骨筋**，**長母趾屈筋**，**長趾屈筋**

　腓腹筋，ヒラメ筋，足底筋は，下腿後面の浅層を占める．腓腹筋とヒラメ筋は，「ふくらはぎ」をつくる下腿三頭筋となる．腓腹筋は内側・外側の2頭をもつ．ヒラメ筋は腓腹筋の深層にある扁平な筋で，両筋は合して**踵骨腱（アキ**

レス腱）をつくり，踵骨に停止する．下腿三頭筋は，足関節を底屈し，踵を持ち上げる．腓腹筋は，膝関節と足関節に作用する2関節筋であるので，膝関節が曲がっているときには腓腹筋は十分働かない．足底筋はヒラメ筋の内側縁に沿って伸びる小さな筋で，細く長い腱をもつ．膝窩筋は，大腿骨の外側上顆から起こり，膝関節を屈曲し，脛骨を内旋する．後脛骨筋は，足の強い内がえしを行い，縦足弓（足の縦アーチ）の内側部を高く保つ．長母趾屈筋は母趾を屈曲させ，長趾屈筋は第2～5趾を屈曲させる．両筋とも足関節の底屈，内がえしに加わる．

　下腿屈筋群は，**脛骨神経**に支配される．
(3) 下腿腓骨筋群：長腓骨筋，短腓骨筋

　長腓骨筋と短腓骨筋は，足関節の底屈ならびに外がえしをする．両筋の腱は，外果の後ろで**上腓骨筋支帯**と**下腓骨筋支帯**により保持される．長腓骨筋は，前脛骨筋と互いに拮抗する作用を行う．下腿腓骨筋群は，総腓骨神経の枝である**浅腓骨神経**に支配される．

4) 足の筋群

　足の筋は，足背筋と足底の筋に分けられ，足底の筋はさらに**母趾球筋**，**小趾球筋**，**中足筋**に分けられる．
(1) 足背筋群：短母趾伸筋と短趾伸筋

　足背筋群は，停止する趾（足の指）が異なる短母趾伸筋と短趾伸筋とからなる．足関節を背屈すると長趾伸筋は働かないが，短趾伸筋によって趾を伸展できる．足背筋群は，総腓骨神経の枝である深腓骨神経に支配される．
(2) 母趾球筋群：母趾外転筋，短母趾屈筋，母趾内転筋

　母趾外転筋，短母趾屈筋，母趾内転筋は，それぞれ母趾を外転，屈曲，内転する．母趾内転筋は**横足弓**（足の横アーチ）の保持に，母趾外転筋は**縦足弓**（足の縦アーチ）の保持に役立つ．

　母趾球筋群は，脛骨神経の枝である内側および外側足底神経に支配される．
(3) 小趾球筋群：小趾外転筋，短小趾屈筋，小趾対立筋

　小趾外転筋は足の外側縁の膨らみをつくり，縦足弓の保持に役立つ．

　小趾球筋群は，**脛骨神経**の枝である外側足底神経に支配される．
(4) 中足筋群：短趾屈筋，足底方形筋，虫様筋，底側骨間筋，背側骨間筋

　足底皮下には強い**足底腱膜**があり，足弓（足のアーチ）の保持，固定に役立つ．

　短趾屈筋は，**足底腱膜**を裏打ちするように走る．足底方形筋は，踵骨と長趾屈筋腱の外側縁との間に張る長方形の筋であり，趾の屈曲を補助する．背側骨間筋は趾の外転運動，底側骨間筋は趾の内転運動を行う．中足筋群は，**脛骨神経**の枝である内側および外側足底神経に支配される．

第5章 循環器系

循環器系とは，血液を循環させる**血管系**（vascular system）と，各組織の中を満たすリンパを循環させる**リンパ系**（lymphatic system）からなる．これらの系統は管状構造をとるので，**脈管系**ともよばれる．心臓は，体液が循環する際にポンプの役割を果たす．なお，胸腺と脾臓はリンパ系と関連が深いため，循環器系として述べる．

I 血管系

血管系は，心臓というポンプから発する**動脈**と，心臓に戻ってくる**静脈**からなる．動脈と静脈は，末梢で**毛細血管**という細い血管網でつながれる．

1 血管の構造

血管の壁は，**内膜**，**中膜**，**外膜**の3層からなる．内膜は**内皮**とよばれる単層の**扁平上皮細胞**とその下にある結合組織からなる．中膜は主として**平滑筋線維**や**弾性線維**からなる．外膜は主として**膠原線維**からなる．動脈と静脈の大きな違いは中膜の厚さである（図5-1）．

1）動脈（artery）

心臓から出た太い動脈を**大動脈**という．大動脈は分枝を繰り返し，**細動脈**となり毛細血管網に注ぐ．

血管の壁は，内膜，中膜，外膜の3層からなるが，動脈では中膜が厚く，緻密な平滑筋線維と弾性線維を多く含むのが特徴である．心臓に近い大血管（大動脈，総頸動脈など）では心臓の力強い拍出に対して血管壁が弾力性をもつ必要があり，中膜の弾性線維がとくに発達しているので，**弾性動脈**といわれる．一方，末梢の各臓器に向かう細い動脈（冠状動脈，腎動脈，脾動脈など）では，必要に応じて血管の内径を変化させて臓器への血流量の調節ができるように平滑筋が発達しているため，**筋性動脈**といわれる．内膜と中膜の境には，1枚の厚い弾性線維の膜である**内弾性板**がある．また，血圧の比較的高いところの筋性動脈では，中膜の最外層に弾性線維の膜である**外弾性板**がみられる．太い動脈の外膜には，血管壁を栄養するための血管網がみられる．

心臓超音波検査

超音波を心臓に当てて，跳ね返ってくる音（超音波）を用いて心臓や大血管の動きをみる検査である．いくつかの二次元断層像を組み合わせることで，非侵襲的に心臓全体の形と動きをとらえることができる．さらに，弁の運動，シャント（血液が本来流れるべき血管とは異なるルートを流れている状態），血栓，腫瘍なども描出することが可能である．

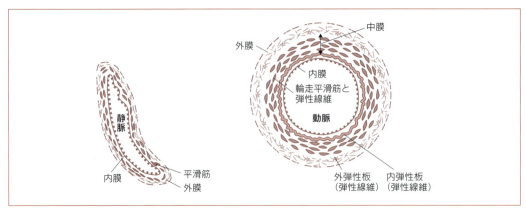

図 5-1　動脈，静脈

2）静脈（vein）

毛細血管が集まって連なる静脈を**細静脈**といい，細静脈がさまざまに合流して太い静脈となり，**大静脈**が心臓に注ぐ．

静脈の壁は，動脈に比較すると一般に中膜が薄く，平滑筋（輪走筋）や弾性線維も動脈に比べてまばらである．そのため，静脈は動脈に比べて壁が薄く，弾力性に欠け，管腔の形も不規則である．太い静脈では外膜にしばしば縦走筋の層をみる．静脈は，血管壁自体に血液を押し流す力が乏しいため，血圧が低い．そのため血液が貯留しやすく，逆流しやすい．そこで静脈の内腔には，血液の逆流防止のため，内膜がポケット状のヒダである静脈弁をつくる．

末梢の静脈は，動脈と伴走する**深静脈**と，皮下を走る**皮静脈**に区別される．静脈は動脈に比べて走行に個人差があり，静脈どうしが吻合して複雑な**静脈網**や**静脈叢**をつくることが多い．

3）毛細血管（capillary）（図5-2）

毛細血管は，その壁が1層の**内皮細胞**とその**基底膜**だけでできており，平滑筋も弾性線維も欠知している．毛細血管の基底膜の外側には**周皮細胞**がみられるところがあり，複雑な突起をもち，収縮能があって血流の調節に関与すると考えられている．

一般に，毛細血管は組織の中に網をなして広がり，血液はこの中をゆっくり流れる．血液と周辺組織との間で，ガス（酸素と二酸化炭素），栄養，老廃物の移動が行われる．皮膚の毛細血管では体温の放散も重要な役割である．また，血漿（血液の液性成分）の一部は毛細血管壁から漏れ出て，組織間隙を流れる**組織液（間質液）**になる．

毛細血管は，内皮の構造によって，3つの型に分けられる．

①連続性毛細血管：内皮細胞に窓がなく，濾過か細胞内輸送によって物質交換が行われる．骨格筋組織や中枢神経系など多くの組織にみられる．

②窓あき（有窓性）毛細血管：内皮細胞に多数の孔（窓）が開いており，物質

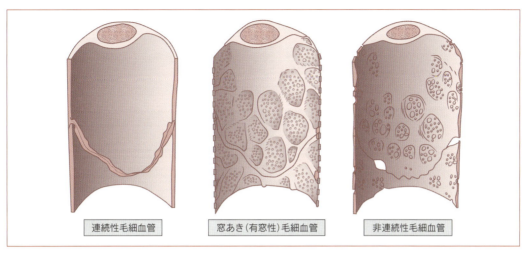

図 5-2　毛細血管

の透過がさかんに行われる．消化管，腎臓の糸球体，内分泌腺にみられる．
③非連続性毛細血管：内皮細胞内ならびに細胞間に大小の孔が開いており，細胞や高分子物質が移動することができる．肝臓の**類洞**（**洞様毛細血管**）にみられる．

2　血液循環

1）体循環と肺循環

　血液は，**心臓→動脈→毛細血管→静脈→心臓**というように循環する（図5-3）．血管系は，全身の臓器に酸素を供給する**体循環**と，肺呼吸に関係する**肺循環**に区別される．体循環は大循環，肺循環は小循環ともいわれる．体循環により，肺で受け取った酸素と腸から吸収した栄養が全身に送られ，全身から二酸化炭素や老廃物が回収される．また，肺循環により，全身から集められた二酸化炭素が肺で酸素と交換される．
①体循環（大循環）：心臓（左心室）→大動脈→全身→大静脈→心臓（右心房）
②肺循環（小循環）：心臓（右心室）→肺動脈→肺→肺静脈→心臓（左心房）

　血管は，血液の性質とは関係なく，心臓から出る血管を動脈，入ってくる血管を静脈という．一方，血管を流れている血液については，流れている場所に関係なく，血液の中の酸素濃度が高い場合を**動脈血**，低い場合を**静脈血**とよんでいる．一般には，動脈には動脈血が，静脈には静脈血が流れることになる．しかし，例外が2つある．1つは**肺循環**の血管で，肺動脈には静脈血が流れ，肺静脈には動脈血が流れる．もう1つは胎児と胎盤とをつなぐ臍帯（へその緒）の血管で，胎児から胎盤に向かう臍動脈には静脈血が，胎盤から胎児へと戻る臍静脈には動脈血が流れる．

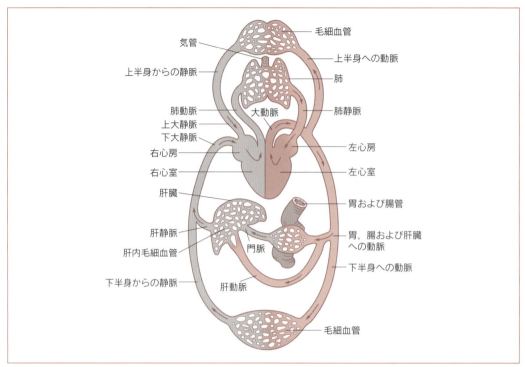

図 5-3　全身の循環器系

2）静脈還流

　血液は毛細血管から静脈へ注ぐが，静脈壁は動脈に比べて柔らかいために膨らみ，大量の血液の貯蔵所としての役割を果たす．循環器系が働くためには，静脈に貯蔵された血液を心臓に戻すことが必要である．静脈圧は低いため，呼吸運動や，骨格筋や平滑筋のポンプ作用，心室の弛緩による吸引作用，静脈弁の働きなどにより静脈還流を補助，促進する．

　静脈を膨らませるように溜まった血液は，周囲の骨格筋が収縮すると絞り出され，静脈の弁の働きにより心臓の方向に流れる．このような骨格筋の収縮に伴う静脈還流の作用を**筋ポンプ**という．

　身体の深部を走る静脈は，動脈に伴行することが多い．動脈の拍動が静脈をしごくような外圧となり，**静脈弁**ともども静脈の還流を促す．これを動脈ポンプという（図5-4）．

3）吻合（図5-5）

　血管どうしが互いに連絡することを**吻合**という．動脈の吻合が豊富であれば，動脈の枝の1つが閉塞しても，吻合している他の動脈を介して血液が流れるので，虚血することはない．しかし，動脈の吻合をほとんどもたないような場合には十分に血液の代償が得られず，1本の動脈が，ほぼ単独である組織を栄養することとなる．このような動脈を**終動脈**という．終動脈が遮断されると，栄養されていた領域は壊死に陥る．これを**梗塞**という．終動脈は，脳，

> **エコノミークラス症候群**
> 飛行機などの狭い空間における長時間にわたる活動制限に，乾燥状態による脱水症状も加わって，深部静脈血栓症が生じることに起因する．足の静脈内の血栓が肺に流れ込んで，呼吸困難や心肺停止などを起こし，死に至る場合もある．予防として，適度に足を動かし，十分な水分を摂取することが有効とされる．

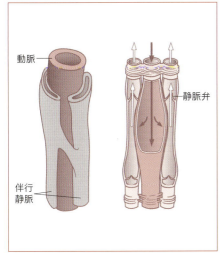

図 5-4　動脈ポンプ　　　　　図 5-5　吻合

肺，脾臓，腎臓などにみられる．

　また，身体の末端部や突出部（鼻，耳介，唇など）には，小動脈が毛細血管を経ずに小静脈と直接吻合する動静脈吻合がみられ，自律神経の調節により血流の調節を行い，体温の調節に重要な働きをしている．ヒトの手足の指先にみられる動静脈吻合は，**ホイヤー・グローサー器官**とよばれる．

4）門脈（portal vein）

　一般に体循環では，血液が動脈→毛細血管→静脈という順に流れる．しかし，一部では毛細血管が集まって静脈になったあと，再び毛細血管に流れて静脈に注ぐ．この場合の毛細血管と毛細血管の間にある静脈のことを門脈とよぶ．肝臓に注ぐ血管（**肝門脈**）や，視床下部と下垂体（前葉）の間の血管（**下垂体門脈**）などが，このような様式をとる．

3　胎生期の血液循環

　胎児は子宮の中では羊水の中にいるので，肺による呼吸，消化器系での栄養吸収，泌尿器系による老廃物の排泄を行うことができない．そのため，胎盤を介して母体にこれらの働きを代行してもらう必要がある．胎児は，臍帯を走る2本の臍動脈と1本の臍静脈によって胎盤との間をつながれている．このような循環器系を**胎児循環**という．

1）胎児循環（図 5-6）

　胎児循環は，次の5つの経路が，生後のものと異なっている．
①臍動脈：胎児の左右の**内腸骨動脈**から1対の臍動脈が出て，**臍帯**を走り胎盤に至る．臍動脈には，二酸化炭素や老廃物を含んだ静脈血が通る．胎盤内では**絨毛**の毛細血管内を胎児の血液が通り，絨毛の外に満たされている母体

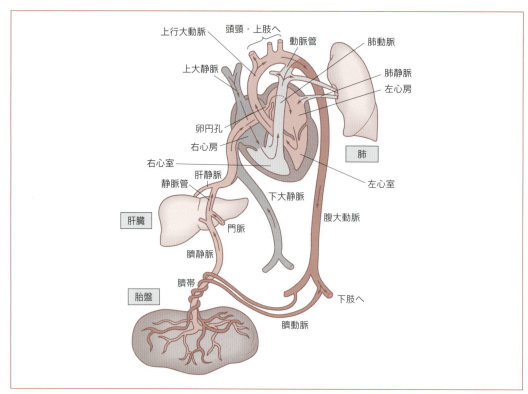

図 5-6　胎生期の血液循環

の血液との間で，ガス交換や栄養と老廃物の交換を行う．
② 臍静脈：胎盤の絨毛の毛細血管で酸素や栄養等を得た動脈血は，1本の臍静脈に流れ込み，臍帯を通って胎児に戻る．胎児内で臍静脈は，臍と肝臓の間に張る**肝鎌状間膜**の中を通り，肝臓の下面に達する．
③ 静脈管（アランチウス管）：肝臓に達した臍静脈の血液は，胎児の肝臓がまだ機能していないため，**静脈管**により肝臓を素通りして下大静脈に注ぐ．
④ 卵円孔：下大静脈から右心房に入った血液は，胎児の**心房中隔**に開く卵円孔を通って左心房に流れる．胎児期は肺が機能していないため，肺から左心房に戻る血液が少ないので，右心房に比べて左心房の圧が低い．そのため，胎児期には卵円孔を通じて右心房から左心房に血液が流れるのである．
⑤ 動脈管（ボタロー管）：下大静脈からの血液は前述のように左心房に流れるが，頭部から集められた上大静脈の静脈血は，右心房から右心室へと流れる．右心室から出た肺動脈に流れた血液の大部分は，肺にはほとんど流れず，**動脈管**という肺動脈幹と大動脈弓の間を連絡する短絡路を通って体循環に注ぐ．

2) 生後循環

胎児が生まれ肺呼吸が始まると，肺に空気が入って肺組織が大きく広がる．

多量の血液が肺に流れ込むようになると，動脈管は**動脈管索**（ボタロー管索）という結合組織索となる．肺に血液が流れるようになると，肺静脈から左心房に大量の血液が戻るので，左心房の圧が一気に上昇し，卵円孔が閉じる．閉鎖した卵円孔は心房中隔に**卵円窩**というくぼみを残す．

出産により胎盤が機能しなくなることから，臍帯を縛ることで胎盤循環がなくなる．2本の臍動脈ならびに臍静脈の血流が途絶え，後に臍動脈は**臍動脈索**，臍静脈は**肝円索**となる．また，栄養をとるために胎児の消化器系が働きだすことにより門脈の血流量が増加し，肝臓も機能し始めることから静脈管の血流も途絶え，**静脈管索**に変化する．

II 心臓 (heart)

1 心臓の位置と心膜 (図 5-7, -8)

心臓は，胸郭のほぼ中央で胸骨体のすぐ後ろに位置し，下部は左へ寄っている．心臓は重さ 250 g 前後であり，握りこぶしくらいの大きさである．心臓の上部の大血管が出入りする部分を心底という．また，心臓の左下端の細くなった部分を心尖という．心尖はおおよそ左の第5肋間（第5肋骨の下）の鎖骨中線付近に位置する．

胸腔内で，心臓は左右の肺の間を占める縦隔の中部に位置し，**心嚢**という袋の中に入っている．心嚢をつくる膜を心膜という．心嚢の底面は，横隔膜中央にある腱中心の上面に固着されている．心嚢の表層は**線維性心膜**によってつくられ，心臓を保護する役目をもっている．深層は**漿膜性心膜**によってつくられ，**壁側板**と**臓側板**が区別される．壁側板は線維性心膜の裏打ちとして心嚢の内張りをなす．一方，臓側板は心臓の外表面を直接おおっており，**心外膜**とよばれる．漿膜性心膜の臓側板と壁側板は，大血管の基部で折れ返り，ひと続きの膜となる．これによって囲まれた空間が**心膜腔**である．心膜腔は心膜液という少量の漿液で濡らされることで，摩擦を軽減し，心臓の滑らかな拍動に役立っている．

2 心臓の壁の構造

心臓の壁は，内側から外側へ，**内膜**，**心筋層**，**外膜**の3層からなる．**心内膜**は血管の内膜に相当する層で，心臓の内面をおおう単層扁平上皮とそれを裏打ちする薄い結合組織層からなる．心臓の弁膜は，心内膜のヒダである．**心筋層**は，**心筋**という横紋筋からなり，心臓を取り囲むようにらせん状に心臓を走り，血液を絞り出すのに都合のよい構造となっている．心筋層は，心房では薄いが，心室とくに左心室では非常に厚い．**心外膜**は心臓の表面をおおう漿膜であり，この層の内側には冠状動脈の枝に沿って，脂肪の沈着がみられる．

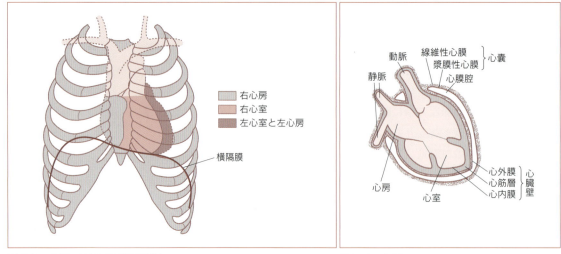

図 5-7　心臓の位置（胸郭投影像）　　　　　　　　図 5-8　心膜

3　心臓の部屋と弁（図 5-9～12）

　心臓は，上後方部の**心房**と，下前方部の**心室**に分けられる．心房は，静脈から血液が注ぎ込む部分で壁が薄い．心室は，動脈へ血液を拍出させる部分で，壁が厚い．心臓の表面にある心房と心室の境界には，**冠状溝**が形成される．心房と心室はそれぞれ**心房中隔**および**心室中隔**によって左右の2室に分かれている．心臓の前面と後面には，それぞれ左右の心室の境界に沿うように，**前室間溝**と**後室間溝**が認められる．

　左右の心房の前端は，それぞれ大動脈と肺動脈の基部を抱くように前方に膨れ出している．その形が心臓にできた耳のようにみられることから，**左心耳**と**右心耳**とよばれる．心房の内面は比較的に滑らかである．左心房には，左右2対の肺静脈が開口する．右心房には，上大静脈，下大静脈ならびに**冠状静脈洞**が開口する．

　左右の心室は，動脈へ血液を絞り出すポンプの部分であるから，心房に比べると厚い壁をもつ．左心室からは大動脈が出て，全身に血液を送るため，右心室に比べて壁が厚い．右心室からは肺動脈が出る．心室内面には，心筋が網目状に盛り上がった**肉柱**や，内腔に突き出た**乳頭筋**がみられる．

　心房と心室の間には，2組ずつの**房室口**と**動脈口**を丸く取り囲む結合組織の**線維輪**があり，心房筋と心室筋を隔てている．この線維輪はそれぞれ房室弁と動脈弁の弁膜を付着させる．房室口と動脈口の間には，三角形の間隙がみられ，これを**線維三角**という．右線維三角には，刺激伝導系の**房室束（ヒス束）**が貫いていて，心房筋と心室筋とを連絡する．

　心臓の内腔には，心内膜のヒダ状の伸び出しにより，弁がつくられる．
　心房と心室の間には房室弁があり，左房室弁は2枚の弁尖からなるので**二尖弁**あるいは**僧帽弁**とよばれ，右房室弁は3枚の弁尖からなるので**三尖弁**とよばれる．房室弁の弁尖は，線維輪から起こり，心室の中へ伸び，先端は**腱**

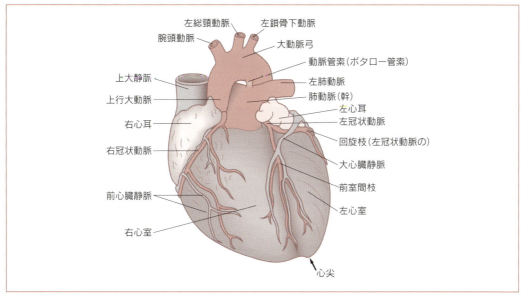

図5-9 心臓の上前面（胸肋面）

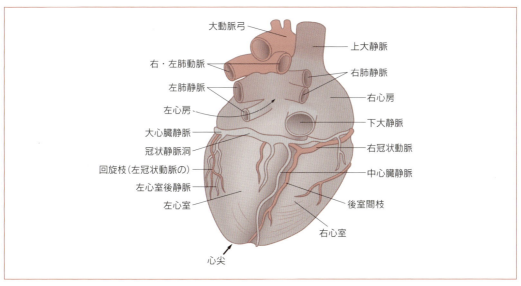

図5-10 心臓の下後面（横隔面）

索というヒモによって，心室壁の乳頭筋に固定される．心室が収縮する際には，乳頭筋も収縮し，腱索を介して弁尖を引き，弁尖が心房方向に翻るのを防ぐ．

心室と大動脈の間には動脈弁がある．右後方にある大動脈の基部に大動脈弁が，左前方にある肺動脈の基部には肺動脈弁がある（図5-12）．大動脈弁と肺動脈弁は，**半月弁**とよばれるポケット状の弁膜が3個向きあっている．血液が心室へと逆流しようとする時，このポケットを膨らませることによって3個の半月弁の辺縁が接して，動脈口を閉じることで逆流を防ぐ．半月弁と上行大動脈の壁の間のポケット状のくぼみを大動脈洞という．

Ⅱ 心臓

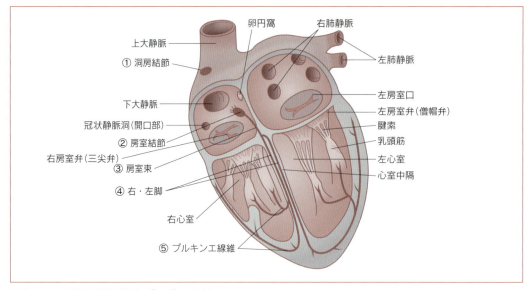

図 5-11　心臓の刺激伝導系（①〜⑤で示す）

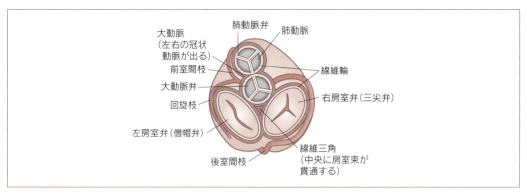

図 5-12　心臓の弁

4　刺激伝導系（図5-11）

　心臓がポンプとしての機能を十分に発揮するためには，心房から心室へと順序よく収縮し，血液を送り出すことが必要である．このような収縮の連関のための興奮を伝えるのが刺激伝導系である．これは神経線維でなく，**特殊心筋線維**による．**特殊心筋線維**とは，一般の心筋線維よりも筋原線維に乏しく，細胞質に富む筋線維である．刺激伝導系は，次の４部に順に興奮が伝えられる．

①**洞房結節**（キース・フラック結節）：上大静脈と右心房の境界部に位置する特殊心筋線維の集まりである．この洞房結節は，心臓の拍動の**ペースメーカー**として機能している．よって，この結節が心臓拍動の起点となる．この興奮が心房全体に伝えられて心房の収縮をうながし，房室結節へと伝えられる．この結節には交感神経と副交感神経が分布し，拍動のリズムを調節している．

②**房室結節（田原結節）**：右心房の下壁にある特殊心筋線維の集まりである．洞房結節から右心房壁に伝わった興奮がここに集まり，房室束（ヒス束）へと伝えられる．

③**房室束（ヒス束）**：特殊心筋線維の束で，心房と心室とを連絡する．右線維三角を貫通して心室中隔に達し，**右脚**と**左脚**に分かれて，心室中隔の左右を下降する．

④**プルキンエ線維**：心室中隔を下降した右脚と左脚は，それぞれ右心室と左心室の壁で網状のプルキンエ線維となって広がりながら，心室内面と乳頭筋に分布する．プルキンエ線維の末端は，一般心筋線維に移行して，興奮を心室全体に伝えていく．

5　心臓の血管

心臓を栄養する動脈は，**上行大動脈**の基部である大動脈洞から出る左右2本の**冠状動脈**である．

左冠状動脈は，大動脈基部の左半月弁のすぐ上から起こり，肺動脈と左心耳の間を通って冠状溝に達する．そこで，2本の枝に分かれる．1本は，左右の心室間の前室間溝を下行する**前室間枝（前下行枝）**となって心尖に向かう．もう1本は，冠状溝を左後方に回り，回旋枝となって心臓後面に達する．前室間枝（前下行枝）は主として心臓の前壁と心室中隔に，回旋枝は主として左側壁に分布する．

右冠状動脈は，大動脈基部の右半月弁のすぐ上から起こり，冠状溝を右後方へと回り，**後室間枝（後下行枝）**となり，心尖へと向かう．右冠状動脈は右側壁と下壁を栄養している．

心臓の静脈には，前室間溝から冠状溝を走る**大心臓静脈**や，後室間溝を走る**中心臓静脈**などがあり，そのほとんどは心臓の後面の太い**冠状静脈洞**に集まる．冠状静脈洞は右心房の後面に開口する．

6　心臓の神経

心臓は，交感神経系である交感神経幹からの心臓神経と，副交感神経系である迷走神経の心臓枝の支配を受ける．これらの神経の枝が，大動脈と肺動脈の起始部の周りで**心臓神経叢**をつくり，多数の神経線維が心臓の各部に分布し，心拍数と心拍出量を調節している．

III　小循環（肺循環）

小循環は肺循環ともいい，右心室に集まった静脈血を肺動脈によって肺に送り，肺胞でガス交換して動脈血となった血液を，肺静脈を通して左心房に届ける血管系のことである（図 5-13）．

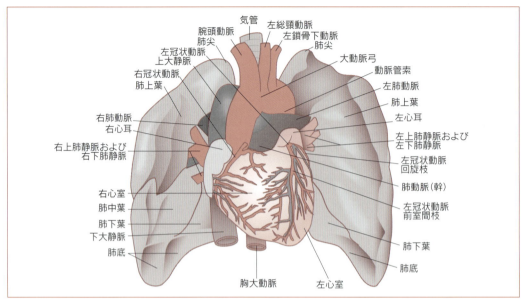

図 5-13　肺動脈，肺静脈

1　肺動脈（pulmonary artery）

　肺動脈は心臓前面の中央で，右心室から起こる．肺動脈は大動脈起始部の前を右巻きにねじれながら上左方に走り，大動脈の後ろへ回り込み，さらに大動脈弓の下で左右の肺動脈に分かれる．左肺動脈は左気管支とともに左肺の肺門に達し，右肺動脈は大動脈弓をくぐって右肺の肺門に達する．肺門から肺に入った肺動脈は，それぞれ気管支の枝分かれに伴行して肺の中に広がる．

　肺動脈と大動脈弓との間には，胎生期に肺動脈と大動脈とを結んでいた動脈管が閉鎖した名残である**動脈管索**がみられる．

2　肺静脈（pulmonary vein）

　肺静脈は4本あって，左右両側の肺門から2本ずつ出る．これらの静脈はほぼ水平に走って，左心房の後部にそれぞれの静脈が独立して入る．

Ⅳ　大循環（体循環）の動脈系

1　大動脈（aorta）（図 5-14）

　大動脈は，左心室の大動脈弁に続いて始まる太さが 3 cm ほどの壁の厚い動脈である．左心室を出て，①肺動脈の後ろを上右前方に上昇し，②上に凸の弓状をなしつつ左後方に曲がって脊柱の左側に達し，③脊柱の前左側を下行して横隔膜の**大動脈裂孔**を通って腹腔に入り，第4腰椎の前で左右の**総腸骨動脈**に分かれる．以上の走行から，大動脈は①**上行大動脈**，②**大動脈弓**，③**下行大動脈**というように分けられる．さらに下行大動脈は，大動脈裂孔を境にして，上方を**胸大動脈**，下方を**腹大動脈**とよぶ．

2　上行大動脈（ascending aorta）

　大動脈の心膜におおわれている部で，大動脈口から**腕頭動脈**を分枝する前までをいう．上行大動脈の基部から左右の冠状動脈が起こり，心臓に分布する．

3　大動脈弓（aortic arch）

　上行大動脈の上端に始まり，**腕頭動脈**が起始するところから**左鎖骨下動脈**が起始するところまでをいう．大動脈弓の凸面側からは右から左にかけて腕頭動脈，左総頸動脈，左鎖骨下動脈の3枝が順に起始する．腕頭動脈は，右鎖骨下動脈と右総頸動脈に分かれる．

1）総頸動脈

　総頸動脈は，右は腕頭動脈から，左は大動脈弓から直接起始したのち，喉頭上縁の高さまで上行する．大部分は胸鎖乳突筋におおわれるが，上部は甲状軟骨の外後方で拍動を触れることができる．総頸動脈は，頭蓋の外部である顔面と頸部に分布する**外頸動脈**と，頭蓋の内部である脳に分布する**内頸動脈**とに分かれる（図5-15, -16）．内頸動脈と外頸動脈の分かれる股のところには**頸動脈小体**があり，血液中の二酸化炭素濃度，血液のpHなどを感受し，呼吸の調節を行うための化学受容器とされる．内頸動脈の始まりの部分は丸く膨らみ，**頸動脈洞**とよばれ，血圧に対する圧受容器を含み，循環の調節を行う．

(1) 外頸動脈

　外頸動脈は，脳と鼻腔上部，眼窩内を除く頭部のほとんどすべての領域に多くの枝を与える動脈で，下顎頸の高さで，**浅側頭動脈**と**顎動脈**という2終枝に分かれる．外頸動脈には次のような枝がある．

①**上甲状腺動脈**：前頸部に枝を出したのち甲状腺に入り，上喉頭神経の枝に沿って喉頭にも入る．

②**顔面動脈**：顎下腺の深部を通り，下顎骨の下縁から顔面を上行する．下唇や上唇への枝を出し，内眼角に達する．

③**後頭動脈**：乳様突起の内側を通り後頭部へ至る．

④**浅側頭動脈**：顎動脈と分かれたのちに，耳介の前方を上行し，皮下でさらに前頭枝と頭頂枝に分枝する．

⑤**顎動脈**：側頭下窩を走り，各咀嚼筋に枝を出し，下顎骨の中を走る**下歯槽動脈**，脳硬膜の大部分に分布する**中硬膜動脈**などを分枝したのち，翼口蓋窩に達する．ここで鼻腔や眼窩，口蓋や上顎骨の各部へ枝を出す．

(2) 内頸動脈

　内頸動脈は総頸動脈から分かれ，枝を出さずに咽頭の外側を上り，側頭骨の頸動脈管から頭蓋腔に入る．視神経の後ろで最初の枝である眼動脈を出し，**前大脳動脈**と**中大脳動脈**に分かれる．内頸動脈には次のような枝がある．

①**眼動脈**：視神経管から眼窩に入り，**網膜中心動脈**や，外眼筋など眼窩内の構造へ枝を出したのち，鼻腔の上部，前頭部の皮膚や上眼瞼に達する．

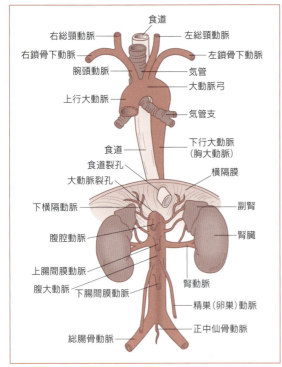

図5-14　大動脈とその枝

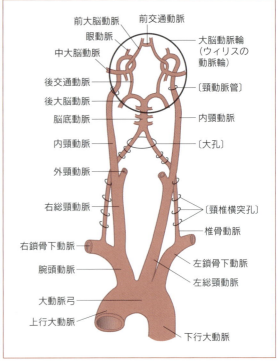

図5-15　脳の動脈系

②**前大脳動脈**：大脳半球の内側面を，多数の枝を出しながら広がる．
③**中大脳動脈**：大脳の外側溝の深部を多数の枝を出しながら後上方へ伸び，大脳の外側面の大部分を栄養する．
④**後交通動脈**：左右の**後交通動脈**は，脳底で内頸動脈系と椎骨・脳底動脈系を結ぶ．左右の前大脳動脈は**前交通動脈**で結ばれる．前交通動脈，前・中・後大脳動脈，後交通動脈は，脳底で互いに交通し，**ウィリスの動脈輪**といわれる動脈輪を形成する．

2）鎖骨下動脈（図5-17）

鎖骨下動脈は，右は腕頭動脈から，左は大動脈弓から直接分枝したのち，胸郭上口を出て第1肋骨上面で，前斜角筋と中斜角筋との間にある**斜角筋隙**を通る．鎖骨下動脈は，頸部，脳，胸部など体幹に枝を与えるとともに，肩や上肢の動脈の本幹となる．

(1) 体幹の動脈（図5-18）

胸郭上口を出た直後に血管になる**椎骨動脈**を出したのち，斜角筋隙を通って**内胸動脈**，**甲状頸動脈**，**肋頸動脈**を出す．
①**椎骨動脈**：第6頸椎以上の頸椎の横突孔を貫いて上行し，環椎の後弓の上で脊髄への枝を出すとともに，大後頭孔から頭蓋腔に入る．左右の椎骨動脈が頭蓋腔内で合して1本の脳底動脈を形成し，脳幹や小脳に枝を出したの

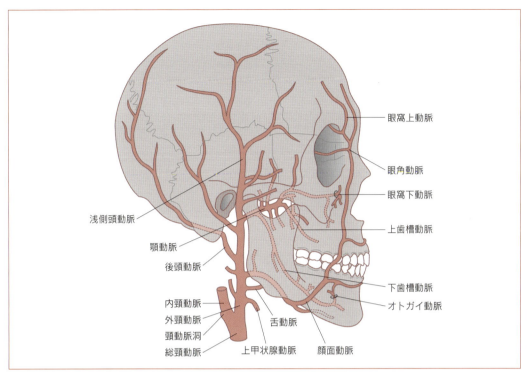

図 5-16　外頸動脈の分枝

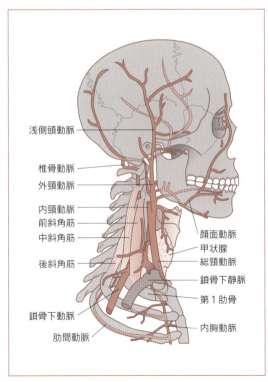

図 5-17　鎖骨下動脈，鎖骨下静脈と総頸動脈

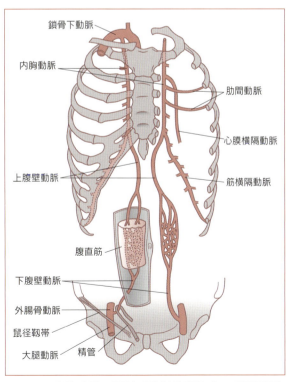

図 5-18　胸壁，腹壁の動脈交通路（内胸動脈，上・下腹壁動脈）

Ⅳ　大循環（体循環）の動脈系

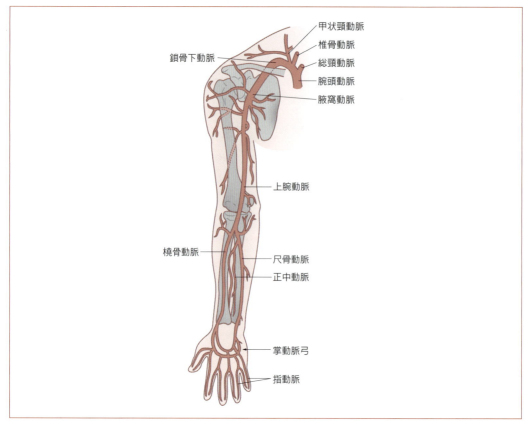

図 5-19 上肢の動脈（右）

ちに，左右の後大脳動脈に分かれる．
② 内胸動脈：肋軟骨の後面を胸骨の外側縁に沿って腹壁まで伸びる枝で，各肋間や胸骨など前胸壁へ枝を出し，腹直筋の筋内で下腹壁動脈の枝と吻合する．そのほか，心膜・横隔膜にも分布する．
③ 甲状頸動脈：下甲状腺動脈，上行頸動脈，頸横動脈，肩甲上動脈など多くの枝を出し，頸部前半の皮膚や筋，頸部内臓，僧帽筋や肩甲挙筋，菱形筋，棘上筋，棘下筋など背部から肩部の筋を栄養する．
④ 肋頸動脈：上胸部に分布する最上肋間動脈や，項部に分布する深頸動脈に分かれる．

(2) 上肢の動脈（図 5-19）

鎖骨下動脈は，第 1 肋骨外側縁で**腋窩動脈**と名を変えて腋窩に入り，大胸筋下縁で再び名を変えて**上腕動脈**となる．さらに肘窩で**橈骨動脈**と**尺骨動脈**に分かれる．

腋窩動脈からは，最上胸動脈，胸肩峰動脈，外側胸動脈，肩甲下動脈，前・後上腕回旋動脈などが起こり，胸筋や肩甲骨周囲，腋窩壁などに枝を出す．腋窩の中央では腋窩動脈の拍動が触れる．

大胸筋の下縁を過ぎると，腋窩動脈は上腕動脈と名を変えて，上腕二頭筋と

上腕三頭筋の間である内側二頭筋溝を肘窩に向かって走る．内側二頭筋溝から肘窩までの全域で上腕動脈の拍動がよく触れる．内側二頭筋溝の下端で，上腕動脈は上腕二頭筋の停止腱膜の下を正中神経とともにくぐって肘窩に入り，橈骨動脈と尺骨動脈に分かれる．

　橈骨動脈と尺骨動脈は前腕を下行し，手の中に入る．手首において橈側手根屈筋の外側で橈骨動脈の脈を触れる．橈骨動脈と尺骨動脈は手掌でともに吻合して，**浅掌動脈弓**および**深掌動脈弓**という2つの動脈のループを形成する．この動脈弓から指の股へ動脈が走り，これは分かれて2本の対向する指の面に分布する．

4　胸大動脈（thoracic aorta）

　下行大動脈は胸部では胸大動脈とよばれる（**図5-14参照**）．胸大動脈は食道の左を下行し，やがてその後方へと移る．途中で胸壁の各肋間隙に肋間動脈を分枝する．胸大動脈からは，胸壁に分布する壁側枝と，心臓以外の胸部内臓に分布する臓側枝が出る．胸大動脈は横隔膜を貫いて腹大動脈と名を変える．

(1) 壁側枝

　壁側枝として，大動脈の両側から**肋間動脈**が分枝し各肋間で肋骨の下縁に沿って走るとともに，**上横隔動脈**が左右に対をなして出て，横隔膜上面に分布する．肋間動脈の**背枝**は，脊髄神経後枝と伴行して背部の皮膚および固有背筋に分布する．

(2) 臓側枝

　臓側枝としては**食道動脈**や**気管支動脈**が出る．気管支動脈は，気管支に沿って肺門から肺に進入し，気管支とその枝に動脈血を供給する．

5　腹大動脈（abdominal aorta）

　腹大動脈は胸大動脈に続き，横隔膜を貫いたあと，腹壁を走る壁側枝，泌尿・生殖器に至る臓側枝，消化器系に至る臓側枝を分枝する．その後左右の1対の**総腸骨動脈**とその間の細い**正中仙骨動脈**に分かれる．

(1) 壁側枝

　大動脈が横隔膜を貫通した直後に，横隔膜を栄養する左右1対の**下横隔動脈**を分枝する．さらに大動脈の両側から左右に4対の腰動脈を分枝し，内腹斜筋と腹横筋との間を前下方に走行し腹壁に分布する．

(2) 泌尿・生殖器に至る臓側枝

　泌尿・生殖器に至る臓側枝には，大動脈の側方から対をなして分枝する腎動脈と性腺動脈（精巣動脈，卵巣動脈）がある．

①**腎動脈**：第1腰椎の高さ，上腸間膜動脈起始部のすぐ下方で大動脈の側方に1対出て，腎門から腎臓に入る．右腎動脈は，下大静脈の深層を走る．

②**性腺動脈**（男性では精巣動脈，女性では卵巣動脈）：腎動脈の起始部よりやや下方から分枝する1対の細い動脈で，腹腔の後壁を骨盤の高さまで下行

する．男性は鼠径管を通る精索に包まれて体外の精巣に達する．女性は骨盤腔の側壁にできた卵巣提索の中を走って卵巣に分布する．

(3) 消化器系に至る臓側枝

消化器系に至る臓側枝には，**腹腔動脈，上腸間膜動脈，下腸間膜動脈**の3枝があり，無対性で，大動脈の前面から出る．両腸間膜動脈は腸間膜の中でさまざまに枝分かれし，隣の枝どうしで2重，3重の動脈弓をつくって吻合しながら腸に達する．これにより，局所的に血流が障害されても周辺からの血液が供給される．

① 腹腔動脈：横隔膜のすぐ下で起始し，左胃動脈，脾動脈，総肝動脈の3本の動脈を分枝する．これらの枝はさらに，胃，肝臓，胆囊，十二指腸，膵臓，脾臓に行く枝に分かれる．

② 上腸間膜動脈：腹腔動脈のすぐ下から起こる．腸間膜の中を走り，十二指腸の下半分から小腸全域，横行結腸上部 2/3 まで広く分布し，膵臓にも分布する．

③ 下腸間膜動脈：横行結腸下部 1/3，下行結腸，S状結腸，直腸の上半部まで分布する．

6 総腸骨動脈（common iliac artery）（図 5-20）

腹大動脈は第4腰椎の前で左右の総腸骨動脈に二分する．この総腸骨動脈は，さらに主として骨盤内臓器に分布する**内腸骨動脈**と，鼠径靱帯の下を通過後に**大腿動脈**となり下肢に分布する**外腸骨動脈**に分かれる．

7 内腸骨動脈（internal iliac artery）（図 5-21）

内腸骨動脈は，骨盤壁に分布する壁側枝，骨盤内臓器に分布する臓側枝，下肢に向かう下肢枝に分けられる．

(1) 壁側枝

① 腸腰動脈：仙腸関節の前方を上行し，腸腰筋など後腹壁に分布する．
② 内陰部動脈：内腸骨動脈の終枝として起こる．大坐骨孔（梨状筋下孔）を出て骨盤外に出た後，仙棘靱帯を回って小坐骨孔から再び骨盤内に入る．

(2) 臓側枝

① 臍動脈：胎生期に臍を通って臍帯から胎盤へ胎児の血液を運ぶ．生後は臍動脈索に変化し，近位部は上膀胱動脈として残る．
② 下膀胱動脈：膀胱底に分布し，男性では精囊や前立腺など，女性では腟上部にも枝を出す．
③ 子宮動脈：子宮の側方にある**子宮広間膜**を通り，子宮と腟を栄養する．
④ 中直腸動脈：直腸中部に分布し，下腸間膜動脈の枝である上直腸動脈や，内陰部動脈の枝である下直腸動脈とつながっている．

(3) 下肢枝

① 閉鎖動脈：閉鎖神経とともに骨盤の内側壁を走り，**閉鎖管**を通って大腿内側

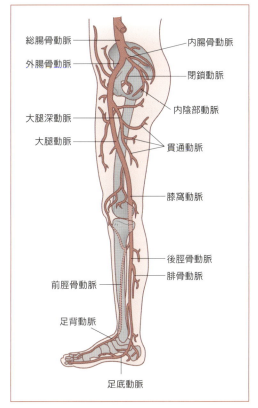

図 5-20 下肢の動脈

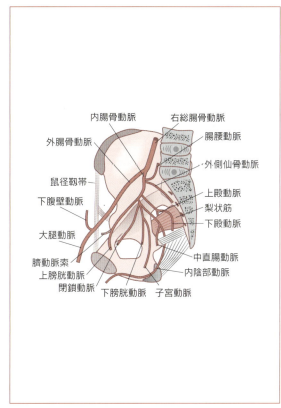

図 5-21 内腸骨動脈

に至る．

② **上殿動脈と下殿動脈**：それぞれ**梨状筋上孔**ならびに**梨状筋下孔**を通って，それぞれ骨盤外に出て，殿筋群に分布する．

8 外腸骨動脈 (external iliac artery)

外腸骨動脈は，**下腹壁動脈**を分枝した後，鼠径靱帯の下を通って大腿の前面で大腿動脈に移行し，下肢に至る．

大腿動脈は，**大腿三角**を下行しながら**大腿伸筋群**などに分布し，大腿後面に向かう大腿深動脈を分枝し，大腿内転筋群や大腿屈筋群にも分布する．内転筋管および**内転筋腱裂孔**を通って**膝窩**に至り，**膝窩動脈**に移行する．

膝窩動脈は，膝関節の後面で数本の膝動脈を出して関節を養う．膝窩の下端で**ヒラメ筋の起始腱弓**をくぐって下腿の深層に入り，**前脛骨動脈**と**後脛骨動脈**に分かれる．

前脛骨動脈は，下腿骨間膜の上端の孔を通過して下腿の伸側に出る．その後，下腿骨間膜の前面で前脛骨筋の外側を下行しながら下腿伸筋群に分布して足背に達し，足背動脈となる．足背動脈は足背および足趾に分布し，さらに深層で**足底動脈弓**と吻合する．

後脛骨動脈は下腿の屈筋に分布し，脛骨神経とともに内果の後ろを回り足底

> **屈側と伸側**
> 解剖学の位置と方向を表す基本的用語の一つである．上肢あるいは下肢において，一軸関節の両骨間の角度を0度に近づかせる運動を屈曲といい，この作用を行う筋は屈筋であり，屈筋がある側を屈側という．反対に，一軸関節の両骨を180度に近づかせる運動を伸展といい，この作用を行う筋は伸筋であり，伸筋がある側を伸側という．屈曲と伸展については4章 (66ページ) も参照．

に入る．足底では**内・外側足底動脈**に分かれ，**足底動脈弓**をつくって，足の指に分布するとともに**足背動脈**の枝と合流する．

Ⅴ 大循環（体循環）の静脈系 （図5-22）

静脈系は，上大静脈と下大静脈を介して右心房に流入する．体循環の静脈は動脈に伴行することが多いが，両者が著しく異なる走行を示すところがある．動脈の走行と異なる静脈の特徴には，以下のようなものがある．
①脳の静脈：動脈とは異なる経路をとり，**硬膜静脈洞**をつくる．
②奇静脈系：脊柱の前を走り，動脈とは伴行せずに独立して形成され，上大静脈に注ぐ．
③皮静脈：皮下組織には静脈網が形成され，動脈に伴行せずに皮下を走り，深部の静脈に開口する．
④門脈系：腹部の消化管および脾臓からの静脈は，門脈に集まって肝臓に注ぐ．また，肝臓からの血液も，動脈に伴行せずに肝静脈によって下大静脈に注ぐ．
⑤静脈叢：内臓周囲の静脈が吻合して静脈叢を形成する．**膀胱静脈叢，前立腺静脈叢，子宮静脈叢，直腸静脈叢**などがある．

1　上大静脈 （superior vena cava）

頭頸部の血液を集めた**内頸静脈**と上肢の静脈を集めた**鎖骨下静脈**が合わさって左右の**腕頭静脈**となり，これらが合流して上大静脈になり，さらに奇静脈が流入して右心房に入る．

1）腕頭静脈

左右の腕頭静脈は，それぞれ内頸静脈と鎖骨下静脈が合流してでき，これに内胸静脈や下甲状腺静脈などが注ぐ．右腕頭静脈より左腕頭静脈のほうが長く，気管の前を横切る．内頸静脈と鎖骨下静脈の合流部は**静脈角**とよばれる．**右静脈角**には右上半身のリンパを集めた**右リンパ本幹**が，**左静脈角**には左上半身と全下半身のリンパを集めた**胸管**がそれぞれ注ぐ．

2）内頸静脈 （図5-23）

内頸静脈は，脳の血液を集めて**頸静脈孔**を通る太い静脈であり，上甲状腺静脈，舌静脈，顔面静脈など頭部の血液をも集めている．頸部の皮下静脈である前頸静脈や外頸静脈も流入する．

3）脳の静脈

脳の毛細血管の血液は，脳の表面を回る静脈に集められ，脳硬膜の両葉の間につくられた**硬膜静脈洞**とよばれる太い静脈に注ぐ．静脈洞の血液は頭蓋底

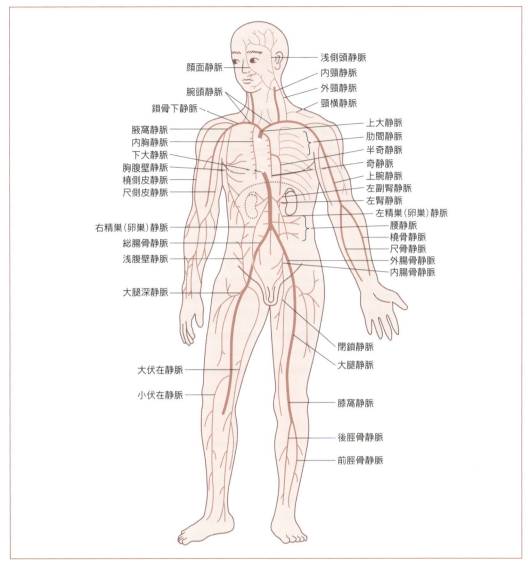

図 5-22　全身の静脈系

に集められ，頸静脈孔を貫き，内頸静脈となる．（硬膜静脈洞の詳細については 11 章「神経系」173 ページを参照．）

4）上肢の静脈（図 5-23）

　上肢では皮下の静脈が発達している．手指の静脈は手背に集まり，**手背静脈網**をつくる．前腕ではここから，**橈側皮静脈，前腕正中皮静脈，尺側前腕皮静脈**という 3 静脈が出る．前腕正中皮静脈は肘窩で**肘正中皮静脈**となり，M 字状に両側のものと吻合する（図 5-24）．このあたりの皮静脈は個人差が大きい．上腕では橈側皮静脈と尺側皮静脈が，上腕二頭筋の両わきの溝に沿って上行する．橈側皮静脈は鎖骨の下で**腋窩静脈**に入る．また，尺側皮静脈は

V　大循環（体循環）の静脈系　107

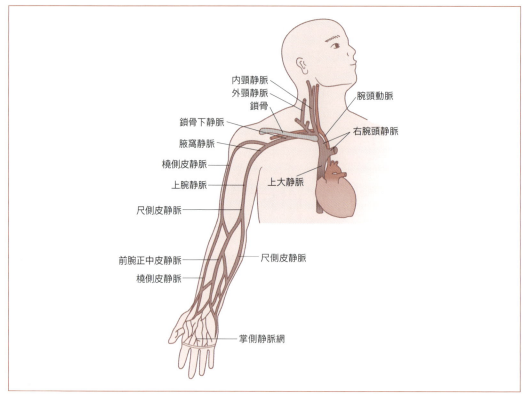

図5-23 上肢の静脈

上腕静脈に入る．

　上肢の深部静脈は，橈骨動脈と尺骨動脈に沿う橈骨静脈と尺骨静脈が合わさり上腕静脈となる．上腕静脈は腋窩静脈になり，鎖骨下静脈へと続く．

5）奇静脈系（図5-25）

　奇静脈系は，胸壁後部の静脈を集めて脊柱の両側を縦に走る静脈系である．**奇静脈，半奇静脈，副半奇静脈**の3本からなる．奇静脈は脊柱の右側を走り，右の肋間静脈を集めて上行し，第3胸椎の高さで弓状をなして前方に曲がり，上大静脈の後面に注ぐ．左の肋間静脈は脊柱の左側を走る半奇静脈と副半奇静脈に集まり，それぞれ脊柱の前を横断して奇静脈に合流する．

2　下大静脈（inferior vena cava）

　下大静脈は，下肢からの外腸骨静脈と骨盤からの内腸骨静脈を集めた左右の総腸骨静脈が，第5腰椎の前で合わさることで形成される．その後，**腰静脈，性腺静脈**（男性では精巣静脈，女性では卵巣静脈），**腎静脈，肝静脈**が合わさって右心房に入る．下大静脈は正中線よりも右にあるため，右腎静脈は短いが，左腎静脈は腹大動脈の前を横切って下大静脈に注ぐので長い．そのため，右性腺静脈は直接下大静脈に流入するが，左性腺静脈は左腎静脈に流

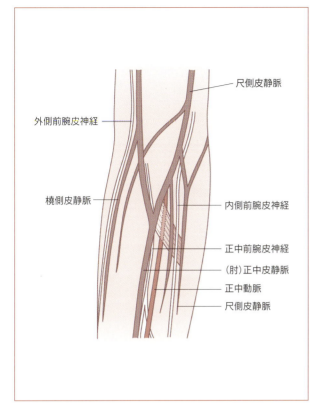

図5-24 正中皮静脈

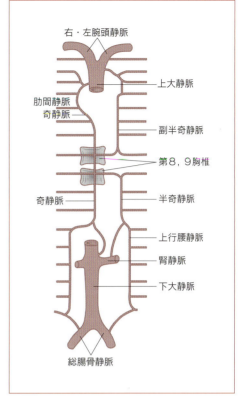

図5-25 奇静脈系

入する．下大静脈は，上腹部では肝臓の後方部に一部挟み込まれ，ここで2〜3本の短い肝静脈が流入する．その後，横隔膜の腱中心に開口する大静脈孔を通ってただちに右心房に流入する．

1）門脈（portal vein）（図5-26）

門脈は，胃に分布する胃静脈，十二指腸から横行結腸の右2/3までに分布する**上腸間膜静脈**，横行結腸の左1/3から直腸上部までに分布する**下腸間膜静脈**，脾臓からの**脾静脈**が流入する静脈をいう．門脈は，胃や腸などの器官内の毛細血管が集まって生じるが，肝臓で再び毛細血管となることから，毛細血管と毛細血管の間に介在する静脈であるということが特徴である．

肝臓には，門脈のほかにも総肝動脈の枝である固有肝動脈が分布する．門脈は，肝機能（栄養分の代謝調節，解毒，胆汁の生成など）を司る**機能血管**であるが，固有肝動脈は肝組織を養う**栄養血管**といえる．

門脈や固有肝動脈は，伴行しながら肝内で多くの枝に分枝後，肝小葉で合して毛細血管をつくったのち，中心静脈で再び集まって，最終的には右・中・左の3本の肝静脈となって下大静脈に注ぐ．

胃や腸管ならびに脾臓から肝臓に血液が流れるのは，次のような肝臓の機能と関係がある．

V 大循環（体循環）の静脈系

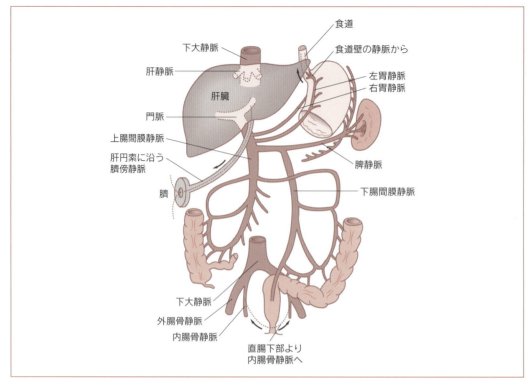

図5-26 門脈を構成する静脈系と側副循環路

①腸で吸収された栄養物質が肝臓に運ばれて，分解，貯蔵，解毒が行われる．
②膵臓で分泌されるホルモンによって肝臓での糖の貯蔵や分解が調節される．
③脾臓で破壊された赤血球の分解産物が，肝臓で胆汁として排泄される．

　肝硬変やがんなどの病変によって肝臓内の血流が妨げられると，肝臓に流入する門脈系の血液はうっ血を起こして門脈圧が亢進する．その結果，正常時には機能的な意味をもたない，**門脈系**と**体循環系**の静脈との間にある細い静脈の吻合が側副循環路となり，うっ血した門脈血を大静脈へ還流させる．①**胃と食道の間**，②**直腸下部**，③**臍傍静脈**（肝臓の下面と臍を結ぶ）と腹壁の皮静脈の間の3カ所が，代表的な門脈の側副循環路である．門脈圧が亢進した際には，これらの境界領域には静脈瘤が形成される．また，臍を中心とした前腹壁の放射状の皮静脈の怒張は「**メドゥーサの頭**」とよばれる．

2）骨盤内臓の静脈

　骨盤の主たる深静脈は，基本的に動脈に伴行しながら内腸骨静脈に注ぐ．骨盤内臓の静脈は動脈とは伴行せずに，各内臓周囲で静脈叢（**膀胱静脈叢，前立腺静脈叢，子宮静脈叢，直腸静脈叢**など）を形成し，たがいに連続して，内腸骨静脈または一部は門脈に流入することが知られる．

3）下肢の皮静脈（図5-27）

下肢の皮静脈には2本の主要な静脈がある．**大伏在静脈**は，足背のアーチ状の皮静脈である**足背静脈弓**から発して，内果の前を通り，下腿と大腿の内側面の皮下を上行し，**伏在裂孔**を通って大腿筋膜の下で大腿静脈に注ぐ．また，**小伏在静脈**は足背の外側部から外果の後ろを通って**膝窩静脈**に注ぐ．

下肢の深静脈は，動脈に伴行して大腿静脈に集まる．大腿静脈は鼠径靱帯の下を通って骨盤に入り，外腸骨静脈と名を変える．骨盤壁と骨盤内臓の血液は内腸骨静脈に集められる．外腸骨静脈と内腸骨静脈は合流し，総腸骨静脈となる．

Ⅵ リンパ系

1 リンパ系（図5-28）

全身の組織において，細胞と細胞の間は組織液に満ちている．**組織液**は，主として血液の液性成分が毛細血管から漏れ出したものである．組織の細胞は，組織液を介して物質交換を行う．組織液の多くは毛細血管に再び吸収され静脈へと流れるが，一部は再吸収されずに組織間に残る．その余分となった組織液を回収する脈管系をリンパ系といい，その中を流れる液を**リンパ**という．

リンパ系は，組織内の毛細リンパ管から始まり，徐々に合流して**リンパ管**になり，さらに合流を繰り返し，最後は太い**リンパ本幹**となって静脈に注ぐ．リンパ系には，分子量が大きい脂質や蛋白質など毛細血管壁を通りにくい物質や，がん細胞などが流入しやすい．

組織液が直接流れ込む**毛細リンパ管**は，先端が閉じられた盲端で，壁の構造は毛細血管によく似ており，単層扁平上皮と基底膜からなる．しかし，この基底膜の発達が悪いため，毛細リンパ管に組織が流入しやすい．太いリンパ管の構造は，静脈に似ている．

リンパ系には心臓のようなポンプがないので，多数の弁が短い間隔で存在し，リンパの逆流を防いでいる．

2 リンパ節（lymph node）（図5-29）

リンパ管のところどころにリンパ節があり，リンパ内に入り込んだ異物や細菌を捕獲し除去しようとする．リンパ節の多くはリンパ管の合流部にみられ，直径2～30 mm程度の球状またはソラマメ型をしている．リンパ節は**被膜**に包まれ，多くのリンパ管が出入りしている．リンパ節の表面からは多数の輸入リンパ管が入り，一側のくぼんだところであるリンパ節の門からは輸出リンパ管が出る．リンパ節の門には，リンパ節を栄養する細い動・静脈も出入りする．リンパ節の被膜からは内部に向かって多数のヒモ状の突起が出ており，これらが分岐しまた結合して網状をなす．

リンパ節の内部は，リンパ球の集まる**リンパ小節**と，**細網組織**の網目がつく

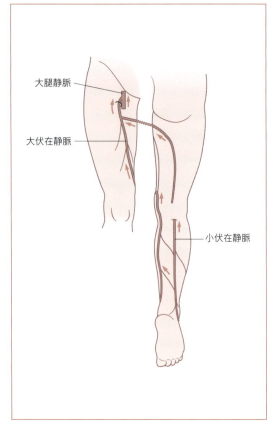
図5-27　下肢の皮静脈（伏在静脈）（右）

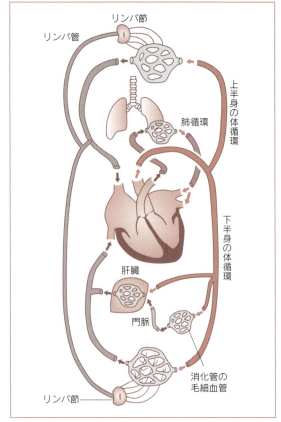
図5-28　リンパの略図

るリンパ洞からなる．被膜に近いリンパ節の皮質は，リンパ球が密に存在するリンパ小節があり，その中心は抗原刺激に応じてリンパ球を産生する中心として働く**胚中心**とよばれる．また，リンパ節の中心部は**髄質**とよばれ，リンパ球が密になっている**髄索**と，その周辺を取り巻く細網組織の間隙である髄洞からなる．リンパは輸入リンパ管からリンパ節に入り，髄洞や辺縁洞といったリンパ洞を通り抜け，輸出リンパ管に出る．その経過中に，細菌や異物は細網組織による濾過装置であるリンパ洞にひっかかり，リンパ球やマクロファージの攻撃を受ける．

　器官や臓器の各部には，一定の領域から走行してきたリンパ管が必ず経由し関所の役目を果たすリンパ節がある．このようなリンパ節を所属リンパ節といい，がんの診断や治療・手術等で重要となるため，各臓器の「**癌取扱い規約**」で定められている．

3　リンパ管（lymphatic vessel）

　リンパ管は，皮下にある**浅リンパ管**と，深部を走る**深リンパ管**に分けられる．浅リンパ管は皮静脈と伴行することが多く，深リンパ管の多くは深部の血管に伴行する．浅リンパ管と深リンパ管はさまざまなところでつながり，**リン**

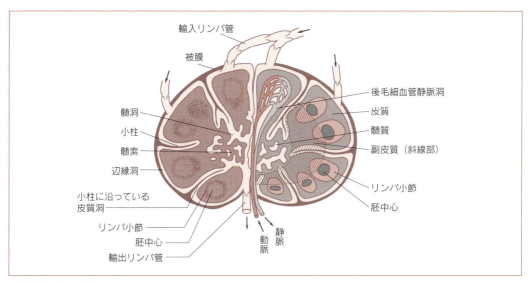

図 5-29 リンパ節

パ本幹に注ぐ.

1）リンパ本幹（図 5-30）

腹腔ならびに骨盤内臓器のリンパと下肢のリンパは鼠径リンパ節に集まり，腰リンパ本幹を形成する．

小腸の絨毛の芯には**中心乳び腔（中心リンパ管）**という毛細リンパ管が盲端をなす．毛細リンパ管から吸収された脂肪を含んだリンパは牛乳のように白濁し，このようなリンパ液を乳びという．腸管からのリンパ管は，腸間膜を通って腸リンパ本幹に注ぐ．小腸のほか，大腸，肝臓，膵臓，脾臓などのリンパも腸リンパ本幹に流入する．そして，横隔膜の大動脈裂孔付近で**腸リンパ本幹**と**腰リンパ本幹**が合流して，大動脈の後方に**乳び槽**という袋状の膨らみをつくる．

乳び槽は，胸椎の前を上行する胸管という太いリンパ本幹に移行する．左胸部の内臓のリンパは，左気管支縦隔リンパ本幹から胸管に注ぐ．胸管はさらに胸郭上口を抜けて，左の静脈角（左内頸静脈と左鎖骨下静脈の合流部）に注ぐ．左鎖骨上窩に存在するリンパ節は，胸管が左静脈角に注ぐときに介在する最終リンパ節であり，**ウィルヒョウのリンパ節**とよばれる．

左の頭頸部のリンパ管が集まって，左内頸静脈に伴行する左頸リンパ本幹となる．左上肢および左胸壁のリンパは左鎖骨下リンパ本幹に注ぐ．左静脈角付近で胸管には，頭頸部の左側半部のリンパを集めた**左頸リンパ本幹**と，左上肢および左乳房のリンパを集めた**左鎖骨下リンパ本幹**が注ぐ．

右胸部の内臓のリンパは，**右気管支縦隔リンパ本幹**に注ぐ．右の頭頸部のリンパ管が集まって，右内頸静脈に伴行する**右頸リンパ本幹**となる．右上肢および右の胸壁のリンパは**右鎖骨下リンパ本幹**に注ぐ．これらのリンパ本幹は合

> **リンパ浮腫（乳がん術後，象皮症）**
> リンパ浮腫とは，フィラリアや，手術でリンパ節を取り除いた後に，リンパ管の流れが悪くなって生じる浮腫のことである．フィラリアでは鼠径部のリンパ管が閉塞して，下腿の浮腫や陰嚢の水腫が引き起こされる（象皮症）．乳がんの手術で腋窩リンパ節を取り除いてリンパ管が閉塞すると，腕に浮腫が生じる．

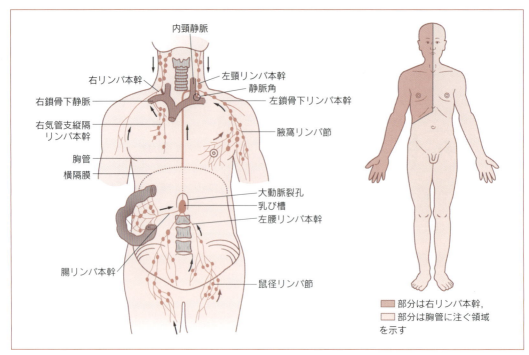

図 5-30　全身のリンパ系

流して右リンパ本幹を構成し，右の静脈角（右内頸静脈と右鎖骨下静脈の合流部）に注ぎ込む．

　左右の静脈角に注いだリンパは，静脈を流れる血液とともに心臓に戻る．

2）体幹のリンパ

　胸壁の皮下ならびに浅胸筋からのリンパは，**腋窩リンパ節**に注ぐ．深層のリンパは内胸動脈ならびに肋間動脈に沿うリンパ節，横隔膜上面のリンパ節を介して，右側は縦隔リンパ節，左側は胸管に流入する．乳房のリンパは，腋窩リンパ節，**胸骨傍リンパ節**および**肋間リンパ節**と連絡する．

　臍より上方の腹壁の浅層のリンパは**腋窩リンパ節**に流入する．一方，臍より下方の腹壁の浅層のリンパは，鼠径靱帯を越えて大腿三角の**鼠径リンパ節**に流入する．臍より上方の腹壁深層のリンパは**胸骨傍リンパ節**へ，臍より下方の腹壁，深層のリンパは**腰リンパ節**ならびに**外腸骨リンパ節**に流入する．

　会陰の浅層のリンパは**鼠径リンパ節**に流入する．一方，会陰の深層のリンパは，骨盤腔内の**内腸骨リンパ節**に至る．

　背部の浅層のリンパのうち上半部は**腋窩リンパ節**に，下半部は**鼠径リンパ節**に流入する．また，背部の深層のリンパは胸腔の**縦隔リンパ節**ならびに腹腔の腰リンパ節に至る．

3）上肢のリンパ

上肢のリンパは，主として皮静脈に沿って腋窩へ向かって流れる．ここには乳腺など胸壁のリンパも集まるため，腋窩は上肢と胸壁のリンパの一大集積地となる．**腋窩リンパ節**は**鎖骨下リンパ本幹**を経て，鎖骨下静脈と内頸静脈の合流部（静脈角）に向かう．

4）下肢のリンパ

下肢のリンパは，足の末端から下肢の基部すなわち大腿三角に向かう．ここには外陰部および下腹壁浅層のリンパも流入する．よって，大腿三角の**鼠径リンパ節**は，下肢および外陰部のリンパの集積地となる．

鼠径リンパ節の深部つまり**深鼠径リンパ節**に集まったリンパは，大腿輪を通って**外腸骨リンパ節**に流れた後，**総腸骨リンパ節**に注ぐ．また，骨盤内臓からのリンパは，**内腸骨リンパ節**から**総腸骨リンパ節**に至る．さらに，総腸骨リンパ節から**腰リンパ節**に注ぎ，**腰リンパ本幹**を経て**乳び槽**に集まる．

5）頭頸部のリンパ

頭部浅層のリンパは，ほぼ外頸動脈の枝に沿って**顎下リンパ節**と**浅頸リンパ節**に至る．そしてさらに，内頸静脈に沿う**深頸リンパ節**を経て，**頸リンパ本幹**へ流入する．

4　リンパ性器官

リンパ節や**リンパ小節**，さらに**扁桃**，**胸腺**や**脾臓**などをまとめてリンパ性器官という．リンパ性器官は，単に局所的な生体の防御反応に関与するだけでなく，リンパ球を産生したり，抗体そのものを産生して血液中に送るという点で全身的な防御器官でもある．このうち，リンパ球を産生し，免疫担当細胞となるための分化・成熟に関与するものを一次性リンパ性器官といい，胎生期の肝臓，出生前と生後の骨髄ならびに胸腺が含まれる．一方，成熟した免疫担当細胞が外来性の抗原と接触して免疫応答を起こすものを**二次性リンパ性器官**といい，**リンパ節**や**脾臓**，**扁桃**，**パイエル板**，**虫垂**などが含まれる．

リンパ小節は，臓器の内部組織として，リンパ球が密に集合して小結節をなしたもので，さまざまなところにみられる．リンパ小節は，リンパ節に似た構造をもつが，輸出・輸入リンパ管をもたないものをいう．よって，リンパ節や脾臓の中だけではなく，消化管の粘膜下にも数多く存在する．それがとくに発達したのが扁桃と，小腸の集合リンパ小節（パイエル板）である．

扁桃（図5-31）は，鼻腔，口腔，舌の後方部の粘膜にできた重層扁平上皮の粘膜をもつ隆起である．この隆起した扁桃の表面には，**陰窩**という粘膜の陥入が散在し，その粘膜下に多数のリンパ小節が並んでいる．**咽頭扁桃**，**耳管扁桃**，**口蓋扁桃**，**舌扁桃**の各扁桃は，咽頭内腔を取り囲むように輪状に配列して，**ワルダイエル咽頭輪**とよばれる一連の扁桃群をつくり，口や鼻から侵入し

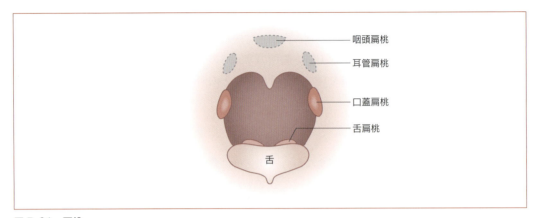

図 5-31　扁桃

やすい細菌などに対応する．
　小腸の粘膜には，ゴマ粒大のリンパ小節が多数みられる．そのうち，回腸の肛門側でリンパ小節が多数集合し，2〜4 cm の楕円形の隆起をつくったものを集合リンパ小節（パイエル板）という．

5　胸腺（thymus）（図 5-32）

　胸腺は，胸骨背面に位置する左右両葉よりなる 1 対の器官である．胸腺は，胎児期から乳幼児期にかけて発達し，思春期で最大となって心臓の前方をおおうまでになる．しかし，その後退縮し，成人では実質が島状に散在するだけで，ほとんどが脂肪組織で置き換えられてしまう．
　胸腺を包む結合組織性の被膜の続きによって，実質は多数の小葉に分けられる．胸腺内部は上皮性細胞が細網細胞となって網状をなし，その網目の間をリンパ球が埋めている．多数のリンパ球が密集している表層の皮質と，細胞の密度が低い中心部の髄質が区別される．皮質には**大食細胞（マクロファージ）**が多数みられ，髄質には上皮性細胞が同心円状に集まった**ハッサル小体**がみられる．
　骨髄などの造血幹細胞に由来するリンパ球は，胸腺内で成熟して細胞性免疫に関係する細胞となるべく分化し，再び胸腺を出て全身に分布する．このような胸腺由来のリンパ球を **T リンパ球（T 細胞）** という．

T リンパ球
T リンパ球は胸腺「thymus」の T に由来する言葉である．

6　脾臓（spleen）（図 5-33）

　脾臓は，腹腔の左上部に位置する暗赤色の器官である．上縁には数個の切痕が認められ，多量の血液を含んだ実質器官である．脾臓は，柔らかいためにその形は周囲の臓器の状態によって変わるが，内側面は凹んでおり，血管や神経が出入りする脾門がある．
　脾臓は，表面を腹膜の続きである漿膜におおわれている．その内側には強い弾性線維や平滑筋組織を含む結合組織の被膜があって，脾臓全体を包んでい

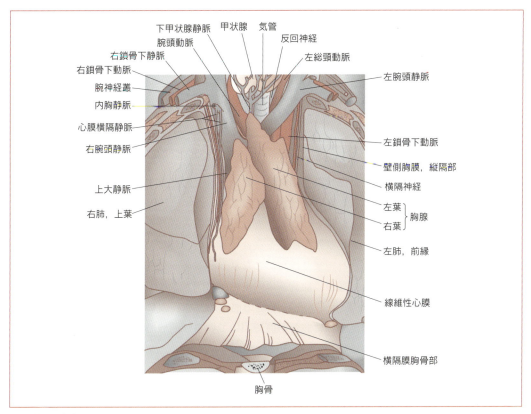

図 5-32　胸腺

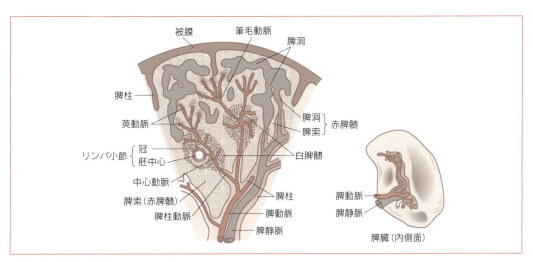

図 5-33　脾臓の構造

る．線維膜の内面から，脾臓の実質内に**脾柱**という結合組織性の突起を出す．脾臓の実質は**脾髄**といい，細網組織で構成されている．脾髄はさらに**白脾髄**と**赤脾髄**とに分けられる．

　白脾髄は肉眼的に白色にみえる部分で，リンパ球が集まったリンパ小節から

なる．ここでリンパ球（**Bリンパ球**または**B細胞**）が産生され，生体防御の一環をなす．白脾髄の中心を，脾動脈の枝である中心動脈が貫いている．

　赤脾髄は，肉眼的に赤色にみえる部分で，多くの血管を含む．赤脾髄は，脾臓の実質の80〜90%を占める．赤脾髄には**脾洞**(ひどう)とよばれる特殊な毛細血管と，その間に細網組織による海綿状の**脾索**(ひさく)があり，多量の血液が充満している．脾索の中には大食細胞が存在し，細菌や異物の処理や老化した赤血球の貪食(どんしょく)が行われる．

　白脾髄を貫いた中心動脈は，赤脾髄に出ると筆の穂先のように分かれて**筆毛動脈**(ひつもうどうみゃく)という小動脈に分かれ，さらに**莢動脈**(さやどうみゃく)（莢毛細血管）に分かれて血流の調節や異物の処理が行われる．そして脾洞ならびに脾索に開口する．脾索に放出された血液は，迷路のようになった脾索の中をゆっくり流れ，脾洞に入る．その間に赤脾髄に散在する大食細胞が，老化した赤血球を貪食する．壊された赤血球の血色素（ヘモグロビン）は分解されてビリルビンとなり，門脈を通じて肝臓に運ばれ，胆汁の中に排泄される．通常，血管系は内皮の壁で閉ざされて血液と組織が隔てられている（**閉鎖循環**）．しかし，全身の血管のうち脾索に莢動脈の末端が開口するところだけは，組織に血管が直接開いている（**開放循環**）．

第6章 消化器系

I 総論

1 消化器系の構成（図6-1）

　消化器系は，口から取り入れた飲食物を咀嚼，嚥下し，食道から胃や腸に送って，消化・吸収を行ったのち，肛門から便として排泄する器官のことである．口腔，咽頭，食道，胃，小腸（十二指腸，空腸，回腸），大腸（盲腸，上行結腸，横行結腸，下行結腸，S状結腸，直腸），肛門のように飲食物を輸送する**消化管**と，唾液腺，肝臓，膵臓のように消化液を分泌する**消化腺**からなる．

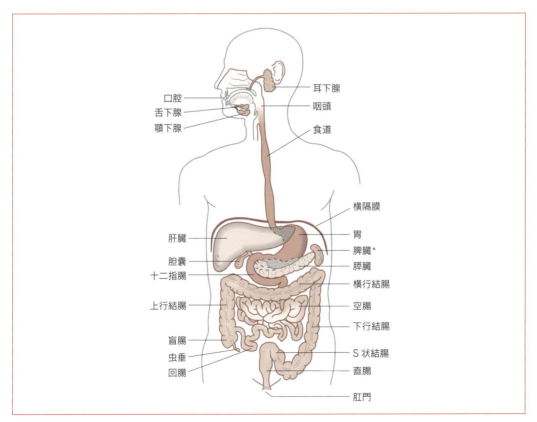

図6-1　消化器系器官
＊脾臓は消化器系ではなく循環器系である．

I 総論　119

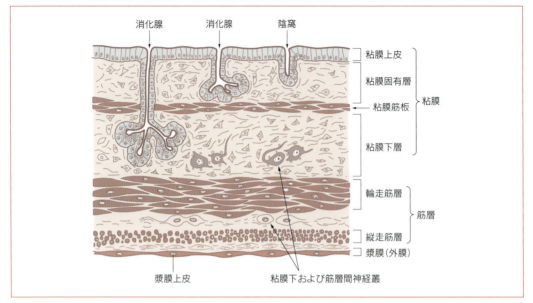

図6-2 消化管の構成

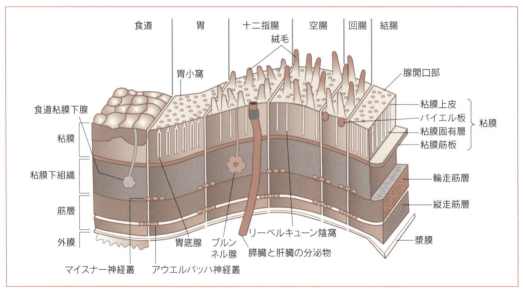

図6-3 消化管の組織構造

2 消化管の組織構造（図6-2, -3）

1）粘膜

消化管の内面は，すべて粘液性の分泌物が広がる粘膜によっておおわれている．特に小腸において，**輪状ヒダ**，**絨毛**そして**微絨毛**という構造により，消化と吸収の効率性を高めるために表面積を増やしている．

(1) 粘膜上皮

消化管の内面をおおう上皮組織の層のことである．粘膜上皮のうち，機械

的な刺激の強い口腔，食道，直腸下端部は**重層扁平上皮**でできている．主に分泌や吸収を行う胃や腸は**単層円柱上皮**でできている．

(2) 粘膜固有層

粘膜上皮の下にある薄い層で，結合組織の密な層である．粘膜固有層には血管網が形成される．また，リンパ管も豊富にみられるとともに，**リンパ小節**が発達している（**孤立リンパ小節**）．粘膜上皮が陥入して形成される小さな腺は，一般に粘膜固有層に存在する．

(3) 粘膜筋板

薄い平滑筋の層からなり，粘膜固有層と粘膜下層の境界となっている．口腔から咽頭中部は粘膜筋板を欠く．平滑筋でできているため，粘膜は運動性をもつ．

(4) 粘膜下層

疎性結合組織よりなる血管や神経の豊富な層である．**マイスナー神経叢**とよばれる粘膜下神経叢が存在し，粘膜の運動にかかわる．粘膜下層に位置する腺もあり，食道には食道腺が，十二指腸には十二指腸腺（ブルンネル腺）という粘膜下腺がみられる．

(5) 腺

腺は，必要な物質を分泌するために分化した細胞の集団のことである．粘膜には，上皮組織が粘膜上皮内に陥入することによって形成される多くの腺があり，分泌物を粘膜表面に分泌している．消化管の粘膜上皮には**杯細胞**という粘液を出す細胞が散在する．消化管の壁内に含まれる腺のほかに，**唾液腺（耳下腺，顎下腺，舌下腺），肝臓，膵臓**などのように，胎生期に上皮が消化管外に出て形成されたものもある．

2）筋層

粘膜下層の下には筋層がみられる．口腔から食道上部までは**横紋筋**で，食道下部から肛門までは平滑筋でつくられている．食道下部以下の消化管の多くは2層の平滑筋よりなり，内層は**輪走筋**，外層は**縦走筋**からなる．胃は特徴的に3層構造をなす．内・外2層の筋層間には**アウエルバッハ神経叢**とよばれる**筋層間神経叢**があり，**蠕動運動，分節運動，振り子運動**など消化管の運動にかかわる．

3）漿膜または外膜

腹腔の中に存在する消化器官の最外層は，中胚葉に由来する**単層扁平上皮（中皮）**よりなる漿膜に包まれている．漿膜は，漿液を分泌する細胞層でできており，これに包まれた器官は滑らかに動くことができる．食道や下部直腸では漿膜が存在せず，これらの消化管の筋層の外側部分は**外膜**という疎性結合組織の層がおおう．

蠕動運動，分節運動，振り子運動

蠕動運動は，消化管の収縮輪（くびれ）が，口側から肛門側へと伝わっていく運動である．食物が大腸の方に次第に押し出されていく運動のことで，消化管の輪走筋と縦走筋の作用による．

分節運動は，消化管にある間隔をおいて収縮輪が生じ，消化管がいくつかの分節に分かれ，それによって食物が混和される運動のことで，消化管の輪走筋の作用による．

振り子運動は，消化管が長軸方向に沿って収縮し，それによって食物の混和と輸送が行われる運動のことで，消化管の縦走筋の作用による．

II 各論

1 口腔 (oral cavity)（図6-4）

　口腔は，上唇と下唇の間に開く空間で，後方で咽頭に続く．口腔は，上下の歯列弓の前方の口腔前庭と，後方の固有口腔に分けられる．つまり，口腔前庭は，口唇および頬の粘膜，歯列弓によって囲まれる領域である．固有口腔の天井は口蓋であり，鼻腔との境界をなす．固有口腔の床は口腔底とよばれ，味覚器でもある舌がその大部分を占める．口腔と咽頭の境界を口峡という．口腔の粘膜は重層扁平上皮でおおわれており，温度や摩擦などに耐えられるようになっている．

　口腔は飲食物が通り咀嚼が行われるとともに，発声の補助器官として働く．

1）口唇 (lip)

　口唇は，上唇と下唇からなり，その裂け目である口裂の外側の端を口角という．口唇は乳を吸うためのもので，哺乳類だけにみられる．口唇の表面は皮膚で，中は横紋筋であり，内面は重層扁平上皮による粘膜でおおわれている．口唇の表皮の角化の程度は低く，表皮にはメラニン色素が少ない．その下の毛細血管の血液が透けるため赤くみえる．

　上唇の正中部には人中という垂直方向に走る浅い溝がある．この溝の境界は，胎児期の鼻隆起と左右の上顎突起が癒合することによってできたもので，癒合が十分でないときには口唇裂が起こる．

2）歯 (tooth)

(1) 歯の構造（図6-5）

　上顎骨の歯槽突起と下顎骨の歯槽部に歯がはまりこみ歯列弓をつくり，口腔前庭と固有口腔の境をなす．これらの歯槽骨の部分は，口腔粘膜の続きである歯肉と歯槽粘膜におおわれる．歯肉から外に露出した部分を歯冠，歯肉に埋まった部分を歯根といい，歯根と歯冠の移行部を歯頸という．

　歯は，エナメル質，象牙質，セメント質，歯髄からなる硬組織である．歯の支柱をなす部分を象牙質といい，その内部には歯髄腔があり歯髄という柔らかい結合組織が入っている．歯髄腔は歯根で細い歯根管となり，歯根の先端に開口し，歯髄に達する血管や神経が入る．

　歯冠部は最も硬い組織である厚いエナメル質でおおわれている．歯根部の象牙質はセメント質という特殊な硬組織の薄い層におおわれ，歯槽とセメント質の間には歯根膜という強靭な線維性の結合組織があって，歯と歯槽を結合している．歯根膜と付近の歯肉，セメント質，歯槽骨をまとめて歯周組織という．

(2) 乳歯と成人の歯（永久歯）（図6-6）

　歯は生涯に1度だけ生え変わる．生後7カ月頃から生えるものを乳歯といい，生後2〜3年で生えそろう．乳歯は，一側の上下にそれぞれ切歯が2本，

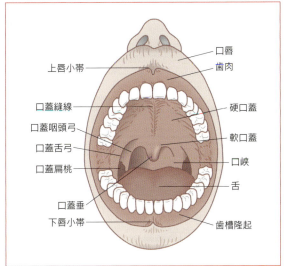

図6-4 口腔

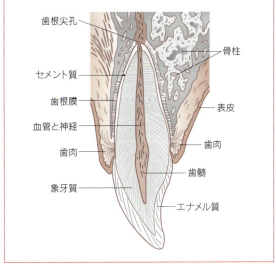

図6-5 歯と歯槽部（断面）

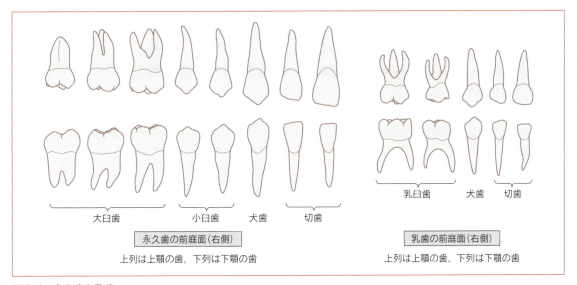

図6-6 永久歯と乳歯

犬歯が1本，臼歯が2本の計5本からなる．

　7歳頃から永久歯に入れ替わる．永久歯は一側の上下にそれぞれ切歯が2本，犬歯が1本，小臼歯が2本，大臼歯が3本の計8本からなる．上顎で16本，下顎で16本，計32本である．永久歯のうち，大臼歯は乳歯の臼歯の後方に萌出するため，顎が前方に伸長して大臼歯のためのスペースをつくる．第3大臼歯は萌出するのが遅いため，智歯または親不知（親知らず）ともいわれる．智歯が生涯生えない人も少なくない．

　切歯の歯冠はノミ状の四角形であり，歯根は円錐形である．犬歯の歯冠は牙状で，歯根は長く円錐形である．小臼歯の歯冠には頬側と舌側に2つの咬頭

をもつ．大臼歯は最も大型であり，歯冠の咬合面には十字形の溝があり，4～5つの高まりがつくられる．大臼歯の歯根は2～3本に分岐する．

3）口蓋（palate）

口蓋は口腔の天井をなし，鼻腔と口腔を隔てている．口蓋の前方2/3は上顎骨と口蓋骨による骨性の支えをもつ**硬口蓋**，後方1/3は横紋筋とそれをおおう粘膜とでできた**軟口蓋**である．これらの表面は，重層扁平上皮による粘膜でおおわれている．軟口蓋の後部を**口蓋帆**とよび，口腔と咽頭の境界である口峡の上壁および側壁をつくっている．軟口蓋の後縁中央部は下方に突出し，この部分を**口蓋垂**とよぶ．

口蓋垂の両わきには，アーチ状の粘膜のヒダである**口蓋舌弓**と**口蓋咽頭弓**がみられる．これらは，いずれも軟口蓋の後縁を走る**口蓋舌筋**ならびに**口蓋咽頭筋**という横紋筋によりつくられる．これらの2つの粘膜のヒダの間のくぼみに，**口蓋扁桃**というリンパ組織がみられる．

扁桃は，組織学的には粘膜が落ち込んだところにリンパ小節が配列しているという構造をもつ．つまり，外界の抗原や細菌などに直接触れることによって生体を防御する仕組みである．扁桃には，口蓋扁桃のほかに**舌扁桃**，**咽頭扁桃**，**耳管扁桃**があり，これらは口峡を取り囲むように位置する．これを**扁桃輪（ワルダイエル咽頭輪）**とよぶ．

4）舌（tongue）（図6-7）

舌は口腔ならびに口腔底のほとんどを占める，表面が粘膜でおおわれている横紋筋性の筋塊である．この筋塊が動くことによって，咀嚼，嚥下，発声が行われる．また，この舌の表面をおおう粘膜により，味覚器としての機能をもつ．

舌は，前部より**舌尖**，**舌体**，**舌根**に区分され，上面を**舌背**という．舌の先の方の部分を舌尖といい，その後方で舌の大部分を占める舌体に続く．舌尖と舌体の間には明確な境界はない．舌の後方1/3を舌根といい，**分界溝**というV字形の溝により舌体との境界をなす．

舌背の粘膜には無数の突起があり，この突起を**舌乳頭**とよぶ．舌乳頭は**糸状乳頭**，**茸状乳頭**，**葉状乳頭**，**有郭乳頭**の4種が区別される．

① 糸状乳頭：舌背に多数あり，この乳頭の先端の上皮が角化しているため，舌全体が白っぽくみえる．糸状乳頭は舌の触覚に関与する．全体としてざらざらしているため，物をなめとるときに役立つ．
② 茸状乳頭：糸状乳頭の間に散在する直径1mm程度の丸い隆起である．この上皮は角化しないため，赤味を帯びている．
③ 葉状乳頭：舌体の後部側面にある数本の縦に走る粘膜のヒダである．ヒトでは発達が悪い．
④ 有郭乳頭：分界溝の前に沿って1列に並ぶ8～12個の大きな乳頭である．個々の乳頭の周りは深い溝で囲まれている．

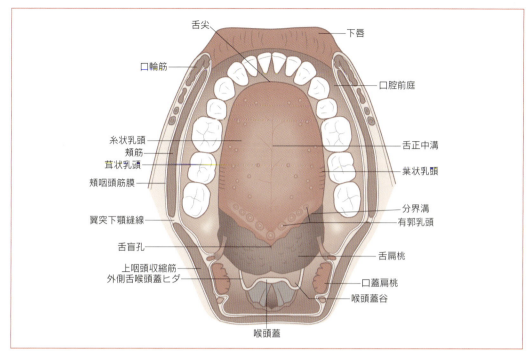

図6-7 舌

　茸状乳頭，葉状乳頭，有郭乳頭には味覚の受容装置である**味蕾**が存在する．味蕾は**味孔**という小さな孔で口腔とつながり，味孔より入った味物質が味細胞を刺激し，味覚を感じる．

　味覚を伝える神経は，舌の前方2/3が顔面神経の**鼓索神経**であり，舌の後方1/3は**舌咽神経**である．また，舌の一般感覚を伝える神経は，舌の前方2/3が下顎神経（三叉神経）の**舌神経**であり，舌の後方1/3は**舌咽神経**である．

　分界溝より後ろの舌根部の粘膜には舌乳頭はなく，多数のイボ状の隆起がみられる．この隆起は，**舌扁桃**というリンパ性組織による．

　舌の実質は，**内舌筋**という縦・横・上下方向に交錯して走る横紋筋線維束よりなり，それぞれ**垂直舌筋**，**横舌筋**，**縦舌筋**という．また，**外舌筋**と総称される横紋筋が舌骨，下顎骨のオトガイの後面，側頭骨の茎状突起から起始する．それぞれ舌骨舌筋，オトガイ舌筋，茎突舌筋といい，舌の中に放散する．内舌筋の役割は舌の形を変えることであり，外舌筋の役割は舌の大きな運動である．これらの舌筋は，**舌下神経**に支配される．

5）唾液腺（図6-8）

　口腔には，唾液を分泌する3つの大きな唾液腺と，多数の小唾液腺がみられる．唾液腺は，分泌するものの性状によって分類される．さらさらした漿液性の唾液を出すものを**漿液腺**，ねばねばした粘液性の唾液を出すものを**粘液腺**，両者が混じっているものを**混合腺**とよぶ．

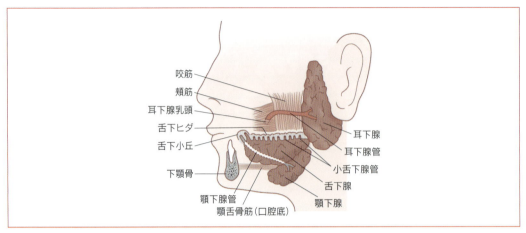

図6-8 大唾液腺の位置と開口部

　耳下腺は，外耳道の前方にある最大の唾液腺で，漿液腺である．**耳下腺管**は，耳下腺の前上部より出て横走し，上顎の第2大臼歯に面するところで頰粘膜を貫いて口腔前庭の**耳下腺乳頭**に開口する．

　顎下腺は口腔底の下面の皮下に，舌下腺は口腔底上面の粘膜下に位置する．ともに混合腺である．両腺の導管は舌下面にある**舌下小丘**に開口する．舌下腺の一部は，舌の下面の**舌下ヒダ**に多数の小管として開口する．

　これらの3つの大唾液腺のほかに，口腔の壁には**口唇腺**（口唇の粘膜下），**舌腺**（舌根部），**頰腺**（頰の粘膜下），**口蓋腺**（口蓋の粘膜下）などの**小唾液腺**が多数散在している．多くは粘液腺である．

2　咽頭 (pharynx)

　咽頭は，上方は頭蓋底に，後方は頸椎および深頸筋に接する．前方は鼻腔と口腔に続き，下方は喉頭と食道に続く．側方は総頸動脈，内頸静脈に接している．鼻腔から吸い込まれる空気の通路と，口腔から入る飲食物の通路とが交叉する腔所である．

　咽頭壁の筋層は横紋筋でできている．しかし，嚥下時（飲食物を飲み込むとき）には，咽頭の運動は複雑な反射運動によって行われるため，ほとんど意志の支配を受けない．咽頭の筋層は，舌咽神経と迷走神経に支配される．

　鼻腔に続く咽頭鼻部の粘膜上皮は**線毛上皮**であるが，それ以外の部分は**重層扁平上皮**でおおわれる．

　咽頭は，鼻部，口部，喉頭部の3部に分けられる．

①**咽頭鼻部（上咽頭）**：鼻腔と後鼻孔で連絡するところである．左右の側壁には鼓室に通じる耳管の開口部がある．耳管は通常は閉じられているが，物を飲み込むときなどにこの管が開き，鼓室内の気圧と外気圧の違いが調整される．咽頭鼻部の上壁の粘膜には**咽頭扁桃**というリンパ組織がある．

②**咽頭口部（中咽頭）**：口腔と口峡で連絡するところである．

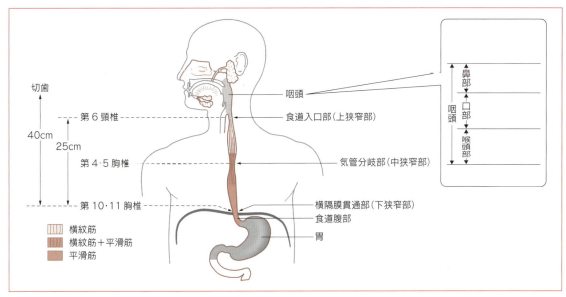

図6-9 食道の全景（筋と狭窄部）

③**咽頭喉頭部（下咽頭）**：前壁から喉頭が起こるところである．

3　食道（esophagus）（図6-9）

咽頭の下端から胃の噴門まで連続する長さ約25cmの管状の器官である．食道は，上端から下端までの間に，**食道入口部，気管分岐部，横隔膜貫通部**の3カ所に**生理的狭窄部**をもつ．また，心臓の後方を通過するときには，左心房と接する．横隔膜の**食道裂孔**を貫いた後の胃に連続するまでの部分を，**食道腹部**とよぶ．

食道の粘膜上皮は**重層扁平上皮**で，粘膜下層に粘液腺である**固有食道腺**がみられる（写真6-1）．食道の筋層は，上方1/3が横紋筋，中1/3が横紋筋と平滑筋の両方，下方1/3が平滑筋からなる．食道の筋層が**蠕動運動**することにより食物が送られるので，横臥した状態でも食物は胃に送り込まれる．食道の最外層は，結合組織による外膜によって包まれる．

4　胃（stomach）（図6-10）

食道が横隔膜を貫いた後に続く袋状の器官で，腹壁，肝臓，横隔膜，脾臓，膵臓，横行結腸などと接する．満腹時には，胃の容積は1〜1.5Lにもなる．

食道と胃の境界を**噴門**とよぶ．噴門を入ると，胃は横隔膜の下面に沿って大きく左に膨れてドーム状をなす．この噴門の左上方に膨らんだ部分を**胃底**という．胃が下方で十二指腸に続く部分を**幽門**という．幽門の手前の管状の部分は**幽門洞**とよばれる．幽門洞を除く，胃の中央部の広い部分を**胃体**という．弯曲する胃の右上縁を**小弯**，左下縁を**大弯**という．

胃の筋層は平滑筋よりなり，他の消化管のような内層の**輪走筋**と外層の**縦走**

> **ヘリコバクター・ピロリ**
> ヘリコはらせんを意味する．ピロリとは胃の出口に近い十二指腸につながる部分（幽門部）のことである．ヒトの胃に生息するらせん型のグラム陰性桿菌で，強酸性の胃で生存できるのは，アンモニアを産生し局所的に胃酸を中和することによる．慢性胃炎，胃潰瘍や胃がんの原因の一つと考えられており，除菌治療が推奨されている．

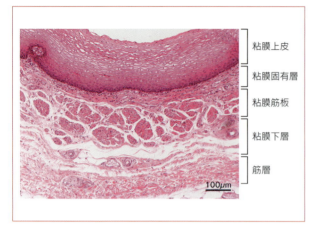

写真6-1 食道の組織（H-E染色）

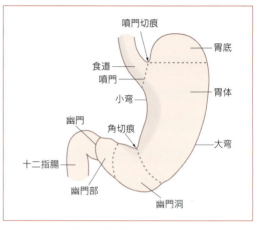

図6-10 胃の区分と解剖学的名称

筋のほかに，最内層に**斜走筋**がみられる．この斜走筋の発達はあまりよくなく，胃体の途中で終わる．幽門では輪走筋が特に発達して肥厚し，**幽門括約筋**となる．

胃粘膜の内面には多数の**粘膜ヒダ**がみられる．ヒダは主として縦に走るが，互いに連絡し，複雑に錯綜するようになっている．このヒダは，小弯と幽門洞では互いに並行して走っており，食物の主要な通路をなす．胃が内容物によって膨れると，胃の粘膜ヒダは平坦になる．

胃の前後面は**腹膜**でおおわれる．胃の前後をおおう腹膜が小弯側で合わさって**小網**となり，肝臓に達する．また，大弯側でも胃の前後2枚の腹膜は合わさって**大網**となる．この大網は，腹部の内臓の前面に垂れ下がり，折れ返って横行結腸に付着し，さらに後腹壁に終わる．このように，胃は間膜によって肝臓の下面や後腹壁につながれているが，後面は**網嚢**という空間になっている．そのため，胃はかなり移動性に富む器官であると同時に，膨らみやすい．

胃の粘膜上皮は**単層円柱上皮**で，無数の**胃腺**が存在する（**写真6-2**）．粘膜の表面には，胃腺の開口部である**胃小窩**というくぼみが無数にみられる．胃腺には噴門にある**噴門腺**，胃の大部分に分布する**胃底腺**，幽門部のみある**幽門腺**がある．噴門腺は粘液を分泌する．胃底腺は長い管状の腺で，**主細胞**（ペプシノゲンを分泌する細胞），**壁細胞**（塩酸を分泌する細胞），**副細胞**（粘液を分泌する細胞）よりなる．幽門腺は粘液を分泌するが，開口部付近には**G細胞**とよばれる内分泌細胞が散在し，胃液の分泌を促進する**ガストリン**というホルモンを分泌する．

5　小腸（small intestine）

1）小腸の構造（図6-11, -12）

小腸は胃に続く長さ6〜7m，太さが3〜5cmの管状器官で，右下腹部で大腸に移行する．小腸は**十二指腸**，**空腸**，**回腸**の3部に分けられる．十二指腸

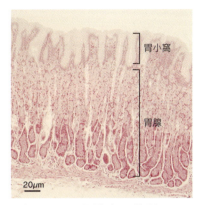

写真 6-2　胃の組織（H-E 染色）

は腹腔後壁に癒着して固定されているが，空腸と回腸は**腸間膜**をもち移動性に富む．

小腸の筋層は，内層の**輪走筋**と外層の**縦走筋**の 2 層の平滑筋からなり，**蠕動運動**，**分節運動**などにより内容物は混じりながら大腸に移送される．一般に，筋層は回腸よりも空腸のほうが発達がよい．

小腸の内面には，内腔に輪状に突出する多くの**輪状ヒダ**がある．輪状ヒダは十二指腸では下方に行くほど増加し，空腸上部で最も発達し，回腸ではヒダは小さく不規則となり，回腸の末端では消失する．これを拡大してみると，絨毛という突起が密生している．粘膜上皮は**単層円柱上皮**で，さらに拡大すると，上皮細胞の表面には無数の円柱状の**微絨毛**が生えている．これにより小腸が栄養を吸収しうる表面積は非常に大きくなっている．

腸絨毛と腸絨毛との間に小さな孔が開いており，これは**陰窩**といわれる管状の**腸腺**の開口部である．陰窩の内面も絨毛の表面と同様に，単層円柱上皮でおおわれているが，絨毛の上皮細胞が栄養物を吸収するのに対し，陰窩の上皮細胞は，**腸液**を分泌する外分泌細胞である．腸腺には**杯細胞**が点在し，粘液を分泌する．陰窩の最下部には**パネート細胞**があり，腸管の細菌群をコントロールする重要な役割を果たしている．

腸絨毛では，**中心リンパ管**という 1 本の**毛細リンパ管**が走り，その周囲を網状に毛細血管が取り囲む．脂肪の分解産物はリンパ管に吸収され，粘膜上皮から吸収された糖と蛋白質の分解産物は，毛細血管を経て肝臓に運ばれる．

2）十二指腸（duodenum）（写真 6-3）

十二指腸は，幽門に続く C 字形の腸で，指を横に 12 本並べた長さに相当するため，十二指腸という名がつけられた．C 字形の弯曲により，膵臓の頭部（膵頭）を囲んでいる．十二指腸は後腹壁に固定されており，そこから前方に曲がって空腸に移行する．

十二指腸の粘膜は，多数の輪状ヒダがみられる．粘膜下には**十二指腸腺（ブルンネル腺）**があり，粘液に富んだアルカリ性の分泌物を産生して酸性の胃液

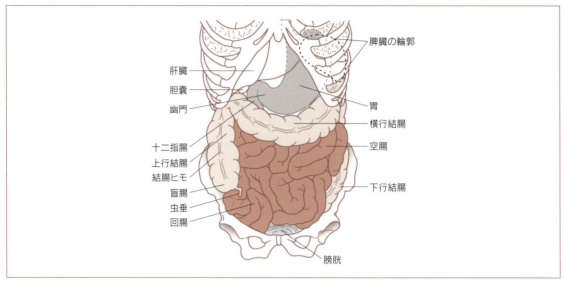

図 6-11　小腸の全景

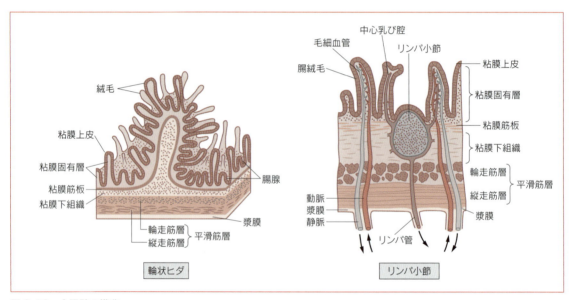

図 6-12　小腸壁の構造

を中和し，十二指腸の粘膜を保護する．

　十二指腸の中程の左側の壁には，大小の粘膜の縦ヒダがあり，**副膵管**が開口する**小十二指腸乳頭**と，**総胆管**と**主膵管**が開口する**大十二指腸乳頭**（ファーター乳頭）がみられる．主膵管と副膵管は膵臓から**膵液**を運び，総胆管は肝臓から**胆汁**を運ぶ．大十二指腸乳頭は，**オッディ括約筋**とよばれる輪状の平滑筋が取り囲み，膵液および胆汁の流れを調節している．

　十二指腸の上皮細胞には内分泌細胞が散在し，数種のホルモンを放出する．**セクレチン**は膵臓から水と重炭酸塩分泌を促し，**コレシストキニン**は胆嚢を収

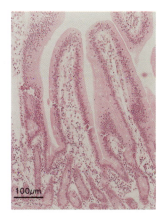
写真6-3 十二指腸の組織（H-E染色）

縮させ胆汁を分泌させる．また，膵臓からの消化酵素の分泌を促す．

3）空腸（jejunum）と回腸（ileum）

空腸は十二指腸に続く．空腸と回腸の境界は明らかではなく，両者の全長の2/5が空腸で，残り3/5が回腸とされる．空腸は，内容物が速やかに輸送され，内腔が空であることが多いため，その名がつけられている．空腸と回腸はいずれも腹膜におおわれ，腸間膜をもつ．腸間膜は空腸と回腸を後腹壁につなぐ腹膜のヒダで，腸に分布する動脈，静脈，リンパ管，神経の通路となる．

回腸の最終部は水平に走り，右下腹部で大腸の側壁に結合する．この部分は大腸の内腔へ突出し，**回盲口**とよばれる回腸末端部は，逆流防止の働きを行う．

小腸の粘膜固有層には**リンパ小節**が散在する．回腸下部では，このリンパ小節が集まって，長さ2〜4cmの**集合リンパ小節**である**パイエル板**がつくられる．

6 大腸 (large intestine)

1）大腸の構造（図6-13）

大腸は小腸に続く消化管の最終部で，長さ約1.5mである．

大腸は盲腸，結腸，直腸の3部からなる．結腸はさらに，その走行と形態から**上行結腸，横行結腸，下行結腸，S状結腸**に分けられる．横行結腸の左1/3を境に，**上腸間膜動脈**と**下腸間膜動脈**の支配する領域が分かれる．また，この境界によって，分布する副交感神経の由来が**迷走神経**と**骨盤内臓神経**とに分かれる．

大腸も他の腸管と同様に，基本的に内層の輪走筋と外層の縦走筋の2層の平滑筋からなる．盲腸や結腸では縦走筋が3カ所に集まり，3本の**結腸ヒモ**が形成される．このヒモにより，大腸は外に**結腸膨起**（**ハウストラ**），内腔に**半月ヒダ**をつくる．さらに，結腸ヒモの部分に**腹膜垂**という脂肪を含む小突起が存在するのが，大腸の特徴である．大腸のほとんどは腹膜に包まれているが，

便潜血反応と便寄生虫検査

便潜血反応は便中のヘモグロビンを検出するものであり，肉眼的には認識できない微量の消化管出血をスクリーニングする検査である．大腸がんの検診における一次スクリーニングとして広く行われている．

便寄生虫検査は腸管寄生性の原虫や蠕虫類の検出を目的とするもので，海外渡航者の増加に伴い重要な検査となっている．

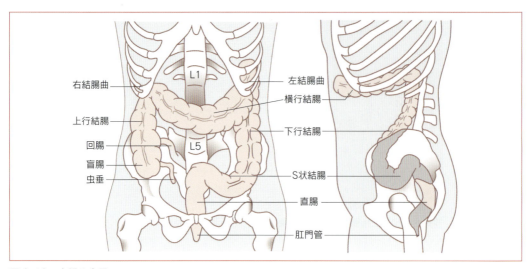

図 6-13 大腸の全景
L1：第 1 腰椎，L5：第 5 腰椎．

上行結腸と下行結腸の後壁は後腹壁に固定されている．
　大腸には**腸絨毛**はみられない．粘膜上皮は**単層円柱上皮**からなるが，腸腺には**杯細胞**という粘液を分泌する細胞が多数みられる．大腸では消化作用はほとんどなく，水分の吸収が行われる．

2）盲腸（cecum）（図 6-14）

　大腸の回盲口より下にある約 5 cm の盲端部分を**盲腸**という．
　盲腸の後内側壁から長さ 6〜7 cm ほど伸びる突起が**虫垂**である．虫垂は，基本的に大腸と同じ構造であるが，**集合リンパ小節**とよばれるリンパ組織をもつ．

3）結腸（colon）

　回盲口より上の部分を結腸という．腹腔の右側を上行する部分を**上行結腸**といい，肝臓の下で左に屈曲する．胃の大弯に沿って腹腔の右から左へと横切る部分を**横行結腸**といい，脾臓の下で下方に屈曲する．腹腔の左側を下行する部分を**下行結腸**という．横行結腸は腸間膜をもつため移動性がある．一方，上行結腸と下行結腸は後ろ側を後腹壁に固定されているために腸間膜をもたない．下行結腸の下部から再び腸間膜をもつようになる．これを **S 状結腸**といい，仙骨前面にまで達する．S 状結腸は左腸骨窩から蛇行して走り，仙骨前面で直腸に続く．

4）直腸（rectum）（図 6-15）

　直腸は大腸の終端部で，S 状結腸に続き，仙骨の弯曲に沿って下行する．男性では膀胱や前立腺の後方にあり，女性では子宮や腟の後方にある．直腸の上

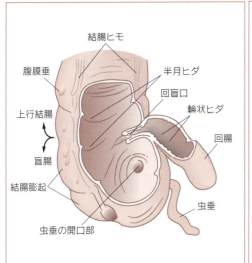

図6-14 盲腸と虫垂

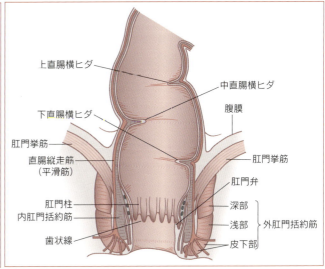

図6-15 直腸

部は腹膜に包まれているが，下部は腹膜には包まれずに最外層は外膜となる．

直腸の下部は内腔が広くなっており，**直腸膨大部**という．直腸膨大部の下方は**肛門管**といわれ，消化管の出口である肛門となる．肛門管の上方には内面に縦走する数本の**肛門柱**というヒダがつくられる．肛門のすぐ上では，平滑筋である直腸の内輪層がとくに発達し**内肛門括約筋**をつくる．この括約筋の下外側には横紋筋性の**外肛門括約筋**がある．前者は**不随意筋**であり，後者は**随意筋**である．

肛門管において，粘膜上皮は直腸の**単層円柱上皮**から**単層立方上皮**となり，さらに肛門下端では**重層扁平上皮**となる．重層扁平上皮に変わる部分の輪状の線を**歯状線**といい，それより口側は自律神経が分布するのに対し，肛門側では体性神経である**陰部神経**の枝が分布する．肛門の粘膜下には**直腸静脈叢**があり，**門脈**に流れる静脈と**内腸骨静脈**に流れる静脈との境となっている．

7 肝臓（liver）（図6-16）

肝臓は腹腔の右上部にある約1,200gの不規則な三角形の器官である．上面（横隔面）は横隔膜に固着しているため，呼吸に伴い肝臓も上下運動をすることになる．下面（臓側面）は多くの内臓（胃，十二指腸，横行結腸，右腎臓など）に接している．肝臓は腹膜に包まれているが，横隔膜に固着している部分は腹膜におおわれておらず，この部分を肝の**無漿膜野**という．

肝臓は**肝鎌状間膜**を境に大きい**右葉**と小さい**左葉**に分かれ，下面には両葉に挟まれるところに突出がみられ，前方を**方形葉**，後方を**尾状葉**という．方形葉と尾状葉に挟まれるところは**肝門**とよばれ，**固有肝動脈**，（肝）**門脈**，神経，リンパ管，左右の**肝管**が出入りする．肝門の右側前方には胆嚢が，左側前方には**肝円索**が，後方には**下大静脈**がある．

> **肝がん**
> 日本では肝臓がんの死亡数は年間約3万人と多い．その多くは，B型肝炎ウイルスあるいはC型肝炎ウイルス感染による慢性肝炎，肝硬変が背景にある．いずれも減少傾向にあるが，B型肝炎ウイルスに対してはワクチンが定期接種となり，C型肝炎ウイルスについては完治に至る経口薬が開発され，今後も減少していくと予想される．

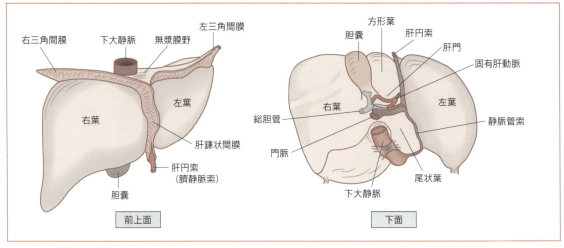

図 6-16　肝臓の外景

　固有肝動脈は肝臓に酸素を供給する栄養血管であり，門脈は腸から吸収した栄養等を含む血液に加えて，胃，脾臓，膵臓からの血液も集める機能血管である．一方，胆管は，肝臓で分泌される胆汁が通る．肝臓の後上面では，2～3本の肝静脈が下大静脈に注ぐ（図 6-17）．

　肝臓の実質は直径1mmあまりの六角形の**肝小葉**に分けられ，**グリソン鞘**という疎性結合組織により取り囲まれている．肝小葉の中央を**中心静脈**が縦に貫く．この静脈を囲むように，肝臓の働きを代表する細胞である**肝細胞**が放射状に配列する．このような肝細胞の配列を，**肝細胞索**とよぶ（写真 6-4 a）．

　肝門を入った固有肝動脈と門脈は多数の枝分かれをして，グリソン鞘の中でそれぞれ**小葉間動脈**と**小葉間静脈**となる．一方，肝細胞は胆汁をつくる分泌細胞としての機能をもち，つくられた胆汁は肝細胞の間隙がつながってできた**毛細胆管**に分泌され，合流して**小葉間胆管**に注ぐ．小葉間動脈，小葉間静脈，小葉間胆管は，六角形をなす肝小葉のグリソン鞘の角に集まることから，小葉間の**三つ組**とよばれる（写真 6-4 b）．小葉間動脈と小葉間静脈の血液は，肝細胞索の間の内腔の広い**洞様毛細血管（類洞）**を肝小葉の中心に向かって流れ，小葉の中心を走る中心静脈に注ぐ．中心静脈は次第に集まり**肝静脈**となり，下大静脈に注ぐ．

　肝細胞索の間の**洞様毛細血管**とよばれる特殊な毛細血管の内面には，**クッパー細胞**という大食細胞（マクロファージ）が散在し，血液中の粗大な異物や細菌を貪食する．肝細胞索と洞様毛細血管の間には，**ディッセ腔**という間隙がある．洞様毛細血管の血管壁にはたくさんの孔が開いていて，洞様毛細血管を流れる血液の血漿成分がディッセ腔に入る．ディッセ腔には，**伊東細胞（ビタミンA取り込み細胞）**がみられる．伊東細胞はコラーゲン線維の産生能力をもち，肝線維化などを起こすことがある．

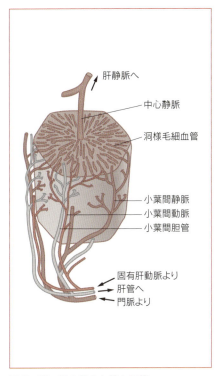

図 6-17　肝小葉の血管と胆管

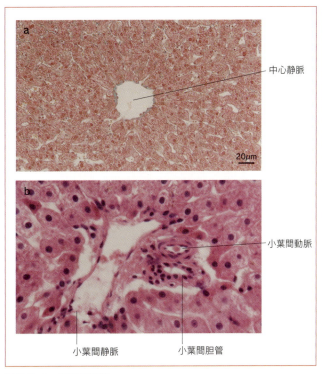

写真 6-4　肝臓の組織
a：中心静脈が肝小葉の中心部を貫き，その周りを肝細胞が放射状に配列する（Masson-Goldner 染色）．
b：小葉間の三つ組（H-E 染色）．小葉間動脈，小葉間静脈，小葉間胆管がまとまって走行している．

8　胆嚢（gallbladder）（図6-18）

　胆嚢は，肝臓の下面に付着する，長さが約8 cmの小さなナスの形に似た袋状の臓器である．胆嚢の前方は腹壁の内面に接しており，後方は**胆嚢管**に続き，左右の肝管が合わさってできた**総肝管**と合流して**総胆管**となる．肝臓でつくられた胆汁は，胆嚢に一時的に蓄えられ，必要に応じて胆嚢管から総胆管を経て十二指腸に放出される．総胆管は，**大十二指腸乳頭**に開くところで**主膵管**と合流する．開口部には，分泌の調節を行う**オッディ括約筋**がある．胆嚢の粘膜は**単層円柱上皮**であり，筋層は平滑筋線維を豊富に含む．十二指腸壁から分泌される**コレシストキニン**によって胆嚢が収縮し，胆汁の排出が行われる．

9　膵臓（pancreas）（図6-18）

　膵臓は，胃の後面に接する実質性器官であり，**外分泌腺**と**内分泌腺**の両方の性質をもつ．膵臓は，**膵頭**，**膵体**，**膵尾**の3部に分けられ，第1・第2腰椎の高さの位置で後腹壁に付着して横走する．膵頭はC字状の十二指腸に挟みこまれる部分であり，膵体は水平に走り，膵尾は脾臓近くに達する．膵頭の下部には**鈎状突起**があり，この突起の上の切れ込みに挟まれるように上腸間膜静脈が走る．また，上腸間膜動脈は上腸間膜静脈の左側を走る．

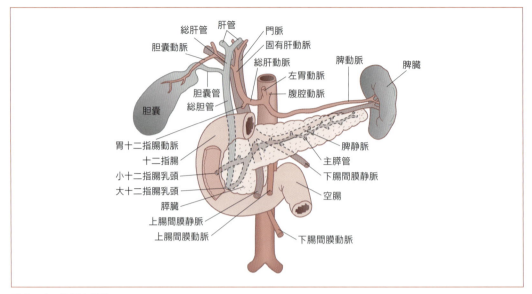

図 6-18　胆嚢と膵臓

　膵尾から膵体，そして膵頭下部へと膵臓の全長を貫くように**主膵管**が走り，**総胆管**と合流しながら**大十二指腸乳頭**（ファーター乳頭）に開口する．また，膵頭の上部を主膵管から分かれた**副膵管**が走り，**小十二指腸乳頭**に開口する．
　外分泌部の主体は漿液腺であり，分泌細胞が腺腔を球状に囲み，腺房とよばれる袋状の構造をなす．ここで，消化酵素である**トリプシン**，**リパーゼ**，**アミラーゼ**を合成し，アルカリ性の**膵液**とともに膵管へと分泌する．
　内分泌部は，外分泌性の組織の中に直径 0.1〜0.3 mm の球状の内分泌性細胞の塊として散在する．この細胞塊は，**膵島**（ランゲルハンス島）といい，分泌するホルモンが異なる細胞の集まりである．膵島の α（A）細胞は**グルカゴン**，β（B）細胞は**インスリン**，δ（D）細胞は**ソマトスタチン**を分泌する．

> **糖尿病**
> インスリン分泌障害とインスリン抵抗性の増大（組織におけるインスリン感受性が低下し，インスリンが効きにくくなっている状態）により，慢性的な高血糖状態となる 2 型糖尿病が日本人の糖尿病の大半を占める．生活習慣病の代表的な疾患である．複数の遺伝因子に過食，運動不足，ストレスなどの環境因子が加わり発症する．

10　腹腔，腹膜，腹膜後隙

1）腹腔

　腹腔は，上は**胸腔**から**横隔膜**によって隔てられ，下方は**骨盤腔**に続く，腹壁に囲まれた部分をいう．胃，腸，肝臓，胆嚢，膵臓，脾臓，腎臓，副腎，尿管の一部などが含まれる．

2）腹膜（図 6-19〜22）

　腹腔は，中胚葉性の上皮（中皮）である腹膜という滑らかな**単層扁平上皮**に包まれている．腹膜の表面は漿液でおおわれているので，摩擦が軽減され，腹膜におおわれている臓器同士が非常に動きやすい．腹壁と上部骨盤壁の内面を包む部分を**壁側腹膜**，消化管を包む部分を**臓側腹膜**という．胃，空腸，回腸，横行結腸，S 状結腸，肝臓などは臓側腹膜におおわれ，腹膜内臓器とよばれる．

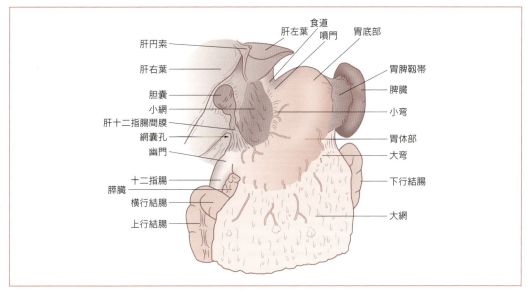

図 6-19　胃と周囲器官

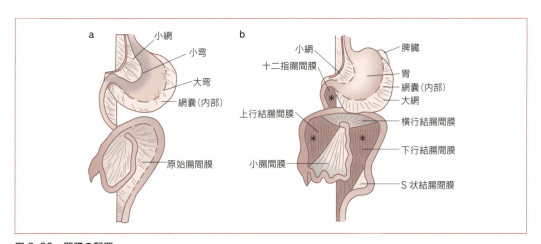

図 6-20　間膜の配置
a：腸の回転が進行中，b：回転終了後（＊の部分は腹膜の二次的癒合領域）．

　壁側腹膜と臓側腹膜との間をつなぐ2葉の腹膜のことを**間膜**という．消化管と後腹壁との間には，直腸下部を除くほぼ全長にわたり**背側間膜**がみられる．胃と十二指腸の高さには，背側間膜のみならず**腹側間膜**もみられる．このような2葉の間膜の間には，臓器に出入りする動脈，静脈，リンパ管，神経などが走る．

　腹側間膜は前腹壁ならびに肝臓をおおう．前腹壁との間にあるのが**肝鎌状間膜**で，胎児期には**臍静脈**が通る．肝臓と胃の小弯の間にあるのが**小網**で，肝門のところでは，固有肝動脈，門脈，肝管などが通る．

　小網に続く腹膜は胃の前面と後面を包んだ後，大弯で再び合し，胃の**背側間膜**となる．この間膜は，発生中に大弯から下方に垂れ下がった後に反転して横

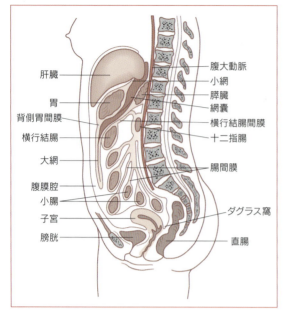

図6-21　成人の大網と小網

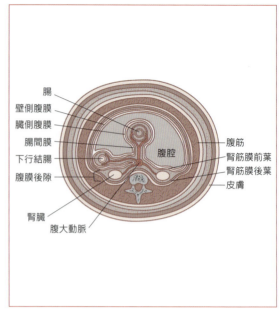

図6-22　腹部横断図

行結腸の表面を通って後腹壁に達する．この反転する背側間膜どうしならびに**横行結腸間膜**に癒合したものを**大網**という．大網の後上方の腹膜にある袋を**網嚢**という．

3）腹膜後隙（図6-22）

　腹膜後隙とは，後腹壁をおおう腹膜と後腹壁の筋層との間の領域をいう．腹膜後隙に含まれる臓器を**後腹膜臓器**といい，腎臓，副腎，尿管，十二指腸，上行結腸，下行結腸，膵臓，腹大動脈，下大静脈，神経，リンパ管，リンパ節などが含まれる．十二指腸，膵臓，上行結腸，下行結腸などは，前面は腹膜におおわれ，後面は後腹壁に固定されている．

第7章 呼吸器系

　呼吸には**内呼吸**（組織呼吸）と**外呼吸**（肺呼吸）がある．肺に空気を吸い込んで空気中の酸素を血液中に取り込み，血液中の二酸化炭素を空気中へ吐き出すという外呼吸を行うための器官系を呼吸器系（respiratory system）という．

　呼吸器系は鼻腔，咽頭，喉頭，気管，気管支，肺からなる（図7-1）．呼吸器系は消化管の一部から発生したため，咽頭で消化管と連絡している．喉頭は，声を出す役目をもつ．鼻孔から喉頭までを**上気道**，それより下を**下気道**として区別する．

1 鼻（nose）

1) 鼻腔（図7-2）
(1) 鼻道

　鼻は，顔面の中央に突出する**外鼻**と**鼻腔**からなる．外鼻は鼻骨と鼻軟骨によりつくられ，鼻根，鼻背，鼻翼，鼻尖の各部からなる．

　鼻腔は**外鼻孔**に始まり，左右1対の**後鼻孔**により**咽頭腔**に通じる．鼻腔は**鼻中隔**により左右に分かれ，外鼻孔付近の**鼻前庭**と鼻粘膜におおわれる**固有鼻腔**に分けられる．

　外鼻孔から2 cmくらいのところに位置する鼻前庭は，皮膚でおおわれ，鼻毛が生えており，空気の濾過に役立つ．鼻腔の天井は篩骨の篩板でできており，床は口蓋によってできている．鼻腔の外側壁からは，骨を芯にした**上・中・下鼻甲介**という粘膜のヒダが内下方に伸び出す．このうち上鼻甲介は後上方にあって小さいため，外鼻孔からはみることができない．中・下鼻甲介によって，鼻腔は不完全ながら**上・中・下鼻道**という3段の通路に分けられる．また鼻甲介と鼻中隔との間を**総鼻道**という．下鼻道の前部には**鼻涙管**が開口し，眼窩と連絡している．

(2) 鼻粘膜（図7-3）

　鼻前庭は鼻毛をもつ**重層扁平上皮**で，その奥の鼻粘膜は**多列線毛上皮**でおおわれ，多数の杯細胞や，鼻腺がみられる．

　鼻腔の内壁の粘膜は，静脈に富み静脈叢を形成している．その役割は，鼻腔を通る空気に一定の温度と湿度を与え，肺へ送ることである．とくに，鼻中隔の前端部の鼻粘膜には毛細血管が多く集まっており，鼻出血を起こしやすい．この部位を**キーゼルバッハ部位**という．

　鼻腔の後上部には，嗅覚を受け持つ**嗅細胞**（嗅上皮）がある．嗅細胞の突

換気機能検査―スパイロメトリとフローボリューム曲線

スパイロメトリは呼気量と吸気量を計測し，呼吸の能力を調べる検査である．肺活量は予備吸気量，一回換気量，予備呼気量の合計であり，換気能力を反映する．最大吸気位から最大呼気位まで最大努力で呼出したときの気流速度と気量の関係を示すフローボリューム曲線を分析することで，閉塞部位がある場合，それが気管や気管支などの太い気道にあるのか，細気管支などの細い気道にあるのかを大まかに判別することができる．

鼻腔，咽頭からの検体採取

インフルエンザの抗原迅速診断では，鼻腔・咽頭の拭い液などを検体として，ウイルス抗原を直接検出する検査を行う．この検査は簡便で短時間で結果が得られ，抗インフルエンザ薬は発症後48時間以内の投与が有効であることから広く普及した．ただ，感染直後でウイルス量が少ない場合には，偽陰性となる場合がある．
臨床検査技師等に関する法律の一部改正により，2015年4月から臨床検査技師の業務に検体採取が追加され，鼻腔，咽頭からの検体採取も臨床検査技師の業務の一つとなった（検体採取の詳細については最新臨床検査学講座『医療安全管理学』を参照のこと）．

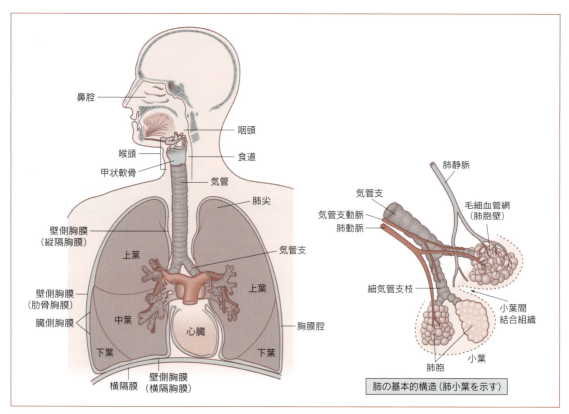

図 7-1　呼吸器系

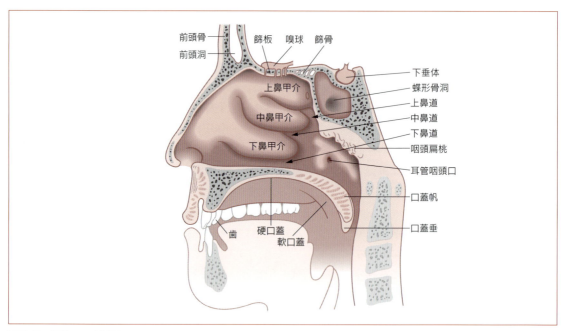

図 7-2　鼻腔の正中断面

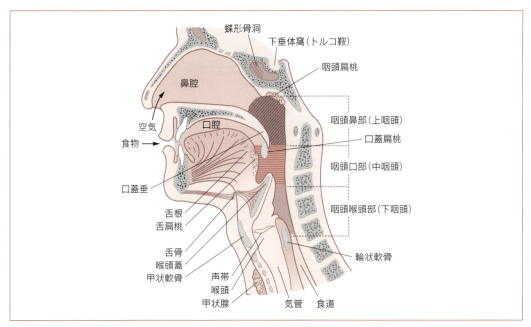

図 7-3　顔面・咽頭の正中断面

起は，嗅神経をなして篩板を貫き，脳（嗅球）に入り，においを感じる（嗅覚）．

2　副鼻腔（paranasal sinus）（図 7-4）

　頭蓋骨には，内部に空気を入れる空間がある．そのうち，鼻腔とつながっているものを副鼻腔といい，**前頭洞**，**上顎洞**，**篩骨洞**，**蝶形骨洞**からなる．内面は鼻粘膜の続きの粘膜でおおわれている．前頭洞は前頭骨の眉間のところにあり，上顎洞は上顎骨の大半を占める．篩骨洞は，篩骨のなかに，蜂の巣のように細かい空室群（**篩骨蜂巣**）として広がっている．蝶形骨洞は鼻腔の後上方にある．これらの空間は，小さい孔や管で鼻腔（上鼻道と中鼻道）とつながっている．上顎洞，前頭洞，篩骨洞の前部と中部は，**中鼻道**に開口する．それに対して，篩骨洞の後部と蝶形骨洞は**上鼻道**に開口する．

3　咽頭（pharynx）

　咽頭は，鼻腔および口腔と食道および喉頭との間にある，前後方向に扁平な空間である．咽頭腔は，**咽頭鼻部（上咽頭）**，**咽頭口部（中咽頭）**，**咽頭喉頭部（下咽頭）**の 3 部に区別される．

　咽頭は上気道の一部でもあり，また上部消化管の一部でもある．咽頭の下方で，前方の喉頭と後方の食道とに分かれるため，咽頭で飲食物と空気の流れが交叉することとなる．

　咽頭の粘膜は，咽頭鼻部は多列線毛上皮で，そのほかは重層扁平上皮でおお

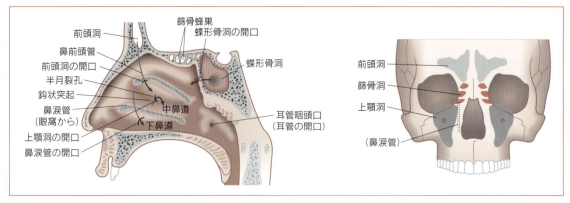

図 7-4　副鼻腔

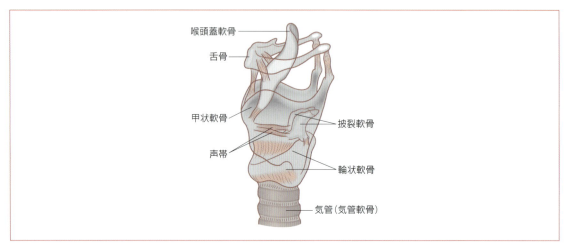

図 7-5　舌骨と喉頭軟骨と靱帯

われている．咽頭の上部後壁の粘膜には**咽頭扁桃**とよばれるリンパ組織がある．

4　喉頭（larynx）（図 7-5）

喉頭蓋に始まる**喉頭口**から気管に移行するまでの部分を喉頭という．喉頭は空気の通路であるとともに，発声器として重要な役割をもつ．頸部の正中部には，男性では前方に突出した**喉頭隆起**（のどぼとけ）がある．この場所には喉頭の前面をおおう**甲状軟骨**を触れることができ，喉頭壁は**喉頭軟骨**，**靱帯**，**喉頭筋**，**粘膜**からなる．喉頭蓋や声帯ヒダは重層扁平上皮でおおわれているが，その他は多列線毛上皮におおわれる．

喉頭は性差が著しい器官である．男性の喉頭は，女性よりよく発達している．そのため男性の声帯は女性のそれより長い．この声帯の長さの性差は，思春期に男児の喉頭が急速に発達することによって起こり，声変わりの原因となる．

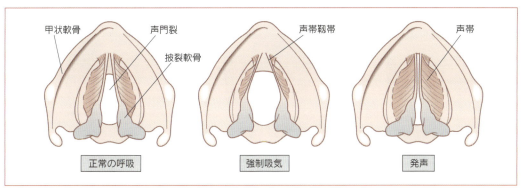

図7-6 声帯と声門の開閉

1）喉頭軟骨

喉頭軟骨には**甲状軟骨**，**輪状軟骨**，**披裂軟骨**，**喉頭蓋軟骨**などがある．甲状軟骨は，盾状に喉頭の前面と側面を広くおおっている．甲状軟骨の裏側には舌状に後上方に伸びた喉頭蓋軟骨があり，咽頭と喉頭の境となる喉頭蓋を形成する．嚥下のときには喉頭が引き上げられ，喉頭蓋に喉頭口が押しつけられるため，ふさがれて食物が入り込むのを防ぐ．甲状軟骨の下には輪状軟骨があり，その後上縁の左右には三角錘状の披裂軟骨が位置する．

2）声門（図7-6）

披裂軟骨の前端から甲状軟骨の後面に，粘膜におおわれた**声帯靱帯**と**声帯筋**が伸びて，喉頭粘膜の側壁に**声帯ヒダ（声帯）**をつくる．左右のヒダは前端では合わさっているが，後端は披裂軟骨に着き，左右に離れている．左右の声帯ヒダの間を声門裂といい，声帯と声門裂を合わせて声門とよぶ．

声門を通り抜ける空気が外気道に反響して声がつくられる．輪状軟骨の上にある披裂軟骨に付着する筋の複雑な作用により，声門を閉じたり開いたりし，また声帯ヒダの緊張度や厚さを変えることによって，声の微妙な調節を行う．喉頭の固有の筋には**輪状甲状筋**，**後輪状披裂筋**，**外側輪状披裂筋**，**横披裂筋**，**斜披裂筋**，**甲状披裂筋（声帯筋）**がある（図7-7）．

3）神経支配

喉頭の筋のうち，輪状甲状筋は迷走神経の枝である**上喉頭神経**に支配される．他の筋は迷走神経の枝である**反回神経**に支配される．

5 気管（trachea）と気管支（bronchus）（図7-8）

気管は，喉頭の**輪状軟骨**に続く長さ約10 cm，直径約2～2.5 cmの管である．気管の前方は，硝子軟骨よりなる約20個の馬蹄型の**気管軟骨**と，平滑筋と粘膜による膜性の後壁によりつくられている．気管は，頸部では皮下を走るため体表から触れることができる．食道の前に接して下降して胸腔に入り，心

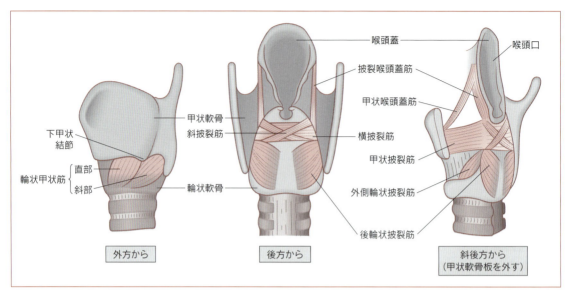

図 7-7　喉頭の筋

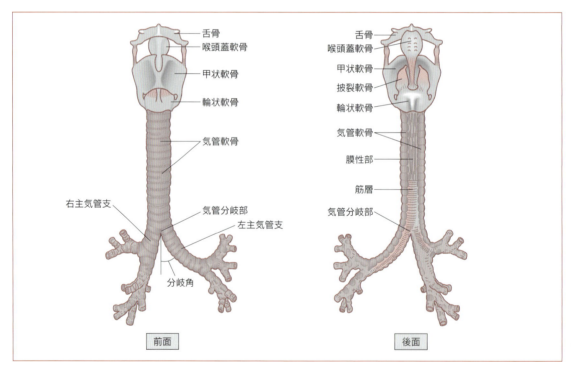

図 7-8　喉頭と気管，気管支

臓の上後方（第 4〜5 胸椎の高さ）の気管分岐部で左右の主気管支に分かれる．

　右主気管支は，左主気管支に比べて太くて短く，垂直に近い．また，左主気管支は，右主気管支に比べて細くて長く，水平に近い．そのため，誤って気管に入った異物は，一般に右主気管支に落ちやすい．

　気管支は肺門から肺に入ると，20〜23 回にわたって樹枝状に分岐を繰り返

し，多数の枝に分かれ，ガス交換を行う肺胞に達する．気管支は，その壁の中に軟骨を含むが，分岐を繰り返すにつれて軟骨がなくなる．

気管と気管支の粘膜は**線毛上皮**でおおわれる．線毛の運動によって，異物や粘液が上方に導かれる．また，気管と気管支には線毛上皮細胞に混じって多数の杯細胞（粘液細胞）や，気管腺や気管支腺が存在する．それらの分泌物が痰の主成分となる．

6 肺（lung）

肺は，左右の胸腔を満たす**胸膜**に包まれた器官である．左肺は心臓がやや左側に寄っているため，少し小さい．体積は右肺が約1,200 mL，左肺が約1,000 mLであり，重量は右肺が約600 g，左肺が約500 gである．肺の上端を**肺尖**といい，鎖骨の上方2〜3 cmにまで達する．下端を**肺底**といい，横隔膜に接する．肺の内側面は心臓に接して少しくぼんでおり，その中央部に**肺門**がある．肺門は，気管支，肺動脈，肺静脈，そして気管支動・静脈，リンパ管，神経などが出入りする．

肺は深く大きな切れ込み（裂）によって，**肺葉**に分かれる．右肺は上・中・下の3葉，左肺は上・下の2葉に区別される．

右心室から二酸化炭素の多い血液を肺に送るのが肺動脈であり，肺動脈は気管支に沿って分枝し，肺胞の毛細血管網をつくる．そののち，再び肺静脈となって肺門に達し，肺から酸素に富む血液を左心房に送る．

気管支とその枝には栄養が必要なので，上記の血管系とは別に，数本の細い**気管支動脈**（胸大動脈の枝）が分布している．

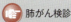

肺がん検診

肺がんのリスクが高い人（50歳以上で，喫煙歴が長いなど）を対象に集団検診が行われているが，胸部X線写真と喀痰細胞診をあわせて行うことが有効であるとされる．喀痰細胞診は簡便に行うことができるスクリーニング検査であり，胸部X線ではみつけにくい早期がん（特に扁平上皮がん）の検出に有用である．

1）肺区域（図7-9）

左右の肺に入った主気管支は，それぞれ樹枝状に分枝する．主気管支は，右肺では**上葉気管支**，**中葉気管支**，**下葉気管支**の3本に，左肺では**上葉気管支**，**下葉気管支**の2本に分かれる．

次に，2〜4本の**区域気管支**に分かれる．右肺は10の肺区域に，左肺は8の肺区域に分けられる．各区域気管支が分布する領域を肺区域といい，分布する血管もそれぞれ独立している．肺がんなどで肺を切除する場合には，区域切除術が行われることがある．**区域気管支**は区域内で分岐して**区域気管支枝**となり，最終的には軟骨がなくなり**細気管支**となる．

2）肺小葉（図7-10）

細気管支は，肺小葉とよばれる肺の表面にみられる直径約1 cmの多角形の小区画に分かれる．細気管支は分岐して**終末細気管支**となり，さらに**呼吸細気管支**となる．そこから**肺胞管**を経て，5〜20個の**肺胞**という袋状の膨らみとなる．

気管支の平滑筋線維は，細気管支では増加する．しかし，**呼吸細気管支**にな

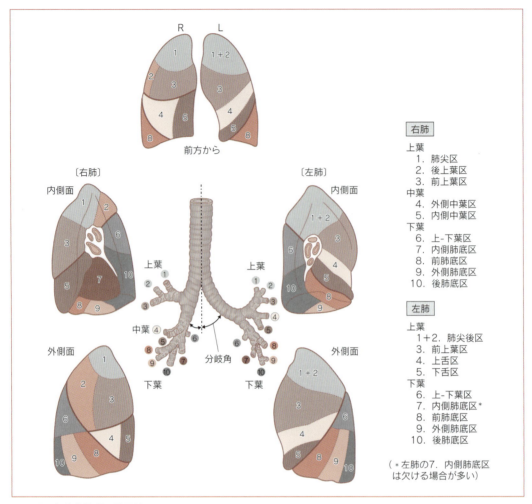

図 7-9 気管分岐部，肺区域

ると弾性線維が平滑筋に代わって次第に増加する．気管支が分岐するにつれて軟骨はだんだん不規則になり，呼吸細気管支では軟骨は存在しなくなる．気管支の粘膜は末梢に行くにつれて，多列線毛上皮が次第に単層となり，線毛がなくなる．また，気管支腺も消失する．

　肺胞は直径 0.3 mm で，肺胞の表面は上皮細胞におおわれ，その外側を多量の弾性線維と密な毛細血管網が取り囲む（**写真 7-1**）．肺胞上皮細胞には**扁平肺胞上皮細胞**（I 型肺胞上皮細胞）と，背の高い**大肺胞上皮細胞**（II 型肺胞上皮細胞）がある．前者はガス交換に関与し，上皮細胞，基底膜，毛細血管の内皮細胞が接合し，ガス交換を行う**血液-空気関門**という組織板をつくる．後者は，肺胞の表面張力を低下させる**界面活性物質（サーファクタント）**を分泌する．

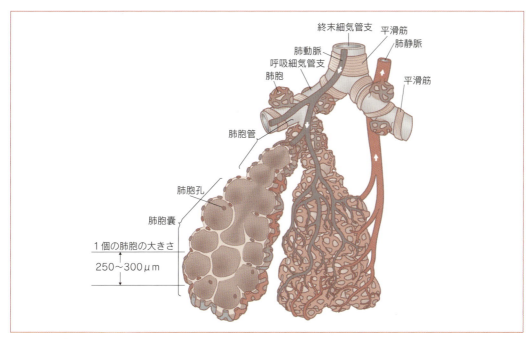

図7-10 肺胞

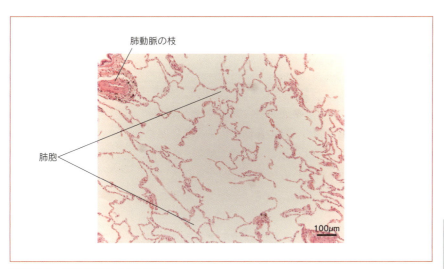

写真7-1 肺胞の組織（H-E染色）

7 縦隔 (mediastinum) と胸膜腔 (pleural cavity)（図7-11, -12）

胸腔は，胸郭と横隔膜とでつくられた腔所で，中央部に縦隔が位置する．

左右の胸膜腔に挟まれた胸郭の中央部を縦隔といい，上方は胸郭上口を経て頸部へ続く．縦隔は，前方は胸骨，後方は胸椎，側方は**縦隔胸膜**，下方は横隔膜で囲まれる．**胸骨角**と第4・第5胸椎間の椎間円板を通る水平面によって，縦隔は上部（**上縦隔**）と下部に分けられる．さらに下部は心膜腔を囲む

悪性中皮腫

中皮腫は，胸膜腔の内面をおおう胸膜の中皮細胞から発生するがんである．多くはアスベスト（石綿）を吸い込んだことにより発症する．アスベストに曝露された量とその期間に比例して発症の危険性が増す．また，吸ってから中皮腫が発生するまでに25～50年かかる．アスベストは，さまざまな病気を引き起こす物質であることがわかっており，健康被害を防ぐ対策がとられている．

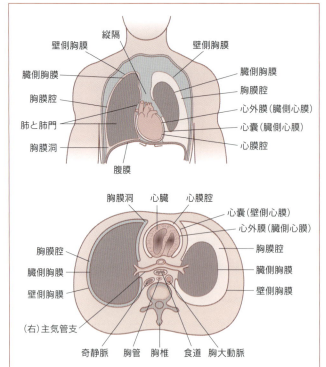

図 7-11　胸膜，心膜，縦隔
左肺は，胸膜腔に空気が入っている（気胸）．

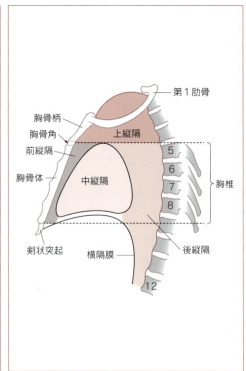

図 7-12　縦隔の区分

心膜により**前縦隔**，**中縦隔**，**後縦隔**に分けられる．上縦隔には気管，食道，胸管，大動脈弓とその枝，腕頭静脈，上大静脈，迷走神経，横隔神経，反回神経，胸腺などが含まれる．前縦隔は狭く，胸腺の一部や脂肪が含まれる程度である．中縦隔には，心臓ならびに心臓に出入りする血管（上行大動脈，上大静脈，下大静脈，肺動脈，肺静脈等），横隔神経，心臓への神経が含まれる．後縦隔には，胸大動脈，奇静脈，半奇静脈，迷走神経，食道，気管支，胸管などが含まれる．

　縦隔の左右には2つの胸膜腔があり，それぞれ肺を取り囲んでいる．胸膜腔は，胸膜という漿膜におおわれる．胸膜は，肺の表面をおおう薄い胸膜（**臓側胸膜**）と胸腔内面をおおう胸膜（**壁側胸膜**）とが区別され，肺門とそこから横隔膜に至る線で折れ返る．胸膜腔には少量の漿液があり，呼吸運動のときに肺の自由な動きを可能にしている．壁側胸膜は接するものにより，**縦隔胸膜**，**肋骨胸膜**，**横隔胸膜**に分けられる（図7-1参照）．胸膜腔の下端は，下位肋骨の内面と横隔膜との間に挟まれ，**胸膜洞**とよばれる狭い空間となる．

第8章 内分泌系

　腺組織のうち，導管がなく分泌物が毛細血管を介して血液中に放出されるものを，**内分泌腺**（endocrine gland）とよぶ（図8-1）．内分泌腺から出される分泌物は，**ホルモン**（hormone）とよばれる．これは血流に乗って全身に回り，遠くはなれた標的器官や標的組織の細胞の機能に影響を与える．神経系による調節（**神経性調節**）は，一般にすみやかに行われる．それに対し，内分泌系による調節（**液性調節**）は，一般にゆっくりと，しかも一定の時間，持続的に行われる．

　内分泌腺は，上皮細胞の集団として一定の形と大きさをもったものが一般的である．しかし，内分泌性の細胞が他の器官内に分散して存在することもある．本章では，**視床下部**，**下垂体**，**松果体**，**甲状腺**，**副甲状腺**，**胸腺**，**副腎**を扱う．膵臓の**ランゲルハンス島**については消化器系（6章），**性腺**（精巣，

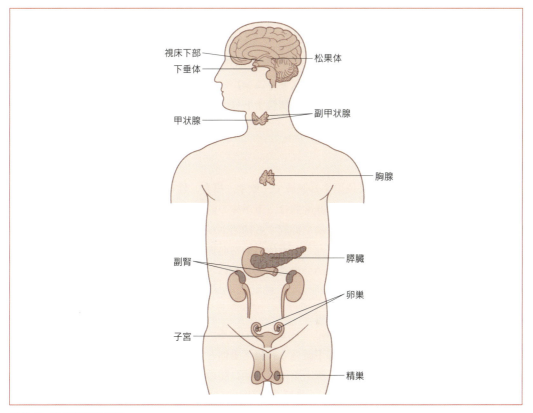

図8-1　内分泌腺の分布

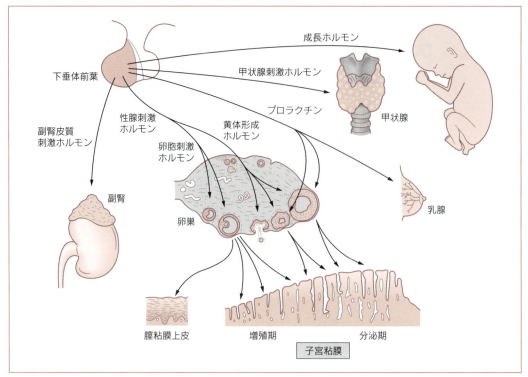

図 8-2　下垂体前葉から分泌されるホルモン

卵巣）については生殖器系（10章）で扱う．
　消化管の運動や分泌の調節を行っている胃や腸の粘膜の分泌細胞から分泌される**ペプチド（ガストリン，セクレチン，コレシストキニン）**は，消化管ホルモンとよばれる．また，**腎臓（レニン）**や**心臓（心房性ナトリウム利尿ペプチド）**からもホルモンの分泌が行われている．

1　視床下部（hypothalamus）

　視床下部は，間脳のもっとも底部に位置する領域で，飲水，摂食，性行動，自律神経機能に深くかかわる．視床下部の神経細胞は，下垂体の前葉のホルモンの分泌を促進する放出ホルモンあるいは分泌を抑制する抑制ホルモンを分泌する．分泌された種々のホルモンは，視床下部と下垂体の毛細血管網を結ぶ下垂体門脈を介して，下垂体の前葉のホルモンの分泌を制御している．

2　下垂体（pituitary gland）（図 8-2）

　下垂体は，蝶形骨のトルコ鞍のくぼみの中にぶら下がっている，小さなまるい器官である．下垂体は発生起源の異なる**腺下垂体**と**神経下垂体**とに区別される．両者は組織学的にも異なる構造をもつ．腺下垂体は原始口腔の天井の一部が上方に伸びてできた上皮性の腺組織であり，神経下垂体は第3脳室底の突出によってできた脳由来の神経組織である．腺下垂体は，前葉と中間部よりな

る．また，神経下垂体は，後葉とそれを視床下部につないでいる漏斗に区別される．神経細胞がホルモンを産生し，分泌することを**神経分泌**という．

1）下垂体前葉

下垂体前葉の腺細胞は，色素に対する分泌顆粒の染色性の違いから，**酸好性細胞，塩基好性細胞，色素嫌性細胞**に区別される．さらに，微細構造の違いや免疫組織化学的検査法により分類される．赤い酸好性細胞は，染色性により成長ホルモンを分泌する α 細胞と，それよりやや大型のプロラクチンを分泌する ε 細胞に分けられる．塩基好性細胞には，甲状腺刺激ホルモンを分泌する大型の β 細胞と，それより小型の性腺刺激ホルモンを分泌する δ 細胞がある．また，ほとんど色素に染まらない色素嫌性細胞は，副腎皮質刺激ホルモンを分泌する．

2）下垂体中間部

下垂体中間部は，後葉と接する小さな領域である．魚類や両棲類においては**メラニン細胞刺激ホルモン**を分泌し，体色を黒くする作用があるといわれる．しかし，ヒトでの生理作用は不明とされる．

3）下垂体後葉

下垂体後葉は，漏斗によって視床下部につながる．後葉には腺細胞はなく，視床下部にある**神経核（視索上核，室傍核）**の神経細胞が，下垂体後葉の毛細血管の壁に達する．後葉のホルモンには，血圧上昇と抗利尿作用をもつ**バソプレッシン（抗利尿ホルモン）**と，子宮平滑筋を収縮させる**オキシトシン**がある．

3　松果体 (pineal body)

松果体は，間脳の背面に突出する，表面が軟膜に包まれた小豆大の小体である．松果体細胞と神経膠細胞（グリア細胞）からなる．神経路によって送られた網膜からの光（明暗）情報により，松果体細胞は**メラトニン**を分泌する．メラトニンの分泌は夜になると高くなり，明け方になると低くなるという日内（サーカディアン）リズムに関係する．また性的発育にも関係する．

高齢者の松果体には，**脳砂**とよばれるカルシウムの沈着が X 線写真により認められることがある．

4　甲状腺 (thyroid gland)（図 8-3，写真 8-1）

甲状腺は，甲状軟骨の前下面から気管上部の両側面に位置する器官である．H 字形ないし U 字形をなし，左葉と右葉とこれらを結ぶ**峡部**からなる．甲状腺は，胎生時には舌の背面後部にあった**舌盲孔**から**甲状舌管**が伸びて発生する．発生中にこの管が消失して内分泌腺となる．

 甲状腺機能亢進症

甲状腺ホルモンが過剰に分泌される疾患の総称である．頻度が最も高いのはバセドウ（Basedow）病で，甲状腺に対する自己抗体である TSH 受容体抗体を認める自己免疫疾患である．甲状腺腫大，眼球突出，頻脈などが特徴的な症状である．疫学的には女性に多い．

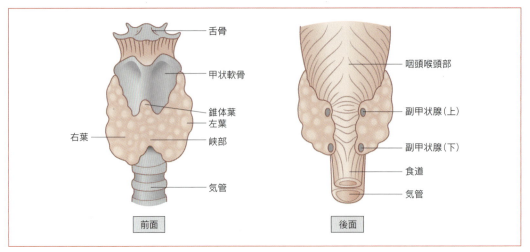

図8-3 甲状腺と副甲状腺

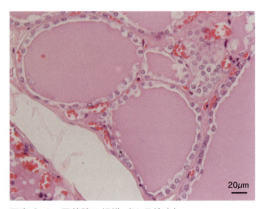

写真8-1 甲状腺の組織（H-E染色）

甲状腺は，ホルモンを産生する1層の立方上皮細胞よりなる**濾胞**（小胞）の集合体である．この濾胞上皮細胞がホルモンの前駆物質を産生し，濾胞内に蓄えられる．これは必要に応じて濾胞上皮細胞に再吸収され，**甲状腺ホルモン（サイロキシン）**として濾胞周囲の毛細血管の中に放出される．甲状腺ホルモンは，全身の細胞・組織を刺激して物質代謝を高める．

また，濾胞の外側に**傍濾胞細胞**という内分泌細胞が区別され，この細胞は血中のカルシウム濃度を下げる**カルシトニン**を分泌する．

5 副甲状腺 (parathyroid gland)

副甲状腺は，上下2対（通常は4個，時として数が前後することがある）の米粒大の小さな内分泌腺であり，甲状腺の左右両葉の背面にある．副甲状腺は結合組織の被膜に包まれており，甲状腺と隔てられている．骨組織に作用して血中カルシウム濃度を高める**副甲状腺ホルモン（PTH）**を分泌する．

甲状腺ブロック

原子力発電所の事故に伴って放出されやすい核種として ^{131}I が知られている．^{131}I は飲食や呼吸によって体内に吸収され，甲状腺に集積して内部被曝を起こす恐れがある．そのため，必要に応じてヨード（安定ヨウ素剤）を予防的に内服し，^{131}I の取り込みを抑制することがある．これを甲状腺ブロックという．2011年の福島第一原発の事故の際，安定ヨウ素剤を配布した自治体もあった．核医学検査の前処置として行われることもある．

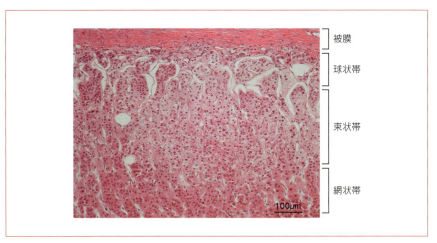

写真8-2　副腎皮質の組織（H-E染色）

6　副腎（adrenal gland）

副腎は，左右の腎臓の上にある1対の器官である．右は三角状，左は半月状をなす．表層をおおう皮質と，中心部を占める髄質が区別される．**皮質**は中胚葉由来，**髄質**は外胚葉由来というように発生学的にも異なり，組織学的，機能的にも全く異なる臓器といえる．

1）副腎皮質（写真8-2）

皮質は，細胞の配列によって，表層から深層に向かって**球状帯**，**束状帯**，**網状帯**の3層が区別される．①球状帯から鉱質コルチコイド（アルドステロン：電解質代謝に作用）が，②束状帯から糖質コルチコイド（コルチゾール：糖質代謝に作用）が，③網状帯から男性ホルモン（数種類のアンドロゲン：男性化の作用）が分泌される．糖質コルチコイド（コルチコステロン）には，抗体の産生や炎症の進行を抑える作用（抗炎症作用）もある．

2）副腎髄質

髄質は，交感神経の節後神経と起源を同じくする神経由来の細胞で，交感神経細胞と同様にクロム酸塩（重クロム酸カリウムなど）を含む染色液によって黄褐色に染まるところから，**クロム親和性細胞**とよばれる．髄質細胞にはアドレナリンを分泌するアドレナリン（A）細胞とノルアドレナリンを分泌するノルアドレナリン（NA）細胞がある．

アジソン（Addison）病

慢性原発性副腎皮質機能低下症である．自己免疫機序や結核，腫瘍などのために，両側副腎皮質の90％が破壊されると発症する疾患である．副腎皮質ホルモン全般の分泌低下をきたす．鉱質コルチコイドの欠乏により低血圧，低ナトリウム(Na)血症，高カリウム(K)血症を呈し，糖質コルチコイドの欠乏により低血糖などの症状を呈する．

第9章 泌尿器系

　血液を濾過して尿を産生する**腎臓**と，尿を体外に排出する**尿路**（尿管，膀胱，尿道）を合わせて泌尿器系（urinary system）という．男性では，膀胱から先の部分は生殖器系との共通部分である．

1　腎臓 (kidney)（図9-1）

　腎臓は血液を濾過し，尿を産生する器官である．腎臓は腹腔の背側の後腹壁に左右1対あり，ソラマメ形をしている．長さ（上下）約10 cm，幅約5 cm，厚さ約3 cmであり，重さ約120 gである．

　腎臓は第12胸椎から第3腰椎の高さにあり，腹腔の右上部に肝臓があるため，右腎の方が左腎よりやや低い．腎臓の内側面の中央部は凹んでおり，**腎門**とよばれ，腎動脈，腎静脈，尿管が出入りする．腎門の内部の深い陥没部は**腎洞**とよばれ，ここで動・静脈，神経が分岐して腎臓の実質内に入り込むとともに，尿管が**腎盤**（**腎盂**）とつながる．腎臓の表面は線維被膜でおおわれ，その外側は脂肪被膜に包まれている．腎臓は，上端にのせている副腎と共通の**腎筋膜**

> **ネフローゼ症候群**
> 尿中に大量の蛋白質（1日尿蛋白量3.5g以上）が排泄されることにより，代謝のバランスが崩れて，浮腫，低蛋白血症，高脂血症，凝固能亢進などが引き起こされる疾患群の総称である．原因はさまざまあり，腎生検（腎臓の組織の一部を針で採取し，顕微鏡で観察する）を行うこともある．

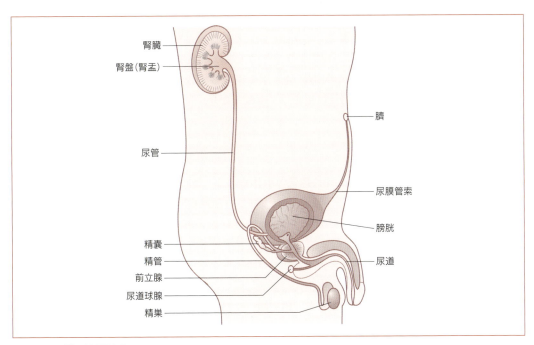

図9-1　男性の泌尿器系

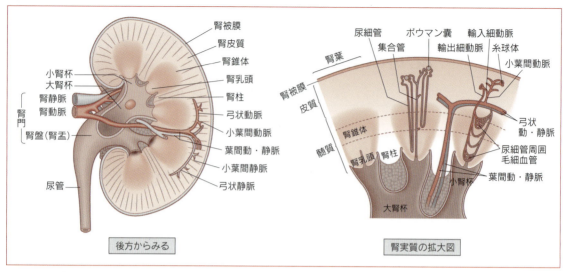

図9-2　腎臓

におおわれている．腎筋膜は上方で横隔膜につながり，呼吸運動とともに上下に移動する．

1）髄質と皮質（図9-2）

腎臓の断面をみると，表層の暗赤色の**皮質**と，深部の白っぽい**髄質**とに区別される．

皮質には尿を産生する**腎小体**と，迂曲する（うねるように曲がる）**尿細管**の部分が含まれる．

髄質は，直行する尿細管の部分と**集合管**とよぶ太い管が走る．髄質は**腎錐体**とよばれる8～12個の円錐状の構造に分かれており，その尖端は**腎乳頭**を形成し，腎盤（腎盂）に突出する．腎乳頭の尖端には，尿を集める集合管が開く．腎乳頭は，腎杯という袋に包まれ，腎杯は集まって腎盤となり，腎門で尿管に移行する．

2）腎小体（写真9-1，図9-3）

腎小体は，皮質に散在する直径約0.2 mmの球状の小体である．腎小体は，毛細血管の集合体である糸球体を，扁平な上皮性の**ボウマン（Bowman）囊**という薄い袋が包んでいる．腎小体はマルピギー小体ともよばれる．糸球体には，**輸入細動脈**と**輸出細動脈**が出入りする．輸入細動脈と輸出細動脈の間から糸球体の毛細血管の間には結合組織がみられ，メサンギウムとよばれる．糸球体をつくる毛細血管の内皮細胞には，微小な小孔が無数に開いている．この内皮細胞には基底膜が接し，この基底膜の周りを**足細胞（タコ足細胞）**の突起が取り囲む．足細胞の突起は互いに入り組み合い，狭い細隙をつくる．糸球体の中を流れる血液の血漿成分が，内皮細胞の小孔，基底膜，足細胞の突起間

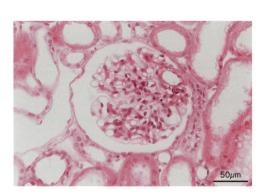
写真 9-1　腎小体の組織（H-E 染色）

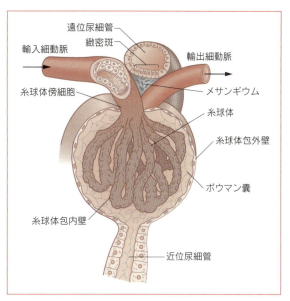
図 9-3　腎小体の構造模式図

（血液–尿関門）を通ることにより，血液中の水，電解質，糖（グルコース）などが濾過され，ボウマン嚢の中に原尿が産生される．

3）尿細管と集合管

尿細管はボウマン嚢の一端から始まる単層の上皮細胞が管腔を囲む，全長10～20 cm の細くて長い管である．腎小体を出ると，まず腎小体の近辺で迂曲し，**近位尿細管**の**曲部**となる．曲部は次いで，髄質の中に伸び出して直行する**直部**となる．近位尿細管の直部と，それに続く細い管，そして太い管（遠位尿細管の直部）の 3 部を合わせて「**ヘンレのわな**」という．細い管のところでＵターンして再び皮質まで上行する．それからまた蛇行して遠位尿細管の曲部をつくる．遠位尿細管の曲部は糸球体に接近し，**緻密斑**とよばれる特殊な構造を形成する（図 9-3）．複数の遠位尿細管は集まって合わさり，集合管という太い管となる．

1 つの腎小体とこれに続く尿細管を合わせて**ネフロン（腎単位）**という．これは腎臓の構造と機能の最小の単位である（図 9-4）．1 つの腎臓は約 100 万個のネフロンで構成されている．ネフロンは，胎生期に形成されると，生後に増加することはない．

4）腎臓の血管の腎内分布（図 9-2 参照）

腎動脈は前後の 2 枝に分岐し，前枝はさらに 4 枝に分かれ，後枝と合わせて 5 つの**区域動脈**となる．区域動脈は**腎洞**で**葉間動脈**となり，**腎錐体**の間を進む．その後，弓状動脈となり髄質と皮質の境を横走し，さらに**小葉間動脈**が皮質の中を上行して多くの枝を出す．そして輸入細動脈となって糸球体に入

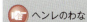 ヘンレのわな

腎臓の髄質の近位尿細管と遠位尿細管とをつなぐＵ字形の管構造は，ドイツの解剖学者であるヘンレ（Friedrich Gustav Jacob Henle：1809-1885）に由来する．彼はこのような管状構造について観察し，発表したが，それは正しいものではなかった．しかしながら，腎臓についての多くの研究のきっかけとなり，数年後に他の研究者らにより，正しい構造が明らかにされた．

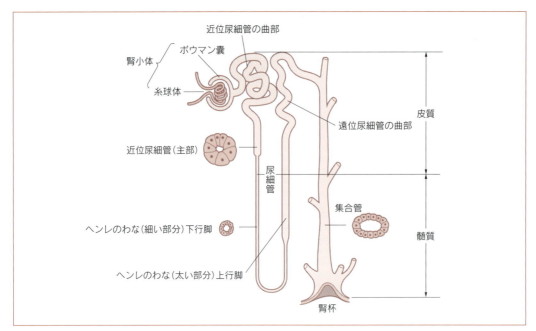

図 9-4　単一ネフロンの構造

り，毛細血管網をつくり，そこから輸出細動脈として糸球体を出る．輸出細動脈は，再び尿細管を取り囲む毛細血管網をつくり，小葉間静脈，弓状静脈に移行する．遠位尿細管の終末部にある緻密斑は，遠位尿細管内の塩化ナトリウム（NaCl）濃度の上昇を感受し，糸球体濾過量を減少させる．輸入細動脈の平滑筋細胞から分化した**糸球体傍細胞**は**レニン**を分泌し，血圧を上昇させ，原尿の産生を増やす．

2　尿管（ureter）

尿管は，長さ約 30 cm の尿を腎臓から膀胱へと運ぶ管である．上方は腎盤（腎盂）に連続し，後腹壁を下行する．骨盤腔においては，男性では精管の後ろを交叉する．女性では子宮頸および腟円蓋の側方を通り，このとき**子宮動脈の下をくぐる**．下方は膀胱に左右の尿管口で別々に開口する．膀胱に尿が溜まると，膀胱壁を斜めに進入する尿管は内圧によってつぶされ，尿の逆流が妨げられる．尿管は，①腎盤から尿管への移行部，②総腸骨動・静脈と交叉する部位，③膀胱壁を貫く部位の3カ所で，内腔が狭くなる部分がある（これらを**生理的狭窄部**とよび，尿路結石などで通過障害を起こす）．尿管の壁は，粘膜，平滑筋層，外膜の3層よりなる．尿管の粘膜は**移行上皮**からなり，平滑筋層はよく発達し，蠕動運動によって尿を膀胱に送る．

3　膀胱（urinary bladder）（図 9-5，-6）

膀胱は，成人ではおよそ 700 mL の尿を蓄えることのできる袋状の骨盤腔にある器官である．膀胱の背側には，男性では直腸が，女性では子宮があり，膀

尿検査

尿の採取にあたっては，排尿初期の尿は尿道や外陰部の汚染の影響を受けるため，できるだけ避けて，中間尿を採るようにする．また，早朝起床時の尿が最も検査に適しているが，その理由はさまざまな成分が濃縮された状態で検出され，運動などの影響を受けない利点があるためである．

尿路結石

尿成分の一部が結晶化して形成された石様の構造物を尿路結石という．青年期，壮年期の男性に好発し，多くは上部尿路である腎臓，尿管に結石が生じる．尿管結石は生理的狭窄部で通過障害を起こしやすい．尿検査では顕微鏡的血尿がみられる．尿路が閉塞されると水腎症となり疝痛を生じるが，結石の多くは自然に排石される．

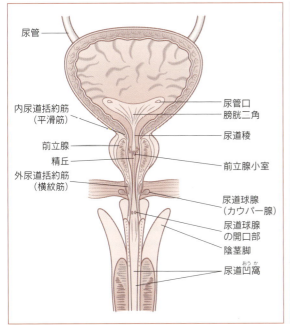
図9-5 男性の膀胱と尿道（前頭断して前方からみる）

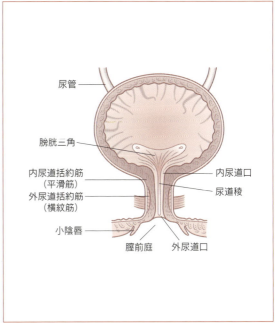
図9-6 女性の膀胱と尿道（前頭断して前方からみる）

胱の上面と後面は腹膜におおわれ，側方と前方は疎性結合組織で囲まれている．

膀胱の壁は，粘膜，筋層，外膜の3層からなる．膀胱の粘膜は尿量に応じて伸展できる移行上皮で，尿の量に応じて自由に面積を変えられる．筋層は互いに移行しあう3層の平滑筋からなる．膀胱の出口（**内尿道口**）では輪走筋が発達しており，**内尿道括約筋**とよばれる．外膜は結合組織からなる**線維被膜**である．膀胱の上面は漿膜（腹膜）におおわれている．膀胱の底部の内面には，左右の尿管の開口部（**尿管口**）と尿道の出口（**内尿道口**）の3つの点に囲まれる三角形の領域（**膀胱三角**）がある．この領域は他の膀胱壁の部分と異なり，粘膜にヒダがなく，膀胱に尿が充満してもほとんど伸展しない．

4 尿道（urethra）

尿道は，膀胱に続く尿を体外に排出する管である．その長さは男性と女性では著しく異なる．尿道の粘膜は，膀胱の近くは移行上皮であるが，外尿道口付近では重層扁平上皮となる．

1) 男性の尿道（図9-7）

長さ15〜20 cmで，前立腺を貫く**前立腺部**，尿生殖隔膜を貫く**隔膜部**，陰茎の内部を走る**海綿体部**の3部に区別される．前立腺部の内腔の後壁（**精丘**）で，精液を運ぶ射精管と合流する．隔膜部には，横紋筋性の**外尿道括約筋**（陰

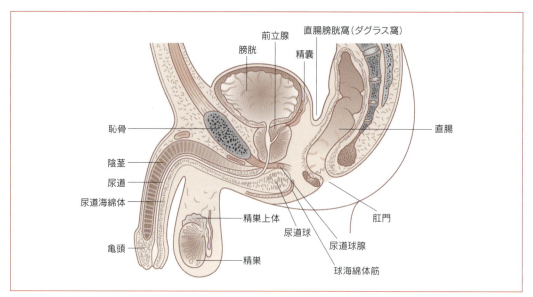

図 9-7　男性骨盤の矢状断面

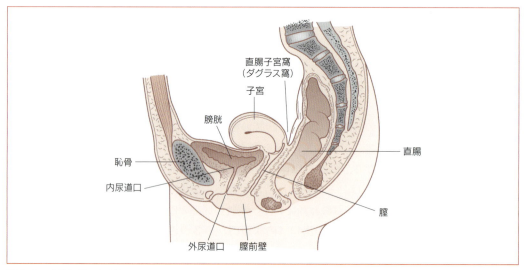

図 9-8　女性骨盤の矢状断面

部神経支配）がある．海綿体部は恥骨結合の下で前方に曲がり，陰茎の先端の亀頭で，**外尿道口**に開く．

2）女性の尿道（図9-8）

　長さ3〜4 cmで，男性に比べて非常に短く直線的である．内尿道口から尿生殖隔膜を貫き，膣前庭で陰核の後ろで外尿道口として開口する．**尿生殖隔膜**を貫く部分には，横紋筋性の**外尿道括約筋**（陰部神経支配）がある．

第10章 生殖器系

　生殖器系（reproductive system）は，種を維持する役割をもつ器官系である．男性と女性では生殖器の形態と機能は大きく異なる．

Ⅰ 男性生殖器（図10-1）

　男性生殖器は，精子をつくる**精巣（睾丸）**，**精巣上体（副睾丸）**，**精管**，それに付属する腺である**精囊**，**前立腺**，**尿道球腺（カウパー腺）**と，外生殖器である**陰茎**，**陰囊**からなる．精巣でつくられた**精子**に精囊や前立腺の分泌液が加えられ**精液**となる．

1　精巣（睾丸，testis）

　精巣は睾丸ともよばれる．陰囊中に左右1対あり，約8〜10gの卵円形をした実質性器官である．表面は，硬い結合組織線維からなる**白膜**におおわれる．精巣の実質は多くの小葉に分かれており，その中に細く長い**精細管**がうねるように入っている（**写真10-1**）．精細管の内腔にある**精上皮**で，精子が思春期以降絶え間なくつくられる（**図10-2**）．精上皮にみられる大型の**セルトリ細胞**は，精子の形成に関与する支持細胞であるとともに，精子に栄養を与え

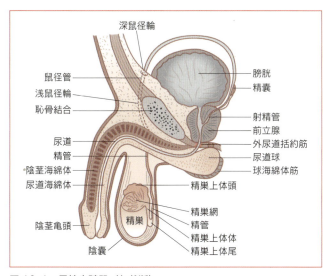

図10-1　男性生殖器（矢状断）

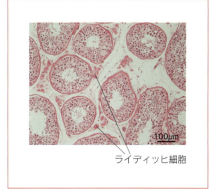

写真10-1　精細管の組織（H-E染色）

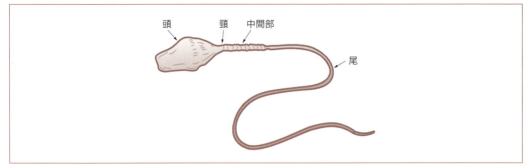

図 10-2　精子の立体像

る．一方，精細管と精細管の間には，**ライディッヒ（間質）細胞**がみられ，テストステロンなどの男性ホルモンが分泌される．精細管は集合して精巣網となり，そこから 10〜15 本の精巣輸出管へとつながる．

2　精巣上体（副睾丸，epididymis）（図 10-3）

　精巣上体は，精巣の後上面にのっている．精巣と同様に線維性の**白膜**でおおわれ，**精巣上体頭**，**精巣上体体**，**精巣上体尾**の 3 部が区別される．**精巣輸出管**は精巣上体頭に入り，合流して精巣上体管となる．精巣上体管は強く迂曲しながら精巣上体体となり，さらに精巣上体尾につながり，**精管**に連続する．精巣上体管を通過している間に精子は成熟する．

3　精管（ductus deferens）（図 10-4）

　精管は精巣上体管に続き，鼠径管内を通って骨盤腔内に入る，長さ 40〜45 cm の平滑筋の管である．骨盤内に入るまでの間，**精管**，**精巣動脈**，**精巣静脈**，**神経**は結合組織で束ねられ，**精索**とよばれる．膀胱の後ろで**精管膨大部**となり，**精嚢**の導管と合わさり**射精管**となり**前立腺**を貫き，左右が別々に**尿道**に開く．精子は**精巣網**と**精巣上体管**に蓄えられ，性的興奮が頂点に達すると精管の輪走筋が収縮して，射精管から尿道に放出して**射精**が起こる．

4　精路の付属器

　精路に付属して，精嚢，前立腺，尿道球腺という腺がある．
(1) 精嚢

　精嚢は，左右 1 対の細長い袋状の腺で，膀胱の後下壁に接して射精管につながっている．精嚢はアルカリ性の液を分泌する．この液には精子の運動のエネルギー源である果糖が含まれる．
(2) 前立腺

　前立腺は，膀胱のすぐ下にある栗の実の形をした腺で，その導管は尿道に開口する．前立腺の中央を尿道が貫き，左右の射精管が通り抜けて，前立腺の精丘で尿道に開口する．前立腺液は，乳白色の弱アルカリ性の液で，精子の運動

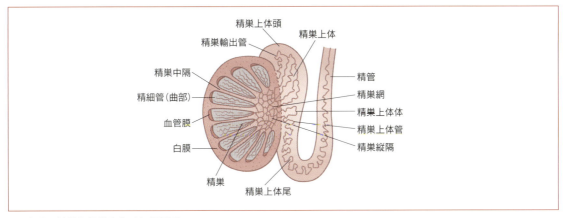

図 10-3　精巣と精巣上体（矢状断面）

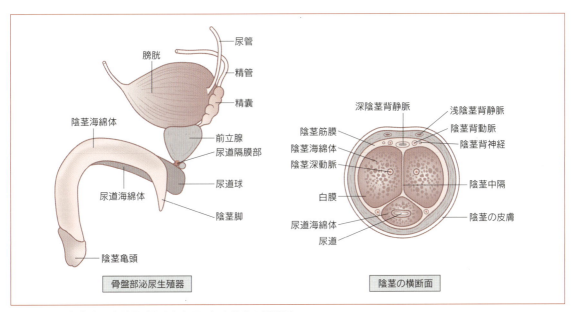

図 10-4　骨盤部泌尿生殖器（左方から見る）と陰茎の横断面

を助ける働きをもつ．前立腺の深部は**内腺**とよばれ，加齢によって前立腺肥大を起こすことがある．また，尿道から離れた部分は**外腺**とよばれ，前立腺がんが発生しやすい．

(3) **尿道球腺（カウパー腺）**

前立腺の下方の**尿道海綿体**の後方に左右 1 対ある，小さな球状の粘液腺である．導管が尿道に開き，性的興奮時に陰茎亀頭を潤す．

(4) **精液**

精液は，白く粘り気のある液体で，健康男子の射精量は 2〜4 mL である．精子のほかに，**前立腺，精囊腺，尿道球腺**などの分泌物も含まれる．精子は射精のとき，前立腺や精囊から分泌されるアルカリ性の分泌液に触れることにより，運動性を獲得する．

前立腺がん

前立腺に生じる上皮性悪性腫瘍で，欧米人に多いが日本でも増加傾向にある．男性ホルモン依存性に増殖する性質をもつがんであり，高齢者に好発する．PSA（前立腺特異抗原）は，前立腺が作り出している蛋白質の一つであるが，がん細胞はこれを多く産生する．そのため PSA は，前立腺がんの診断や治療経過をみるうえで，非常に有用な腫瘍マーカーとなる．

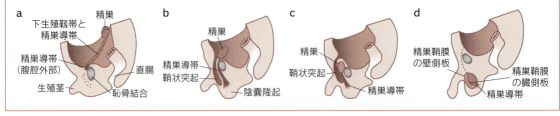

図 10-5　精巣下降
a：胎生 2 カ月．b：胎生 3 カ月中頃．体腔をおおう腹膜が陰嚢隆起内に膨出し，そこで鞘状突起（精巣鞘膜）を形成する．
c：胎生 7 カ月．d：出生直後．

膣の中は強い酸性の環境であるが，アルカリ性の粘液に包まれることで精子は保護され，膣，子宮，卵管を移動し，卵管膨大部にまで達する．

5　陰茎（penis）

陰茎は，尿道が貫く腹側の**尿道海綿体**と，これに沿う背側の 1 対の**陰茎海綿体**からなる．陰茎は，**陰茎根**，**陰茎体**，**陰茎亀頭**からなり，尿路と交接器を兼ねる器官である．尿道海綿体の基部は丸く膨らんでいる尿道球から始まり，**球海綿体筋**に包まれている．尿道海綿体の先端は大きく膨らんで**亀頭**となり，外尿道口が開く．陰茎海綿体の根元は両側に分かれて**陰茎脚**となり，恥骨枝に付着している．陰茎海綿体は尿道海綿体より太く，血液が満たされることによって陰茎は勃起する．陰茎体をおおう皮膚は薄く脂肪層がなく移動性に富み，亀頭の基部でたるんで**包皮**となる．亀頭の皮膚は**包皮腺**という脂腺に富む．

6　陰嚢（scrotum）

陰嚢は，会陰の皮膚の続きで，精巣，精巣上体，精索の一部を包んでいる袋で，中隔によって内部は左右に分けられる．正中部の表面はやや高くなり，**陰嚢縫線**がみられる．皮膚はヒダを有し，表面積を増やしている．陰嚢縫線は，前方では陰茎縫線に，後方では**会陰縫線**に連なる．陰嚢の皮膚は薄くて汗腺に富み，真皮の深層には**肉様膜**とよばれる平滑筋層が発達しており，温度変化に応じて伸縮する．

7　精巣下降（図 10-5）

精巣は，胎生初期には腹部に位置するが，精子の形成には体温より低い環境が求められるため，出生時までに，腹腔内にあった精巣が下降して陰嚢内に収まる．**精巣（睾丸）**が腹壁を貫通する際，通過するのが鼠径靱帯のすぐ上に斜めに走る**鼠径管**であり，その中を**精索**（女性では**子宮円索**）が通過する．その際，腹膜も一緒に腹壁外に出るが，腹腔との交通は通常閉鎖される．それが生後も閉鎖されないままだと，小腸などが入り込む鼠径ヘルニアを生ずることになる．内腹斜筋の最下部の筋束は**精巣挙筋**となり，精索をおおう．

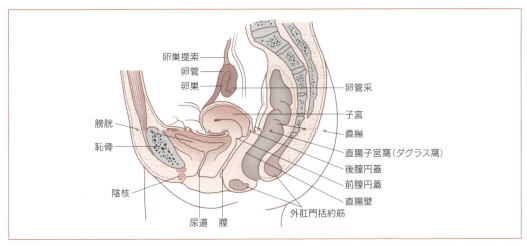

図10-6　女性骨盤（矢状断面）

II 女性生殖器 （図10-6）

　女性生殖器は，卵子をつくる**卵巣**，卵子を運ぶ**卵管**，受精卵を育てる**子宮**，精子を受け入れるとともに産道となる**腟**，そして外生殖器がある．女性生殖器は男性生殖器と異なり，尿路と独立している．

1　卵巣（ovary）

　卵巣は卵形の器官で，子宮の両側に1対あり，**卵巣提索**により骨盤壁に吊り下げられている．また，卵巣は**固有卵巣索**により子宮につながる．

　卵巣の実質は**皮質**と**髄質**からなる．成人女性の皮質には種々の発達段階の**卵胞**や**黄体**，**白体**がみられる．髄質とは卵巣の中心部をいい，血管，リンパ管，神経に富む．卵巣は思春期に活動を開始し，閉経期まで**卵胞期**，**排卵期**，**黄体期**を繰り返す．

　卵子（卵母細胞）は，卵子が単層の**卵胞上皮**に包まれている**原始卵胞**という状態で，卵巣皮質にみられる（図10-7）．排卵のために成長を始め，卵胞上皮が厚くなり，卵胞上皮が増殖して多層となったものを**一次卵胞**という．卵胞上皮が発達して顆粒層を形成し，**卵胞ホルモン（エストロゲン）**を分泌する．卵胞上皮の中に間隙ができて卵胞液が溜まったものを**二次卵胞**という．卵胞期に発達した数個の卵胞は，最も発育した卵胞以外は退縮する．残った卵胞は，卵胞液が溜まって間隙が大きくなり，**胞状卵胞（グラーフ卵胞）**として発育する．卵子はこの卵胞の大きな液胞の一角に突出する**卵丘**の中に存在し，厚い透明帯に包まれている．直径が2～3 cmにもなった卵胞は，卵巣の表面に盛り上がり，卵胞が破れると卵丘の細胞に囲まれて**放線冠**をつくり，腹腔に出る．このことを**排卵**という．思春期以後，通常28日周期で，1個の胞状卵胞が排卵を起こす．その後，卵子は**卵管采**によって子宮の**卵管**に取り込まれる．

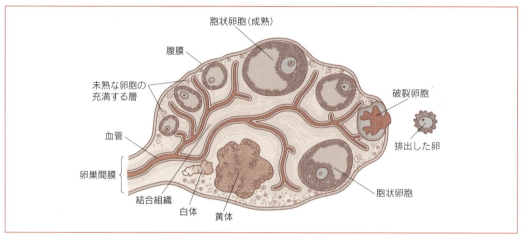

図 10-7　卵巣の断面（半模式図）

　排卵後の卵胞は，はじめ出血して赤くなり**赤体**とよばれるが，まもなく黄色い脂質を含む細胞で満たされ**黄体**とよばれるようになる．黄体からは**黄体ホルモン（プロゲステロン）**が分泌される．これは妊娠を維持するのに必要なホルモンである．卵子が受精して子宮内膜に着床すれば，黄体は**妊娠黄体**として維持される．妊娠の前半に黄体を除去すると，黄体ホルモンの分泌がなくなり流産してしまう．受精しない場合は約9日で退縮し，黄体は吸収されて結合組織が増えて**白体**となる．

2　卵管（oviduct）（図 10-8）

　卵管は，子宮の上外側から外側に伸びて，卵巣に達する長さ約 10 cm 前後の左右1対の細い管である．**卵管子宮口**によって子宮に開口し，外側端では漏斗状に**卵管腹腔口**によって腹腔に開く．この外側端は**卵管采**とよばれ，卵巣の一部に付着している．子宮に近い部分は細くなっており**卵管峡部**とよばれる．卵管の外側は**卵管膨大部**とよばれる．通常，受精は卵管膨大部で行われる．卵管壁は線毛上皮からなる粘膜，平滑筋層，漿膜からなり，線毛上皮の作用と卵管の蠕動運動によって卵子は子宮へと送られる．

3　子宮（uterus）（図 10-8）

　子宮は，骨盤の中央に位置し，膀胱と直腸の間にある．前後は扁平な洋ナシのような形をしている．子宮の上部は丸く，**子宮底**といい，左右に卵管が開き，**固有卵巣索**，**子宮円索**が出ている．子宮の上 2/3 は幅広く，**子宮体**という．子宮の下 1/3 は細くなっており，**子宮頸**という．子宮体から子宮頸へ移行するところを**子宮峡部**という．子宮頸の下端は腟の中に突出しており，子宮腟部という．子宮の内腔は，卵管に通じる上部を頂点とする三角形をしており，下部は子宮峡部と子宮頸管を経て**外子宮口**によって腟に開口する．子宮は一般に，膀胱の上で腟に対しほぼ直角に前傾し，子宮体は子宮頸に対し軽度

 妊娠反応

妊娠反応は，胎盤の絨毛細胞が産生するヒト絨毛性ゴナドトロピン（hCG）を尿で検出するものである．hCG は分子量が約 38,000 の糖蛋白で，受精卵が着床してすぐから絨毛より分泌され，母体血中を流れるが，分子量が小さいため糸球体で濾過されて尿中に出現する．

 子宮頸がん

ウイルスによって引き起こされるがんの一つであり，多くはヒトパピローマウイルス（HPV）の持続的な感染が関与していると考えられている．HPV には低リスク型と高リスク型があるが，高リスク型は性行為などに際して感染することが多い．HPV 感染を予防するためのワクチンが，子宮頸がん予防ワクチンである．

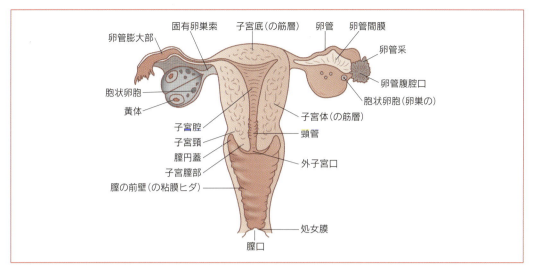

図10-8　女性生殖器とその内部

に前屈している．

　子宮と卵管は，腹膜により前後をおおわれている．前後をおおっている腹膜は合して**子宮広間膜**をつくる．この子宮広間膜の中には固有卵巣索と子宮円索が含まれる．子宮円索は，骨盤の側壁を前方に走り，鼠径管を通って大陰唇の皮下に至る．

　子宮壁は，**子宮内膜**，**子宮筋層**，**子宮外膜**（漿膜）の3層からなる．子宮内膜は，**単層円柱上皮**によっておおわれている．しかし，子宮腟部は**重層扁平上皮**である．子宮内膜の単層円柱上皮が固有層の中に落ち込むことにより，多数の子宮腺がつくられる．子宮内膜には，月経の際に剥離する表層の機能層と，月経の際にも残って粘膜を再生させる深層の基底層に区別される．子宮内膜は，月経周期に伴って一定の周期的変化を繰り返す．子宮筋層は，**内縦筋層**，**中輪筋層**，**外縦筋層**の平滑筋からなる．子宮外膜は，子宮底と子宮体の前後は漿膜でおおわれ，それ以外は結合組織性の外膜でおおわれる．

4　腟（vagina）

　腟は，子宮頸に続く長さ7cmほどの前後に扁平な管状の器官であり，前方に尿道，後方には直腸がある．上方では，子宮腟部を輪状に取り囲み，**腟円蓋**をつくる．下端は腟口として**腟前庭**に開く．腟の開口部の粘膜ヒダは**処女膜**をなし，部分的に閉ざされる．腟粘膜は重層扁平上皮でおおわれる．腟の粘膜下には内縦筋層と外輪筋層の平滑筋層がある．

5　外生殖器（図10-9, -10）

　恥骨結合周辺の表層には**恥丘**があり，脂肪組織が発達して膨らみをつくる．

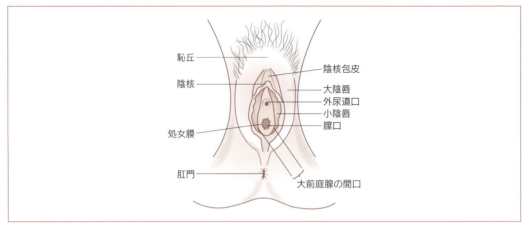

図 10-9　女性の外陰部①

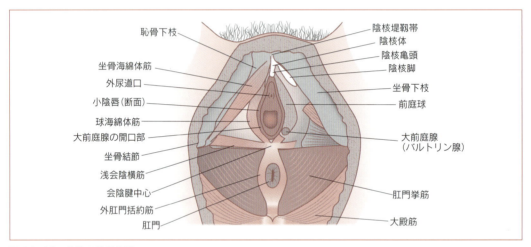

図 10-10　女性の外陰部②

　外生殖器の正中部の裂け目である**陰裂**の左右には**大陰唇**という皮膚の隆起がある．大陰唇は男性の陰囊にあたる．
　左右の**小陰唇**に囲まれた領域を膣前庭といい，前部には外尿道口が開口し，後部には膣口が開いている．左右の小陰唇が合わさるところに位置する海綿体部分を**陰核**といい，男性の陰茎に相当する．膣前庭の両側には**前庭球**という海綿体がある．前庭球の後方には**大前庭腺（バルトリン腺）**があり，その導管は膣口の両側に開き，性的興奮によって粘液を分泌し，膣前庭を潤す．

第11章 神経系

I 神経系の構成 (図11-1)

1 中枢神経系と末梢神経系

　神経系は大きく**中枢神経系**と**末梢神経系**に分かれる．中枢神経系は脳と脊髄からなり，脳は**頭蓋腔**に，脊髄は**脊柱管**内に存在している．末梢神経系は頭蓋腔と脊柱管の外に分布する神経であり，**脳神経**，**脊髄神経**，**自律神経**からなる．

　中枢神経系は，神経細胞の細胞体が多く集まる**灰白質**と，神経線維が集合している**白質**に，大きく区別される．白質の中に神経細胞体が結節状に集まっている部分を，とくに神経核という．

2 神経系の発生 (図11-2)

　脳と脊髄は，胎生早期に出現する外胚葉性の**神経管**という1本の管から発達したものである．神経管の頭側から**前脳胞**，**中脳胞**，**菱脳胞**という3つの膨らみができる．前脳胞からは**大脳半球（終脳）**と**間脳**ができ，さらに間脳からは**視床**，**視床下部**が分化していく．菱脳胞からは，腹側に**橋**と**延髄**，背側に**小脳**ができていく．

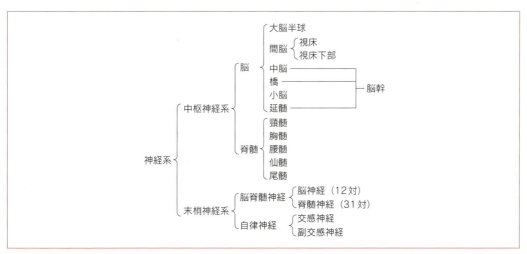

図11-1　神経系の分類

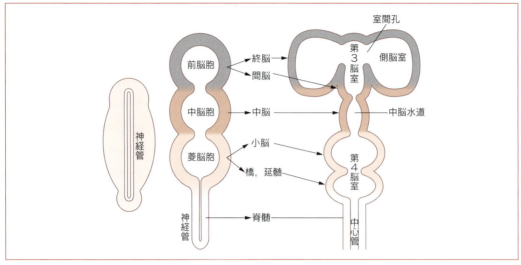

図11-2 神経系の発生

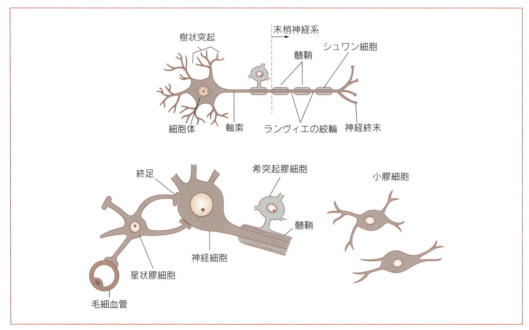

図11-3 神経細胞とグリア細胞

3 神経系の組織学（図11-3）

　神経組織は**神経細胞**と**グリア細胞**からなる．神経細胞は神経組織の構造的・機能的基本単位であり，**神経細胞体**と**神経細胞の突起**からなる．グリア細胞は神経系の支持組織であり，神経細胞を支持し，栄養や代謝に関与している．中枢神経系と末梢神経系では種類が異なる．中枢神経では**星状膠細胞**（アストロサイト），**希突起膠細胞**（オリゴデンドロサイト），**小膠細胞**（ミクログリア）があり，末梢神経では**衛星細胞**，**シュワン細胞**がある．

1) 神経細胞

神経細胞は情報伝達を目的に分化した細胞であり，突起を有し，細胞膜が興奮する性質がある．**樹状突起**は受容した興奮を細胞体に伝え，軸索（神経突起）は興奮を遠くへ送る．神経細胞は神経組織の構造・機能上の構成単位とみなし，ニューロン（neuron）とよばれる．神経細胞から出ている樹状突起や神経突起のうち，長いものを**神経線維**といい，**髄鞘**というさやに包まれているものを**有髄神経線維**，包まれていないものを**無髄神経線維**という．有髄神経線維は興奮の伝導速度が無髄神経線維よりもはるかに速い．また，有髄神経線維の髄鞘は一定の間隔でとぎれており，この部分は**ランヴィエの絞輪**とよばれる．髄鞘は，軸索に電気的な興奮が伝わる際に絶縁体として働くため，興奮は絞輪から絞輪に伝わることになる（**跳躍伝導**）．

2) グリア細胞

神経細胞を支持し，栄養・代謝に関与する細胞を**神経膠細胞（グリア細胞）**という．

(1) 中枢神経系のグリア細胞

① **星状膠細胞（アストロサイト）**：神経細胞と血管系の間に介在し，血液中の物質の神経組織内への取り込みを選択的に調節し，**血液-脳関門**にかかわっている．シナプス周囲を包む場合もあり，その機能の維持に働いている．

② **希突起膠細胞（オリゴデンドロサイト）**：突起の数が少なく，灰白質では神経細胞を包み，白質では**有髄神経線維**の髄鞘を形成している．

③ **小膠細胞（ミクログリア）**：機能的には**大食細胞**と同様で，異物を取り込む貪食能を有する．

(2) 末梢神経系のグリア細胞

① **衛星細胞**：末梢神経において，脊髄神経節や自律神経節の神経細胞体の周囲を取り囲んでいる．

② **シュワン細胞**：末梢神経において，シュワン細胞の細胞膜が何重にもなって軸索の周りを包み，髄鞘を形成する．また，**無髄神経線維**を細胞質で1本ずつ包み込んでいる場合もある．

3) シナプス（図11-4）

ニューロンどうしの間，またはニューロンとそれによって反応する効果器細胞との間に形成される興奮を伝達する接合部位を**シナプス**という．シナプスにおける情報伝達は一方向性であり，**シナプス間隙**を挟んで，興奮を送り出す側を前シナプス側，興奮を受け取る側を後シナプス側という（興奮の伝達は両方向性のものもある）．前シナプス側の細胞質には，ミトコンドリアと多数の**シナプス小胞**がみられる．シナプス小胞には**神経伝達物質**が含まれている．小胞の開口放出によって，神経伝達物質はシナプス間隙に放出され，**後シナプス側**の受容体に結合することで興奮の伝達が行われる．神経伝達物質は，アセチル

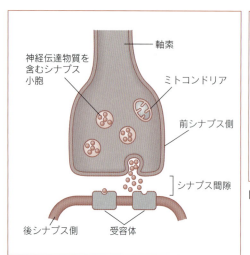

図 11-4　シナプス

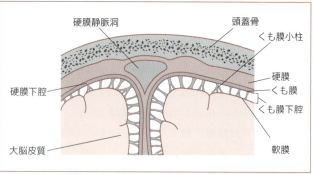

図 11-5　脳膜（髄膜）

コリンをはじめ，ノルアドレナリン，ドーパミン，セロトニン，グルタミン酸など 100 種類以上もある．

シナプスはニューロンとニューロンの間だけでなく，ニューロンと筋細胞や腺細胞の間にもみられる．

4　髄膜（図 11-5）

脳と脊髄は，**硬膜**，**くも膜**，**軟膜**の 3 つの結合組織性の被膜（髄膜）で包まれており，髄膜は場所によりそれぞれ**脳膜**および**脊髄膜**という．

1）硬膜（dura mater）

最外層の膠原線維からなる膜である．脊髄硬膜と椎骨との間には隙間があり，**硬膜上腔**とよばれる．脳硬膜は頭蓋骨に癒着している．また，脳硬膜の大部分は内外 2 葉が癒合しているが，一部両葉が開いたところに静脈があり，**硬膜静脈洞**とよばれる．脊髄硬膜は 2 葉が完全に分かれており，その間に静脈叢がある．脳硬膜の左右の大脳半球の間に入り込んでいる部分は**大脳鎌**とよばれ，大脳と小脳との間の部分は**小脳テント**という．

2）くも膜（arachnoid mater）

硬膜の下の半透明の膜である．くも膜と軟膜との間隙を**くも膜下腔**とよび，**脳脊髄液**で満たされている．膜からはクモの巣のような突起（**くも膜小柱**）が出て軟膜に達している．一方，硬膜とくも膜との間にある隙間は**硬膜下腔**とよばれる．

3）軟膜（pia mater）

脊髄と脳の実質を密着しておおっている薄い膜である．

　くも膜
解剖学用語ではクモ膜（カタカナ）と表記する．

　急性頭蓋内血腫
急性頭蓋内血腫は外から強い力が働いた場合に発生するが，血腫が生じた解剖学的な部位によって 3 つに分類される．①硬膜外血腫は頭蓋骨と硬膜の間に生じる血腫であり，②硬膜下血腫は硬膜とくも膜の間に生じる血腫である．③脳内血腫は脳の実質内に生じる血腫である．
一方，脳卒中の出血性疾患であるくも膜下出血は脳動脈瘤の破裂によることが多く，くも膜の下に出血する．

腰椎穿刺
脊髄腰部のくも膜下腔から脳脊髄液を採取することをいう．通常，第 3・第 4 腰椎間もしくは第 4・第 5 腰椎間の棘突起間の靭帯に針を挿入して行う．脳脊髄液はくも膜下腔と脳室内に存在する無色透明な液体で，脳と脊髄を物理的に保護しており，疾患に応じた変化がみられる．髄膜炎や脳炎では顕微鏡で観察することにより病原体を確認することができ，くも膜下出血では外観が血性となる．

5　脳室と脳脊髄液（図11-2参照）

脳の発生過程で生じる神経管の内腔は拡張して，**脳室**という形で残る．左右の大脳半球内の**側脳室**，間脳にある**第3脳室**，菱脳にある**第4脳室**の4つがある．側脳室と第3脳室の間は**室間孔**，第3脳室と第4脳室の間は**中脳水道**で結ばれている．第4脳室は細くなって脊髄の**中心管**につながっている．

脳脊髄液は，脳室とくも膜下腔を満たしており，その中を循環している．髄液は**脈絡叢**とよばれる毛細血管が突出した軟膜の一部で産生され，くも膜の一部が膨らんで**硬膜静脈洞**に突出した**くも膜顆粒**とよばれる部位で吸収されるとするのが定説である．しかし，最近では末梢神経の神経周膜の末端で組織液として排出される経路なども報告されており，吸収部位は他にもある可能性がある．

6　脳の血管（図11-6）

脳を栄養する動脈は**内頸動脈**と**椎骨動脈**の2系統からなる．左右の内頸動脈と椎骨動脈は脳の下面で互いに吻合し，**大脳動脈輪（ウィリス動脈輪）**を形成する．内頸動脈は**前大脳動脈**と**中大脳動脈**を分枝する．左右の前大脳動脈は，脳底部で**前交通動脈**により結ばれる．

左右の椎骨動脈は合わさって1本の**脳底動脈**となる．脳底動脈は橋と中脳の境界部で左右の**後大脳動脈**に分かれる．**後交通動脈**によって後大脳動脈は内頸動脈と結ばれる．

一方，脳の静脈は，動脈に伴行せずに独自の経路をとる．一定の太さの静脈は至る所で近くの**硬膜静脈洞**に注ぐ．硬膜静脈洞は脳硬膜の両葉の間にある腔であり，内皮細胞でおおわれている．大脳鎌の上縁にある**上矢状静脈洞**，大脳鎌の下縁にある**下矢状静脈洞**，下矢状静脈洞と大大脳静脈が合流してできる**直静脈洞**，小脳テントの後縁に沿う**横静脈洞**など，さまざまな静脈洞がある．最終的に静脈洞は頭蓋底に集合し，**頸静脈孔**を経て**内頸静脈**に注ぎ，頸部を下行する．

II　中枢神経系

1　脊髄（spinal cord）（図11-7～10）

脊髄は**延髄**の続きで，脊柱管の中にあり，長さは40cmほどで，下端は第1～2腰椎の高さで円錐状になって終わる．その部位は**脊髄円錐**といい，その下にさらに下方に走る**馬尾**とよばれる脊髄神経が長い束をなしている．

脊髄の太さは一様ではなく，上に**頸膨大**，下に**腰膨大**という膨らみがある．それぞれ，上肢と下肢に分布する神経が出入りする．

脊髄の横断面は，H字状の**灰白質**とその周りの**白質**からなる．**中心管**が灰白質の中心を貫き，脳室とつながっている．灰白質は**前角**，**側角**，**後角**に分かれる．前角には運動神経細胞が，側角には自律神経細胞が分布し，後角には知

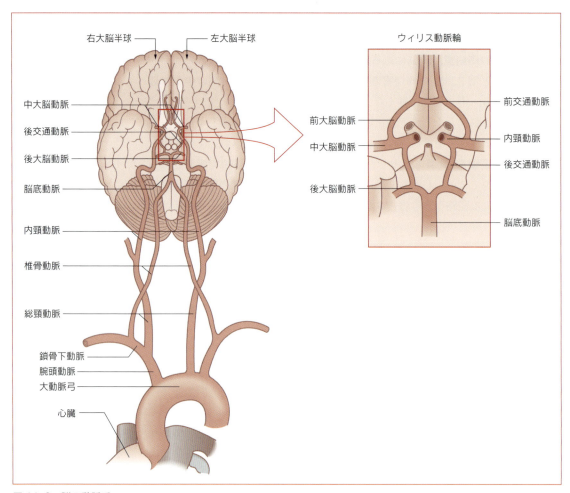

図11-6　脳の動脈系

覚神経の線維が入る．前角から出る運動神経細胞は脊髄神経の前根を形成し，後角に入る求心性の知覚線維は脊髄神経の後根を形成する．前根と後根は合して一本の脊髄神経となる．白質は**前索**，**側索**，**後索**に区分される．

　脊髄の灰白質はさまざまな反射の中枢となっている．白質内部には神経線維が走り，**伝導路**を形成しており，知覚性の**上行路**と運動性の**下行路**からなっている．知覚性の線維は主に後索を走り，運動性の線維は主に側索を走っている．

1）上行路
①**脊髄視床路**：皮膚の温覚，痛覚と触覚の一部を伝えるもので，側索と前索を通り，脊髄内で交叉し，視床を経て，大脳皮質の**体知覚領**に達する．
②**後索路**：**深部感覚**（筋，腱，骨膜，関節などに存在する受容体からの知覚）

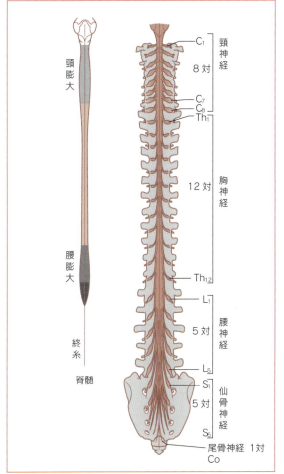

図11-7 脊髄と脊髄神経

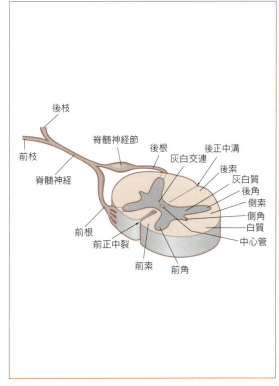

図11-8 脊髄の構造

と触覚の一部の伝導路である．後索を上昇し，延髄でニューロンを換えて，反対側の視床に行き，大脳皮質の体知覚領に達する．

③**脊髄小脳路**：前脊髄と後脊髄小脳路の2つの経路がある．両者とも側索を上行し小脳に達する．運動や姿勢の維持に関係する．

2）下行路（図11-10）

①**錐体路**：**皮質脊髄路**ともよばれる．**大脳皮質運動野**から始まり，延髄の**錐体**を通り下行し，大部分は**錐体交叉**で反対側に行き，脊髄の前角細胞に達してニューロンを換える（**外側皮質脊髄路**）．一部の線維は交叉せずに，**前皮質脊髄路**となって，脊髄前角の運動ニューロンに至る．

また，頭頸部の筋の随意運動は，錐体路と同様の線維で脳神経の運動核に至る経路により調節され，**皮質核路**という．これらの多くは延髄に終わるので，**皮質延髄路**ともよばれる．

②**そのほかの下行路**：大脳皮質運動野からの線維の一部は，大脳基底核や小脳

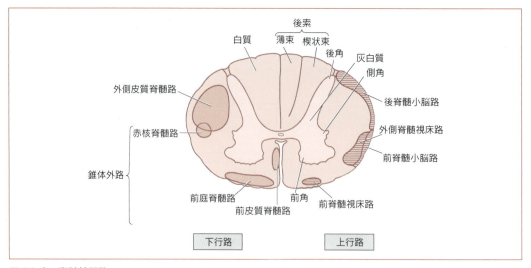

図11-9 脊髄神経路

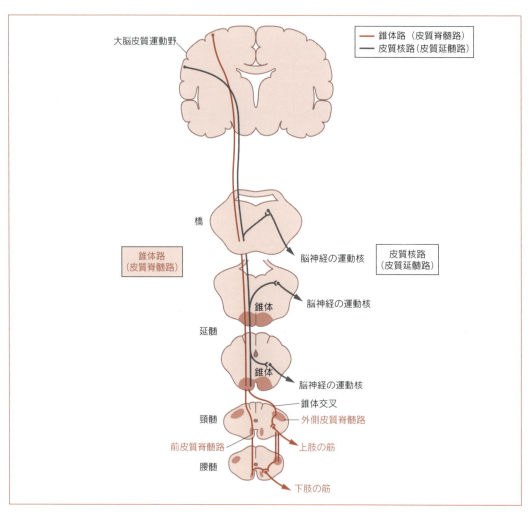

図11-10 下行路

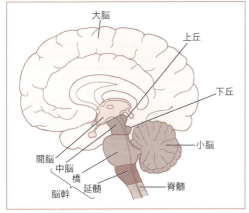

図 11-11 脳幹部の区分

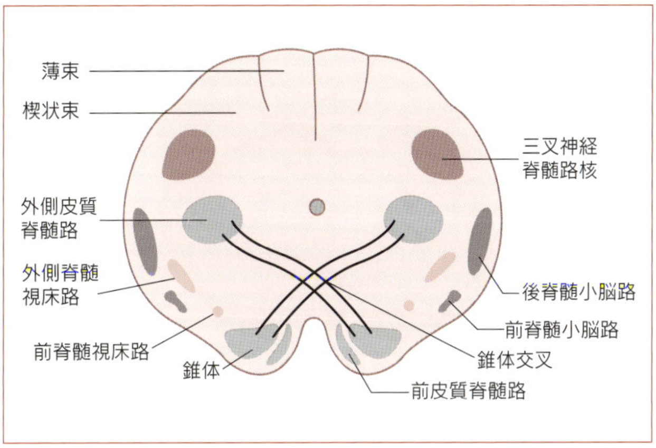

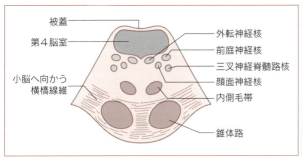

図 11-13 橋の断面図

図 11-12 延髄の横断面

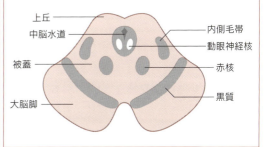

図 11-14 中脳の断面図（上丘の高さ）

を経て視床に送られ，大脳皮質に戻って運動の調節を行うものがある（**錐体外路系**とよばれることがあるが，形態的・機能的に錐体路と区別することはむずかしい）．

2 脳幹 (brain stem)（図 11-11～14）

　大脳から脊髄につながる部分が**脳幹**で，**延髄，橋，中脳**が含まれる．広義では**間脳**を含むこともある．脳幹の背側中央部には，網様体とよばれる構造があり，まばらにある神経細胞は長い軸索と樹状突起をもち，それらが網状に広がっている．身体からの感覚情報や，運動皮質からの運動情報が送られてくる部位であり，運動機能の調節にもかかわる．睡眠や覚醒のレベルの制御，呼吸および循環の制御にも関与しており，生命維持に不可欠な機能を担っている．

　延髄は，脊髄から延びてきたやや太くなった部分で，上方で橋に連なる．腹側には錐体という一対の隆起がある．そこには大脳皮質から脊髄の前角ニューロンに至る錐体路（皮質脊髄路）が通っており，延髄の下端で交叉（錐体交叉）した後，反対側の脊髄側索を下行する．外側にある膨らみは**オリーブ**といい，さらにその外側は**索状体**とよばれ，延髄と小脳を連絡する線維が集まっている．延髄にはさまざまな神経核が存在しており，生命維持に不可欠な**呼吸**

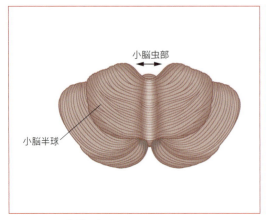

図 11-15　小脳の上面

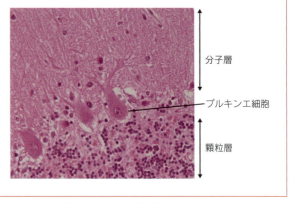

写真 11-1　小脳皮質の光学顕微鏡像（H-E 染色）

中枢や**循環中枢**が形成されている．

　橋は延髄と中脳の間にあって，左右の大脳半球を連ねる橋のような形の部分である．橋の後方には小脳があり，左右両側の3つの**小脳脚**によって小脳と連絡している．**三叉神経**（Ⅴ），**外転神経**（Ⅵ），**顔面神経**（Ⅶ），**内耳神経**（Ⅷ）が出る．これらの脳神経核より腹側には，**内側毛帯**とよばれる末梢から中枢に感覚情報を送る伝導路がある．また，橋の背側面は第4脳室の底部である．

　中脳は橋の前方に続く狭い部分である．腹側表面には**大脳脚**とよばれる膨らみがあり，錐体路が下行する．大脳脚の内側には**黒質**という神経核があり，メラニンを有しており黒色を帯びている．黒質はドーパミン作動性の投射線維を**大脳基底核**に送っている．背側には**上丘**，**下丘**とよばれる膨らみがある．上丘には**視神経**（Ⅱ）の入力，下丘には**内耳神経**（Ⅷ）の入力があり，それぞれ視覚情報，聴覚情報の中継を担っている．

> **脳神経の番号**
> 脳神経は12対あり，神経の位置によりローマ数字でⅠ～Ⅻまで番号が付けられている．

3　小脳（cerebellum）（図 11-11, -15, 写真 11-1）

　小脳は両側の**小脳半球**と正中部の**小脳虫部**からなり，重量は約130 gである．**上小脳脚**，**中小脳脚**，**下小脳脚**でそれぞれ中脳，橋，延髄と連結している．表面は横向きの**脳溝**が密に走っている．表層の**小脳皮質**は灰白質であり，組織学的には表層から，**分子層**，**プルキンエ細胞層**，**顆粒層**の3層からなる．プルキンエ細胞は1層に並ぶ大型の細胞で，細かく分岐した樹状突起を出す．小脳の内部の**小脳髄質**は白質で，**小脳核**を含んでおり，最も大きいものが**歯状核**である．

4　間脳（diencephalon）（図 11-16, -17）

　間脳は，大脳半球と中脳の間にあって第3脳室を囲んでおり，主に**視床**と**視床下部**からなる．視床は第3脳室の両側にある卵形の灰白質で，嗅覚を除

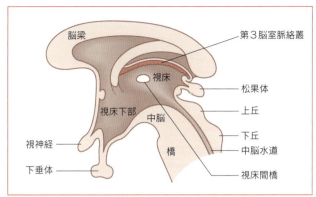
図11-16 間脳（正中矢状断面）

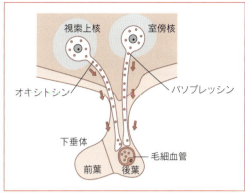
図11-17 視索上核と室傍核

くすべての感覚の伝導路は視床で中継されて大脳皮質に伝えられる．視床の尾側部には**内側膝状体**と**外側膝状体**とよばれる2対の隆起があり，それぞれ聴覚と視覚の中継核となる．

視床下部は視床の下部で，第3脳室の側壁となっている狭い領域である．視床下部には神経系と内分泌系の中枢を担う多数の神経核が存在している．体温調節，摂食調節，飲水調節，性行動や情動行動の調節などの機能を果たすほか，下垂体前葉ホルモンの産生を調節するホルモン（放出ホルモンと抑制ホルモン）を産生する．**室傍核**と**視索上核**のニューロンはそれぞれバソプレッシン（抗利尿ホルモン）とオキシトシンを産生し，これらのホルモンは軸索輸送により下垂体後葉まで運ばれ，そこで血液中に放出される．また，視床下部の神経核には，血液や体液の浸透圧・pH・グルコース濃度をモニターする化学受容器を含むものがあり，恒常性を維持するためのシグナルを交感神経と副交感神経に送っている．

5　大脳

脳の重量はおよそ成人男子1,350 g，女子1,250 gであり，そのうち**大脳**が85％を占める．大脳は，正中部の溝（**大脳縦裂**）によって左右の半球に分かれる．左右の大脳半球は脳梁とよばれる白質の橋によってつながっている．大脳は表層から約3 mmの部分の灰白質からなる**大脳皮質**と，内部の白質からなる**大脳髄質**に大きく分けられるが，白質の中にも**大脳基底核**とよばれる灰白質がある．

1）大脳皮質と機能局在（図11-18，-19）

大脳の表面には，**大脳溝**と溝に挟まれた高まりである**大脳回**があり，両者は大脳皮質の表面積を広げている．溝には**外側溝**，**中心溝**，**頭頂後頭溝**があり，それらによって**前頭葉**，**頭頂葉**，**後頭葉**，**側頭葉**に分けられる．また，外側溝の奥には**島**とよばれる皮質領域がある．

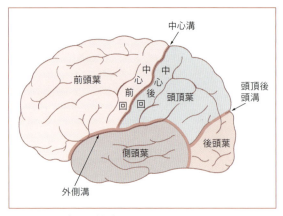
図11-18 大脳の外側面

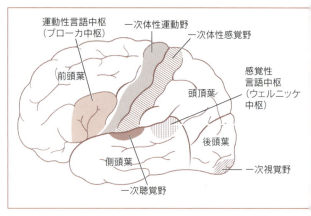
図11-19 大脳の外側面の主な機能の領域

　大脳皮質は領域に応じて定まった機能が対応しており，**機能局在**とよんでいる．運動を指令する領域を**運動野**，感覚性インパルスが到達する領域を**感覚野**，それ以外の新皮質領域を**連合野**という．
　一次体性運動野は前頭葉の後端部で，中心溝の前の**中心前回**にある．**一次体性感覚野**は頭頂葉の前端部で，中心溝の後ろの**中心後回**にある．一次体性運動野と一次体性感覚野では，大脳皮質の部位と身体の部位との間に対応関係があり，手指などのような精密な運動を必要とする部分に対応する運動野の部位は広い．また，口唇などの知覚がより鋭敏な部分に対応する一次体性感覚野の部位も広くなっている．一次体性運動野も一次体性感覚野も，大脳半球の反対側の半身に対応している．これは，随意運動を司る経路も，体知覚の伝導路も，左右のものが延髄で交叉していることによる．
　一次視覚野は後頭葉の内側面の鳥距溝の周囲にある．一次聴覚野は側頭葉の上面で外側面に面する部位にある．前頭葉の外側面の下部には**運動性言語中枢（ブローカ中枢）**があり，側頭葉には**感覚性言語中枢（ウェルニッケ中枢）**がある．前者が障害を受けると言葉を理解することはできるが自分で話すことができなくなり，後者が障害を受けると言葉を理解することができなくなる．多くの場合，言語中枢は一方の半球にしかなく，言語中枢のある方を**優位半球**という．
　連合野は運動野や感覚野と異なり，情報の入力と出力の両方があって，情報の処理を行っていると考えられる．**前頭連合野**はヒトで発達しており，頭頂葉，側頭葉，後頭葉の皮質と広く線維連絡があり，ヒトの高次の精神活動を担っている．計画を立てたり，意欲にも関係している部位である．**頭頂連合野**は体性感覚野の後方にあり，自身の空間的な位置情報の処理や，体性感覚の判断などに関係している．**側頭連合野**の上部は聴覚認知に関与しており，下部は視覚情報の処理を行っている．

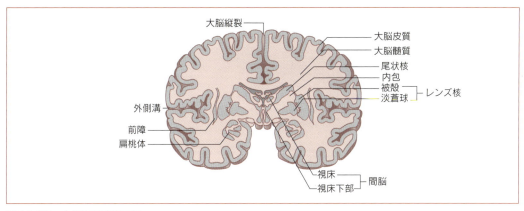

図 11-20　大脳の前頭断面図

2) 大脳髄質と基底核（図 11-20）

大脳髄質は皮質の下の白質部である．同じ半球の異なる領域を結ぶ神経線維束を**連合線維**という．また，左右の大脳半球を結ぶものを**交連線維**といい，大脳皮質と下位の脳と脊髄とを結ぶ線維を**投射線維**という．**内包**は，上行性と下行性線維の大部分からなり，左右の視床の外側に位置している．

大脳基底核は大脳半球の深部にある灰白質で，**尾状核**，**レンズ核**，**扁桃体**からなり，レンズ核は**淡蒼球**と**被殻**の2つに分けられる．被殻と尾状核は合わせて**線条体**とよばれる．尾状核は視床をC字状に取り囲んでいる．

大脳基底核は運動の調整作用にかかわっている．大脳皮質の運動野や中脳の黒質からの入力を受け，視床を経由して大脳皮質に出力する．また，認知機能や情動にも関与している．

3) 大脳辺縁系（図 11-21）

大脳辺縁系は，系統発生学的に古い大脳半球の部分の総称で，大脳半球の内側面で脳梁をC字型に取り囲む領域である．**扁桃体**，**帯状回**，**海馬**，**脳弓**，**乳頭体**などが構成要素である．大脳辺縁系は視床下部とともに本能行動や情動などの機能に関与していると考えられる．また，嗅覚と記憶にも関係している．特に海馬は学習や記憶に関係している部位であり，アルツハイマー病では著明な萎縮がみられる．

III 中枢神経系の主な伝導路

1　反射路

反射路は**反射弓**ともいい，反射が起きるための経路である．刺激に対する受容器，受容器から反射中枢までの求心路，反射中枢，反射中枢からの信号を伝

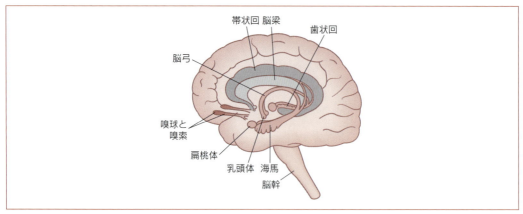

図 11-21　大脳辺縁系

える遠心路，遠心路からの信号によって反応を起こす効果器がある．膝蓋腱反射は，膝蓋靱帯（腱）を叩くと大腿四頭筋が収縮して下腿が伸展する反射であり，反射の代表的なものである．これは，膝蓋靱帯（腱）の伸展によって生じた刺激が，まずこの靱帯の知覚神経を介して脊髄の後角に入る．その結果，脊髄の前角にある大腿四頭筋を支配する運動性神経細胞が興奮し，この筋が収縮し下腿が伸展することによって生じる反射である．

2　求心性伝導路

求心性伝導路には，皮膚や筋などからの体性感覚の伝導路と，視覚や聴覚などの特殊感覚の伝導路がある．

1）体性感覚の伝導路

頭頸部，四肢，体幹の体性感覚は脊髄神経の後根を経て脊髄に伝えられ，脊髄視床路と後索路により上位の中枢に送られる．

(1) 温覚・痛覚
　脊髄視床路により伝えられる．
(2) 触覚・深部感覚
　脊髄の**後索路**により伝えられる．

2）視覚路

網膜の視細胞の興奮は，視神経により**視交叉**を経て**外側膝状体**に達する．ここでニューロンを換え，**視放線**をつくり，大脳半球の後頭葉の**一次視覚野**に達する．

3）聴覚路

聴覚を伝える**蝸牛神経**は，脳幹に入って**蝸牛神経核**でニューロンを換え，視床の**内側膝状体**に達する．ここでニューロンをさらに換え，**聴放線**をつくり，大脳半球の側頭葉の**一次聴覚野**に達する．

4）平衡覚路

内耳の**平衡覚**の刺激は，前庭神経により脳幹に入って前庭神経核に達し，大部分の線維は小脳へ向かう．

5）味覚路

舌の前2/3の感覚を支配するのは三叉神経の枝である舌神経であり，そのなかの**味覚線維**は顔面神経に由来している．舌の前2/3の味覚は，これらの神経を介して橋の**孤束核**に伝わる．舌の後1/3の感覚は舌咽神経に入るが，ここからの味覚線維も孤束核に終止する．

6）嗅覚路

嗅神経は篩骨の篩板の孔を通って頭蓋腔の**嗅球**に達する．そこから，大脳皮質の**嗅覚野**に行く．

IV 末梢神経系

1 脳神経（図11-22,-23）

脳から出る末梢神経である脳神経は，前方から後方へ向かって12対ある．多くは頭蓋底にある**孔**，**裂**，**管**を通って，頭部，顔面，頸部に分布する．迷走神経はさらに胸腔，腹腔に広がっている．神経線維には知覚神経，運動神経，副交感神経が含まれている．第Ⅰと第Ⅱ脳神経以外はすべて脳幹から出ている．

①**嗅神経（第Ⅰ脳神経）**：嗅上皮の嗅細胞が受容した嗅覚情報を，大脳下面の嗅球まで伝える知覚神経である．嗅細胞の軸索が集まって嗅神経となる．脳神経のなかで最も短い．嗅細胞には線毛と同様の構造をした**嗅小毛**があり，この細胞膜に嗅物質がつくと，嗅細胞の興奮が生じる．

②**視神経（第Ⅱ脳神経）**：視覚情報を伝える知覚神経である．網膜で受容した視覚刺激は視神経から脳底の**視交叉**を経て，**視索**とよばれる部位から大部分は間脳の外側膝状体に至る．視交叉では網膜の内側半部からの線維だけが交叉し，外側半部からの線維は交叉しないため，**半交叉**とよばれる．網膜には，**杆状体細胞**と**錐状体細胞**の2種類の細胞があり，前者は明暗に，後者は色に反応して，興奮が生じる．

③**動眼神経（第Ⅲ脳神経）**：眼球運動にかかわる外眼筋のうち4つの筋（**上直筋**，**下直筋**，**内直筋**，**下斜筋**）ならびに**上眼瞼挙筋**も支配している．**瞳孔括約筋**と**毛様体筋**の運動を調節する副交感神経も含まれている．

④**滑車神経（第Ⅳ脳神経）**：眼球を外下方に動かす**上斜筋**を支配する運動神経．

⑤**三叉神経（第Ⅴ脳神経）**：橋から出ると**眼神経**，**上顎神経**，**下顎神経**の3枝に分かれているため，この名がある．顔面と頭部の知覚神経であるとともに，下顎神経は咀嚼筋を支配する運動神経をもつ．

⑥**外転神経（第Ⅵ脳神経）**：眼球を外側へ回す**外直筋**を支配する運動神経である．

脳波

脳波とは，脳神経細胞の自発的電位変動を頭皮上の電極によって記録したものをいう．意識レベルの高低の区別のほかに，てんかん，脳腫瘍，脳内血腫などの診断に用いられる．脳波の波形によって覚醒状態と睡眠状態がわかり，それぞれさらにいくつかの意識レベルに区別することが可能となる．また，脳死の判定にも用いられる．

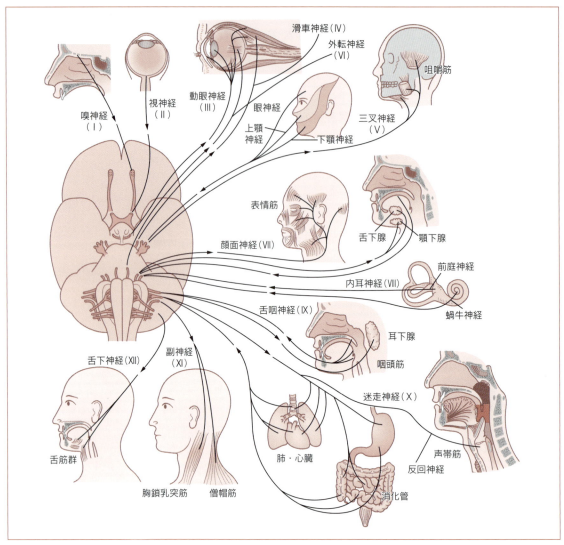

図11-22 脳神経

⑦**顔面神経（第Ⅶ脳神経）**：顔面の**表情筋**を支配する運動神経と，**涙腺**や**唾液腺（顎下腺と舌下腺）**の分泌を調節する副交感神経ならびに舌の前2/3の味覚を司る知覚神経からなる．

⑧**内耳神経（第Ⅷ脳神経）**：平衡感覚に関係する**前庭神経**と聴覚を伝える**蝸牛神経**からなる知覚神経である．前者は**半規管**と**前庭**から出て，後者は**蝸牛**から出ている．

⑨**舌咽神経（第Ⅸ脳神経）**：延髄より出る，主に舌と咽頭に分布する知覚神経と運動神経である．舌の後ろ1/3の味覚と咽頭の粘膜に分布する知覚神経，**嚥下**に必要な咽頭筋を支配する運動神経，さらに**耳下腺**へ行く副交感神経（唾液分泌神経）も含んでいる．

⑩**迷走神経（第Ⅹ脳神経）**：大部分は副交感神経で胸部，腹部（骨盤腔を除く）

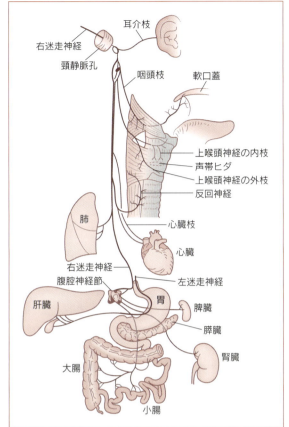

図 11-23　迷走神経の分布

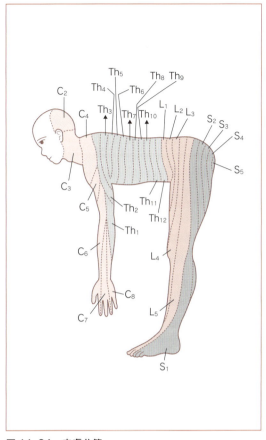

図 11-24　皮膚分節
脊髄神経の知覚線維の帯状支配領域.

の内臓に枝を送っており，各内臓の平滑筋の運動と腺の分泌を調節する．運動枝の**反回神経**は咽頭や喉頭部を支配し，発声や嚥下を司る．喉頭や外耳道の知覚にもかかわっている．

⑪**副神経**（第Ⅺ脳神経）：**胸鎖乳突筋**と**僧帽筋**を支配する運動神経である．

⑫**舌下神経**（第Ⅻ脳神経）：**舌筋**を支配する運動神経である．

2　脊髄神経

1）脊髄神経の前枝と後枝（図11-7，-8，-24）

脊髄神経は脊髄に出入りする末梢神経で，31対ある．内訳は**頸神経**8対（第1頸椎の上からも出るため，頸椎よりも1対多い），**胸神経**12対，**腰神経**5対，**仙骨神経**5対，**尾骨神経**1対である．脊髄神経の**前根**（運動性の神経線維）と**後根**（知覚性の神経線維）は合流して混じり，椎骨の**椎間孔**から脊柱管の外に出た後に**前枝**と**後枝**に分かれる．前枝は後枝より太く，上下で吻合し**神経叢**をつくって，上・下肢と体幹の腹側の皮膚と筋に分布する．後枝は背側の皮膚と筋に分布する．

脊髄神経の知覚線維の分布は規則的で，分節が明瞭である．この知覚神経の

帯状の分布を**皮膚分節（デルマトーム）**という．

2）頸神経叢
　頸神経叢からは，頸部から肩の皮膚や筋に分布する多くの枝が出る．また，**横隔膜**を支配する**横隔神経**が出る．

3）腕神経叢（図11-25～27）
　腕神経叢からは上肢と上肢帯の皮膚と筋に分布する枝が出ている．**筋皮神経，正中神経，尺骨神経，橈骨神経，腋窩神経**が重要な枝である．
①**筋皮神経**：上腕の屈筋群（上腕二頭筋，上腕筋，烏口腕筋）と前腕の皮膚の一部に分布する．
②**正中神経**：肘窩から前腕の中央を走行する．前腕の屈筋群と母指球筋を支配し，手掌の橈側半分の皮膚にも分布する．
③**尺骨神経**：前腕と手の屈筋全体に分布し，手の尺側の皮膚に分布する．
④**橈骨神経**：上肢で最も大きい神経であり，すべての上肢伸筋を支配し，上腕と前腕の後面の皮膚と，手背の橈側の皮膚に分布する．
⑤**腋窩神経**：三角筋とその周囲の皮膚に分布する．

4）肋間神経
　胸神経の前枝は**肋間神経**とよばれ，肋間動・静脈に伴行して肋骨の下縁に沿って進み，胸腹壁の筋と皮膚を支配する．

5）腰神経叢（図11-28）
　腰神経叢は，下腹部，鼠径部，大腿の皮膚と筋に分布する．そのなかで最大の枝である**大腿神経**は，大腿の伸筋（大腿四頭筋）や皮膚を支配する．**閉鎖神経**は，骨盤の閉鎖孔を通過し，大腿の内転筋群と大腿内側の皮膚を支配する．

6）仙骨神経叢（図11-28）
　仙骨神経叢は，下肢のほとんどの皮膚と筋を支配する．**上殿神経**および**下殿神経**も出て，殿部の筋を支配する．仙骨神経叢のなかで人体最大の神経である**坐骨神経**が重要である．坐骨神経は大腿の屈筋に枝を出して，その後，外側の**総腓骨神経**と内側の**脛骨神経**に分かれる．総腓骨神経は**浅・深腓骨神経**に分かれ，浅腓骨神経は腓骨筋と足背の皮膚に分布する．深腓骨神経は下腿の伸筋群と足背の筋に分布する．脛骨神経は下腿の屈筋と足底の筋を支配し，下腿後面と足底の皮膚に分布する．仙骨神経叢からは**陰部神経**も出て，会陰の筋と皮膚に分布する．

手根管症候群
手首の手根管内での炎症などにより，正中神経が圧迫・傷害されることをいう．母指球筋が麻痺し，猿手とよばれる形になる．また，橈側の手指の感覚障害が起こる．

鷲手，下垂手
尺骨神経が麻痺すると，支配されている手の筋群が麻痺し，指が鷲手とよばれる形になる．また，橈骨神経が麻痺すると，手くびも指も伸びなくなり，下垂手とよばれる形になる．

坐骨神経痛
坐骨神経領域の神経痛で，この神経の走行に沿って痛みが生じる．殿部から下肢に放散する痛みである．腰・仙髄の神経根が椎間板ヘルニアなどで圧迫されることによって起こることが多い．

下垂足
総腓骨神経は，腓骨頭を外側から回り込むため，圧迫や損傷を受けることがある．この時，足が下垂して，つま先を地面につけるような下垂足とよばれる形になる．

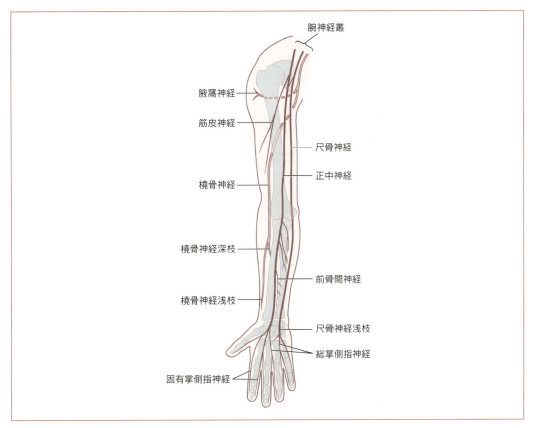

図 11-25 上肢の神経

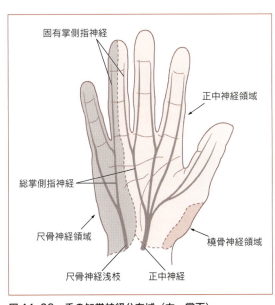

図 11-26 手の知覚神経分布域（右，掌面）

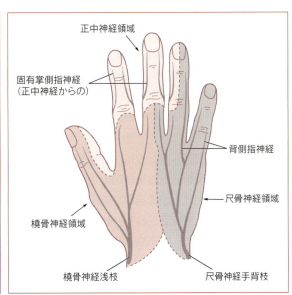

図 11-27 手の知覚神経分布域（右，手背面）

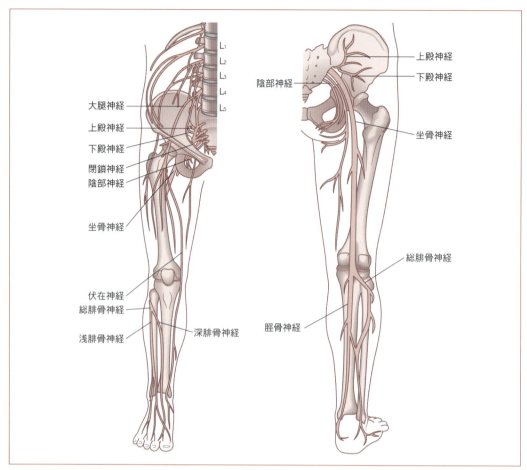

図 11-28　下肢の神経

3　自律神経
1）交感神経と副交感神経（図 11-29）

　自律神経は末梢神経系の一つであり，意志を介することなく臓器の運動や分泌を調整する神経系である．**交感神経**と**副交感神経**の 2 種類があり，大部分の臓器は両方の分布を受けている．両者は互いに拮抗的に作用し，一方が内臓機能を促進するように働くとき，他方は反対に抑制に働く．

　交感神経，副交感神経ともに，神経細胞の集合による自律神経節でニューロンを換える．中枢神経から神経節までの線維を**節前線維**，神経節から末梢のものを**節後線維**という．節前線維の末端からは，交感神経および副交感神経ともにアセチルコリンが分泌される．節後線維の末端では，交感神経ではノルアドレナリンが分泌され，副交感神経ではアセチルコリンが分泌される．

2）交感神経系

　交感神経は脊髄の**胸髄**と**腰髄**から出て，脊柱の両側にある**交感神経節**に入

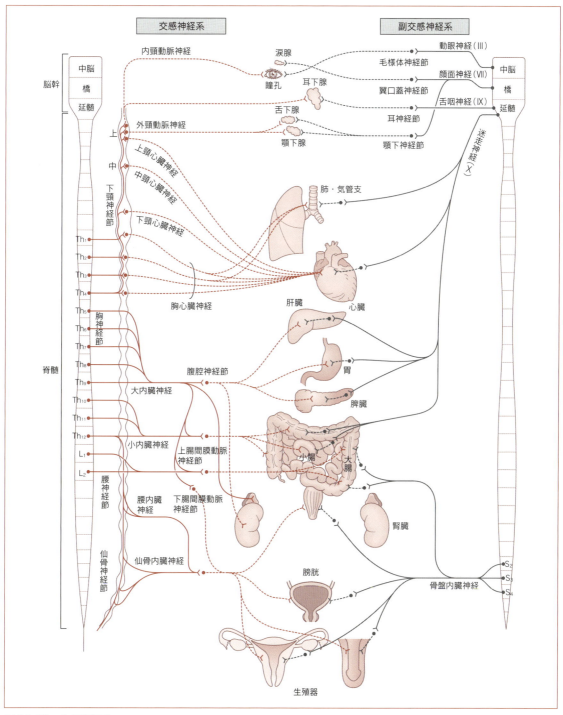

図 11-29 自律神経系

る．交感神経節は上下につながって左右一対の**交感神経幹**になる．その後の経路は，次のように分けられる．

(1) 頸部
　頸部の交感神経幹には3対の**上・中・下頸神経節**がある．それらから出る神経は，頭頸部の器官や腺に分布する．また，**上・中・下頸心臓神経**も出て，洞房結節に分布している．

(2) 胸部
　胸部の交感神経幹には10～12対の**胸神経節**がある．それらから出る神経は気管，肺，食道などに分布する．また，**大内臓神経**，**小内臓神経**が起こり，横隔膜を貫いて，**腹腔神経節**や**上腸間膜動脈神経節**に達する．そこからの節後線維は，腹腔神経叢をつくって腹部内臓に分布する．

(3) 腹部
　腹部の交感神経幹には4～5対の**腰神経節**がある．それらから**腰内臓神経**が出て，**腹大動脈神経叢**と**上下腹神経叢**に入る．腹大動脈神経叢には**下腸間膜動脈神経節**が含まれる．

(4) 骨盤部
　骨盤部の交感神経幹には4～5対の仙骨神経節がある．そこから仙骨内臓神経が出る．腰部の上下腹神経叢からの**下腹神経**と副交感神経である**骨盤内臓神経**とともに，直腸や膀胱の付近に**下下腹神経叢（骨盤神経叢）**をつくり，骨盤内臓に線維を送る．

3）副交感神経系
　副交感神経は，4つの脳神経と仙骨神経の中に含まれている．

(1) 動眼神経
　眼窩の後方に位置する**毛様体神経節**に入り，ここでニューロンを換えた節後線維は，**毛様体筋**と**瞳孔括約筋**に分布する．

(2) 顔面神経
　顔面神経から途中で分かれて，**翼口蓋神経節**でニューロンを換えて涙腺に分布するものと，**顎下神経節**でニューロンを換えて**顎下腺**と**舌下腺**に分布するものがある．

(3) 舌咽神経
　耳神経節に達してニューロンを換え，**耳下腺**に分布する．

(4) 迷走神経
　迷走神経は，約80％が副交感神経系の線維からなる神経であり，頸・胸・腹部の広範な臓器に分布し，その運動と分泌機能を調整する．

(5) 仙骨神経
　仙骨神経から分かれた**骨盤内臓神経**は副交感神経を含み，前述のように交感神経とともに，**下下腹神経叢（骨盤神経叢）**をつくり，骨盤内臓と外陰部に分布する．

第12章 感覚器系

外界または体の内部に対する物理的刺激や化学的刺激の受容装置を**感覚器**という．その情報は，**知覚神経**を介して中枢神経に達する．**視覚器**，**平衡聴覚器**，**味覚器**，**嗅覚器**がこれに属する．また，皮膚は，身体の機械的な保護と体温調節の機能をもっているが，**触覚**，**圧覚**，**温覚**，**痛覚**を受容する感覚器としての機能を重視して，この章で取り扱う．

1 視覚器（visual organ）

視覚器は光刺激を感受する器官で，**眼球**と**眼瞼・結膜・涙器・眼筋**などの眼球の付属器からなる．

1) 眼球の構造（図12-1，-2）

眼球は，**眼窩**の前部を占め，全面は**眼瞼**によって保護され，視神経によって脳とつながっている．眼球の周囲には**眼窩脂肪体**があり，外部の衝撃から保護している．

眼球の壁は，**外膜**，**中膜**，**内膜**からなる．外膜は，前方の1/6程は透明な**角膜**よりなり，**重層扁平上皮**でおおわれる．角膜には**眼神経**（三叉神経の枝）の枝が分布し，刺激に対して非常に鋭敏である．後方の5/6は白く不透明な

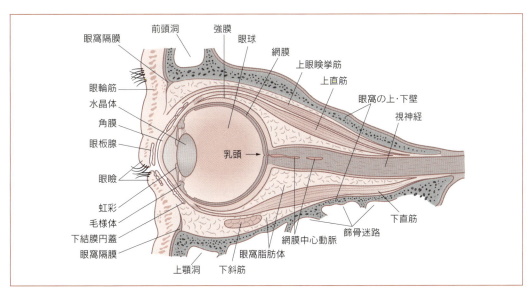

図12-1 眼球とその付属器の縦断（矢状断）

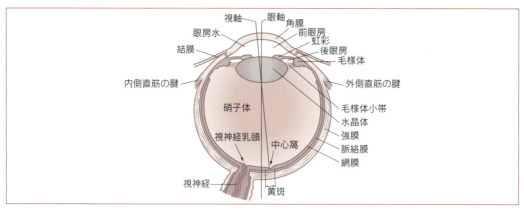

図 12-2　眼の構造（右，水平断）

強膜よりなる．これらは緻密な膠原線維からなる．強膜は視覚を伝達する視神経を包む膜に移行する．

　眼球壁の中膜は，後方から**脈絡膜，毛様体**および**虹彩**からなり，強膜の内面にある暗褐色の薄膜で，**色素細胞**と血管に富む柔軟な結合組織層である．眼球に対する外部からの光線を遮り，かつ栄養を与える．脈絡膜は，血管に富む結合組織層で，黒褐色をなし，**視細胞層への光の反射を防ぐ．毛様体**は，脈絡膜の前方に続く肥厚した部分で，これから内方に伸びる**毛様体小帯（チン小帯）**という細い線維によって**水晶体**が支えられ，平滑筋性の**毛様体筋**により，水晶体の膨らみを調節する．水晶体は両面が凸のレンズ様物質で，虹彩は毛様体から起こり，水晶体の前方を縁どるように存在する．虹彩は血管，神経，色素細胞に富み，中央には**瞳孔**が開く（図 12-3）．瞳孔の内部には副交感神経に支配される輪走する**瞳孔括約筋**と，交感神経に支配される放射状に走る**瞳孔散大筋**という平滑筋があり，眼球に入る光の量を調節している．

　眼球の内膜は**網膜**とよばれ，光の刺激を神経の興奮に変えて視神経に伝える．網膜は光を感じる後半部の**網膜視部**と，毛様体・虹彩の内面をおおい，光を感じない前半部の**網膜盲部**とに分けられる．網膜は外層から，**色素上皮層，杆状体・錐状体層，外境界膜，外顆粒層，外網状層，内顆粒層，内網状層，神経細胞層，神経線維層，内境界膜**で構成される．視神経が出ていく部位を**視神経乳頭（視神経円板）**といい，視細胞が存在しないため光を感じない．視神経乳頭のやや外側に，黄色の丸い部分である**黄斑**があり，その中央部はくぼんで**中心窩**といわれる．光を感じる視細胞は，網膜のいちばん深層にある．視細胞の形から**杆状体細胞**と**錐状体細胞**の２種類に区別される．杆状体細胞は網膜の周辺部に多く，明るさの識別に関係している．錐状体細胞は中心窩の付近にみられ，色の識別に関係している．網膜の最外層の色素上皮層は，単層立方上皮よりなり，視細胞の機能維持に役立つ．中心窩の内側部にある視神経乳頭は視神経の進入部に相当し，視細胞は存在しない．

　眼球は，水晶体によって前後に２分される．前方部は虹彩によってさら

眼底検査
眼底鏡を用いて瞳孔を通して網膜を観察する検査をいう．眼底は体外から細動脈の状態を観察できる唯一の場所であり，眼疾患のみならず，高血圧症，糖尿病，動脈硬化などの全身疾患に伴う変化も診断できる．脳と関係する視神経乳頭もみることができるため，脳腫瘍などの頭蓋内疾患に伴う変化にも気づくことができる．

近視，遠視，老眼
眼に光が入ると，屈折して網膜に焦点が集まり，結像する．近視は，遠くのものを見るとき，焦点の位置が網膜の手前に来てしまう．遠視は逆に焦点の位置が網膜よりも奥にくるため，近くのものも遠くのものもぼやけて見えづらくなる．いずれもレンズにあたる角膜や水晶体の屈折力が正常でないことによる．老眼は水晶体の弾力性がなくなり，近くのものをみるために厚くなる調節機能を失うことによる．

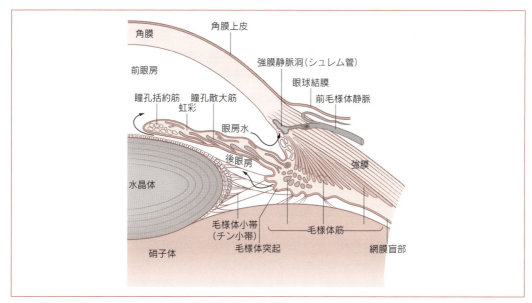

図 12-3　眼の前部の断面

に2分され，角膜と虹彩の間の空間を**前眼房**，虹彩と水晶体との間の空間を**後眼房**といい，それぞれ**眼房水**で満たされている．眼房水は，**毛様体上皮**から分泌され，角膜と強膜の境界にある**強膜静脈洞（シュレム管）**から**前毛様体静脈**に吸収される．後方部分は，透明なゼリー状の硝子体で満たされている．硝子体は，眼球の内圧を保つ働きがある．

2）眼球の付属器

付属器には**眼瞼**，**結膜**（**眼球結膜**，**眼瞼結膜**），**涙器**（**涙腺**，**涙小管**，**涙嚢**，**鼻涙管**），**外眼筋**がある．

(1) 眼瞼（まぶた）

外側は皮膚，内面は結膜からなる上下2枚のヒダで，眼球を保護する役目をする．眼瞼縁には**睫毛**（まつ毛）が生えている．眼瞼の内部には**眼輪筋**や硬い結合組織性の**瞼板**があり，上眼瞼には**上眼瞼挙筋**がある．瞼板の中には**瞼板腺（マイボーム腺）**とよばれる脂腺があり，脂肪性の液を分泌する．

(2) 結膜

眼瞼の後をおおう結膜は**眼瞼結膜**といい，**結膜円蓋**とよばれる折れ返りによって眼球表面をおおう**眼球結膜**に続く．

(3) 涙器

涙腺は，眼球の上外側にあり，そこから分泌された涙は眼球前面を潤して，角膜の乾燥を防ぐ役割をする．涙は**内眼角**（目がしら）のほうへ流れて集まり，上下の涙点から**涙小管**を通って涙嚢に集まり，**鼻涙管**を通って鼻腔の**下鼻道**に流れる．

(4) 外眼筋

眼球の運動のために，眼窩のなかに6個の横紋筋，すなわち外眼筋がある．

上直筋，**下直筋**，**内側直筋**，**外側直筋**の4つは，眼窩の後端で視神経を取り巻く**総腱輪**から起こり，眼球の上面，下面，内側，外側を前方へ走り，強膜に付着する．これらの4筋は，それぞれ眼球を上方，下方，内側，外側へ向ける．

上斜筋は，眼窩の総腱輪から起こり，眼球の内側上面を走ってから，眼窩の入口の内側上方にある腱性の**滑車**によって後外方へ方向転換し，眼球の上面に着く．眼球を下外側の方へ向ける働きをする．

下斜筋は，眼窩の内側前方より起こり，眼球の下を回って眼球の後外側面に着き，眼球を上外側へ向ける．

上斜筋は**滑車神経**，外側直筋は**外転神経**，他の外眼筋は**動眼神経**に支配される．眼球の動きは，これらの筋が協働することによって行われる．

2　平衡聴覚器（vestibulocochlear organ）（図12-4）

聴覚器は音を聞く器官で，**外耳**，**中耳**，**内耳**からなる．内耳は聴覚器であるとともに，平衡感覚を司る器官でもある．よって，全体をまとめて平衡聴覚器という．

1）外耳

外耳は**耳介**と**外耳道**からなる．耳介は集音器の役割を果たしている．耳介は，皮膚におおわれた**耳介軟骨（弾性軟骨）**を骨組みとし，下端部には，柔らかい**耳垂**（耳たぶ）が下がる．外耳道は，**外耳孔**から**鼓膜**に至る管であり，外耳道の外1/3～1/2は壁が軟骨，内2/3～1/2は壁が骨でできている．外耳道はS状に少し曲がっており，外耳道の皮膚には**耳道腺**という**アポクリン腺**があり，**耳垢**を分泌する．

2）中耳

外耳と中耳の境界となる円形の薄い線維性の膜が，**鼓膜**である．鼓膜は外耳道に対して下前方にやや傾斜している．中耳は，鼓膜の奥にある**鼓室**と，咽頭に連絡する**耳管**からなる．鼓室は，内面は粘膜におおわれ，鼓膜と**内耳**とを連絡する**ツチ骨**，**キヌタ骨**，**アブミ骨**とよばれる小さな**耳小骨**があり，互いに関節で連結し，音波による鼓膜の振動を内耳の**前庭窓**に伝える役割を果たす．これらの耳小骨には，**鼓膜張筋**がツチ骨に，**アブミ骨筋**がアブミ骨にそれぞれ付着しており，強い音刺激に対して収縮し耳小骨の運動を弱め，耳小骨による伝達を減弱して内耳に過度の刺激が加わらないように働いている．耳管は鼓室と咽頭をつなぐ管で，物を飲み込むときなどに一時的に開く．鼓室内圧と大気圧との間にずれが生じると耳が痛くなるが，耳管が開くことによって鼓室内圧と大気圧とが等しく保たれ，鼓膜が振動しやすい状態になる．

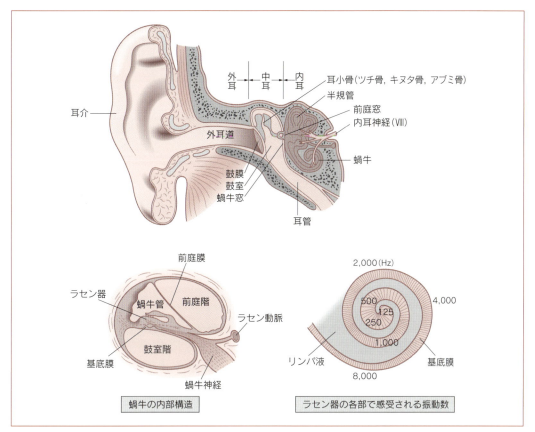

図 12-4　聴覚器

3）内耳（図 12-5）

　内耳は側頭骨の**錐体**の中にあり，**骨迷路**とよばれる骨室内にある軟部組織の**膜迷路**は聴覚と平衡感覚を司る．両迷路間は外リンパ，膜迷路の内部は内リンパとよばれる液体で満たされている．

　骨迷路の前方に，聴覚に関係する**蝸牛**（cochlea），平衡感覚に関係する中央部の**前庭**（vestibule），回転運動や加速度に関係する後方の**半規管**がある．

　蝸牛は，かたつむりの殻の形をした器官であり，上部の**前庭階**，中部の**蝸牛管**，下部の**鼓室階**の 3 層構造が区別され，内部はリンパ液で満たされている．耳小骨の振動は，前庭窓に伝わって前庭階のリンパを振動させ，次いで鼓室階の外リンパに伝えられる．この外リンパの振動は，蝸牛管内の内リンパに伝えられ，その振動は蝸牛管内の**ラセン器（コルチ器）**の有毛細胞を刺激して音を感受し，**蝸牛神経**によって伝えられる．

　前庭には**球形嚢，卵形嚢**とよばれる 2 つの袋があり，その内面に**平衡斑**とよばれる感覚上皮の領域がある．平衡斑の有毛細胞が，身体の姿勢や方向，運動（加速度）に関する情報を感受する．半規管は，前・後・外側の 3 つの直交する半円周形の管で，それぞれ途中に**膨大部**という膨らみがある．膨大部の内面には，感覚細胞の集まる**膨大部稜**があり，ここで身体の回転運動の情報が

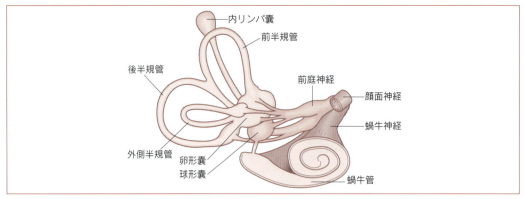

図12-5　平衡聴覚器と脳神経との関係

感受される．前庭ならびに半規管からの平衡感覚は**前庭神経**によって伝えられる．

3　味覚器

　味覚器は**舌**にある粘膜の一部が味を感じる器官であり，舌の**味蕾**がそれにあたる．味覚は，**有郭乳頭**と**葉状乳頭**にある味蕾で大半が感受される．一部は軟口蓋，咽頭の上皮でも感受するといわれる．味蕾は**味細胞**，支持細胞と基底細胞からなり，その上端の**味孔**が口腔に開く（図12-6, -7，写真12-1）．

　味覚は，前方2/3が**顔面神経**によって，後方1/3が**舌咽神経**によって支配される．味覚の情報は側頭葉の**味覚野**に達し，味覚を感じる．

　舌の一般感覚は，前方2/3が三叉神経の枝の**舌神経**（下顎神経）によって，後方1/3が**舌咽神経**によって支配される．

4　嗅覚器（olfactory organ）

　鼻腔粘膜のうち鼻腔の天井で篩骨の**篩板**の下面をおおう部分で，粘膜が特殊化して，においを感じ取る**嗅粘膜**になる（図12-8）．そこには**嗅細胞**を含む**嗅上皮**がある．嗅上皮は，嗅細胞と支持細胞の2種の丈の高い細胞と基底細胞から構成され，嗅細胞から出た軸索が集まって**嗅神経**をなし，篩板の孔を通り，脳底にある**嗅球**に入る．

5　皮膚（skin）（図12-9）

　全身の表面をおおう皮膚は**触覚**，**圧覚**，**痛覚**，**温覚**を感受する感覚器であるが，身体の機械的刺激からの保護，体温の調節，体内の水分の保持などの働きをもっている．皮膚と皮膚の付属器（毛，爪，皮脂腺）を合わせて外皮という．皮膚は組織学的に**表皮**，**真皮**，**皮下組織**からなる．表皮は重層扁平上皮からなり，メラニン顆粒を含む．手掌と足底では指紋，掌紋，足底紋をなす．真皮や皮下組織には知覚神経終末がある．

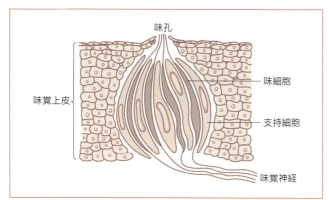

図 12-6　味蕾の組織構造

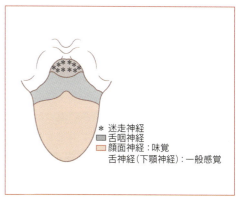

図 12-7　舌の感覚神経支配

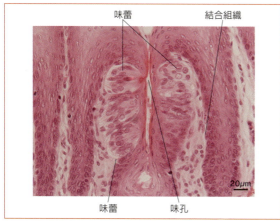

写真 12-1　味蕾の組織（H-E 染色）

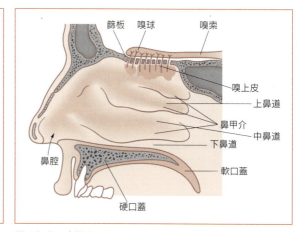

図 12-8　嗅覚器

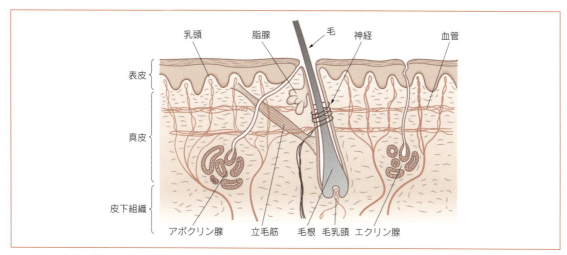

図 12-9　皮膚の断面

1）表皮

　表皮は皮膚の表層であり，**重層扁平上皮**よりなる．表皮の細胞は最下層の円

柱状の細胞の層（**基底層**）が増殖し，表層に行くにつれ扁平化し，**角質**（ケラチン）を多量に含む**角化細胞**となる．そして核を失った角化細胞による**角質層**をつくる．角質層は垢としてはげ落ちていく．

表皮は機械的な刺激に抵抗するとともに，体内の水分が外気に放出されることを防いでいる．表皮の深層とくに基底層の細胞には多量の**メラニン顆粒**が含まれ，人種や個体による黒さの違いはこの**メラニン**の量によって生じる．表皮のメラニンは，**神経堤細胞**に由来する**メラノサイト**によって産生される．

手掌と足底では，表皮が**皮膚小稜**と小溝をなし，**指紋**，**掌紋**，**足底紋**をつくる．この小稜に汗腺が1列に並んで開口している．この部の汗腺は**交感神経**によって分泌を促される．

2）真皮

真皮は，表皮の下にある密な結合組織層である．真皮の表層は，表皮の下面に乳頭が突き出し，ここに**毛細血管**や**知覚神経**の終末が入り込んでいる．この終末装置は**マイスナー小体（触覚小体）**とよばれ，表皮に接触する刺激を感知しやすい．そのほか，**自由神経終末**とよばれるものが真皮の表層にあり，ときに表皮内にも進入し，痛覚などを受容する．真皮の深層や後述の皮下組織には，**ファーター-パチーニ小体**とよばれる大きい知覚終末装置があり，これは圧覚と振動覚の受容装置である．

3）皮下組織

真皮の下に疎性結合組織の層があり，**皮下組織**とよばれる．この層には**脂肪細胞**が集まっており，皮下脂肪（層）とよばれ，脂肪の貯蔵所となっている．また，同時に体温の調節にも役立つ．皮下組織がゆるい結合組織でできているため，皮膚は下層の骨や筋などから遊離して自由に動くことができる．

4）毛とその付属器

ヒトは全身が短い柔らかい毛でおおわれており，一部は硬い毛（剛毛）でおおわれている（写真12-2）．思春期になると，二次性徴として陰毛，腋毛（わき毛），ひげなどが生えてくる．手掌と足底ならびに，陰茎の亀頭や小陰唇などは毛を欠いている．毛は表皮が落ちこんだ**毛包**からできる．毛包の先端が膨らみ，そのなかに血管が入り込んで**毛乳頭**をなす．毛乳頭から栄養をとり，**毛包**のなかに**毛根**を伸ばしていく．毛根の細胞に供給される**メラニン**の量によって，毛の色が決まる．毛包の上部は膨らみ，**脂腺**が形成される．脂腺を下から挟む**立毛筋**という平滑筋の小束があり，この筋は**交感神経**の支配を受けており，この筋によって毛根が起立し，皮膚の表面には鳥肌が立つ．また，立毛筋によって脂腺から皮脂が分泌される．

爪は，表皮が特殊な変形を遂げたものである（図12-10）．爪の根もとは皮膚におおわれており，**爪根**とよばれる．爪の下にある血管に富む柔らかな層を

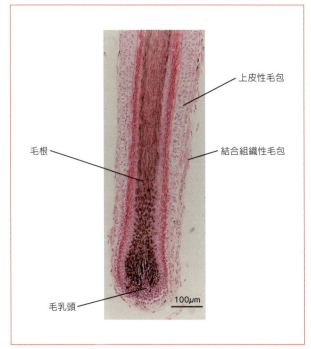

写真 12-2 毛の構造

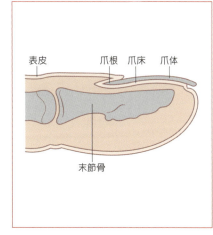

図 12-10 爪

爪床とよぶ．爪は，爪根に近い領域から成長していく．この成長領域が，爪の表面から白い半月としてみられることがある．

5）皮膚の腺

皮膚の腺は，表皮が真皮や皮下組織内に落ちこんでできたものであり，脂腺，汗腺，乳腺をはじめ種々のものがある．

(1) 脂腺

脂腺はすべての毛にみられる．陰茎の亀頭，陰核，小陰唇，乳房の乳頭など毛のない体部には，毛とは無関係の脂腺が発達しており，独立脂腺とよばれる．

(2) 汗腺

汗腺にはエクリン汗腺（小汗腺）とアポクリン汗腺（大汗腺）がある．

エクリン汗腺の終末部は真皮の深層ないし皮下組織にあり，とぐろを巻くようになっている．ここから出る導管は上行して表皮をらせん状に貫き，汗口で体表に出る．汗腺の終末部には毛細血管が豊富に分布し，ここから汗が分泌される．暑いときには多量の汗が蒸発することによって体温の調節が行われる（温熱性発汗）．これに対して，手掌と足底の汗腺は，精神的な緊張に際して交感神経の刺激により分泌が高まる（精神性発汗）．

アポクリン汗腺は，においのある粘稠な分泌物を出す汗腺である．この汗腺の腺細胞と腺腔はエクリン汗腺よりずっと大きい．腺細胞の細胞質が伸び出

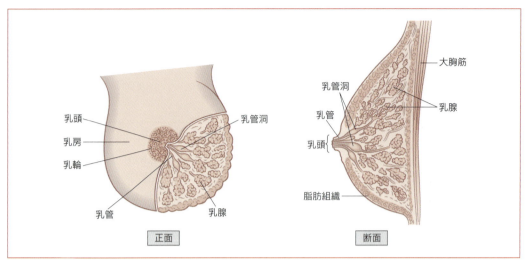

図12-11　乳腺

し，それがちぎれて分泌物とともに放出されるアポクリン（離出）分泌という様式をとるとされていたが，近年は**開口分泌**によるとされる．アポクリン汗腺は腋窩や乳輪，肛門の周辺に集中して分布する．アポクリン汗腺の分泌物はもともとは無臭であるが，細菌によってにおいの物質がつくられる．

（3）乳腺と乳房

　乳腺は**乳汁**を分泌する腺で，皮膚腺の一種であり，表皮が皮下組織に落ち込んでできたものである（**図12-11**）．男性では痕跡的であるが，思春期の女性の二次性徴として**乳房**が形づくられる．乳房の中央は**乳頭**となって隆起し，その周りを色素に富む**乳輪**が取り囲む．乳腺では乳頭を中心に10個あまりの**乳腺葉**に分かれ，それぞれの導管は乳頭の表面に独立して開口する．乳腺葉は結合組織とよく発達した脂肪組織により互いに隔てられる．乳房は，乳腺と多量の脂肪細胞とでできた膨らみである．

　乳腺の分泌物は多量の脂肪と少量の蛋白質を含む．乳汁について，脂肪はアポクリン（離出）分泌をするが，蛋白性の乳汁成分は開口分泌される．乳腺の分泌部の周りは，平滑筋様の細胞（筋上皮細胞）がかごのように包んでいる．乳児が乳頭を吸うとその刺激で**下垂体後葉**から**オキシトシン**が放出され，その作用によってこの筋上皮細胞が収縮して乳汁を放出する．これを**射乳**という．

乳がん

女性のがんで，日本では罹患率は第1位，死亡率は第5位で増加傾向にある．原因として，食生活の欧米化，女性のライフスタイルの変化があげられる．具体的には，肥満，初経年齢が低い，初産が30代，出産経験がない，授乳経験がないことなどが，乳がんの発生する危険性を高めるとされる．特定のがん抑制遺伝子に異常がある場合も発症確率が高くなる．2013年に米国女優が予防のため両側の乳房切除術を受けたことは社会的話題となった．

索引

和文索引

あ

アウエルバッハ神経叢 121
アキレス腱 61, 84
アクチン 22, 23
アクチンフィラメント 11
アストロサイト 170, 171
アセチルコリン 171
アドヘレンス結合 14
アブミ骨 194
アポクリン汗腺 15, 199
アポクリン腺 194
アポクリン分泌 200
アランチウス管 92
足の筋群 85
足の骨 61
圧覚 191, 196
後産 30
鞍関節 35

い

イオンチャネル 9
イオンポンプ 9
伊東細胞 134
胃 119, 127
胃腺 128
胃体 127
胃底 127
移行上皮 16
遺伝子 8
一次卵胞 165
咽頭 119, 126, 141
咽頭口部 126, 141
咽頭喉頭部 127, 141
咽頭鼻部 126, 141
咽頭扁桃 115, 124, 126, 142
陰窩 115
陰核 168
陰茎 161, 164
陰嚢 161, 164
陰部神経 186
飲作用 9

う

ウィリス動脈輪 173
ウィルヒョウのリンパ節 113
ウェルニッケ中枢 180
うちくるぶし 61
右心耳 94
右葉 133
烏口腕筋 79
内がえし 67
内踝 5
運動器 31
運動性言語中枢 180
運動野 180

え

エクリン汗腺 15, 199
エストロゲン 165
エナメル質 122
永久歯 122
衛星細胞 170, 171
液性調節 149
腋窩 5
腋窩リンパ節 114, 115
腋窩静脈 107
腋窩神経 186
腋窩動脈 102
円回内筋 80
円筋 65
円柱上皮 16
延髄 169, 173, 177
遠位 4
遠位尿細管 157

お

オキシトシン 151, 200
オッディ括約筋 130, 135
オトガイ 43
オトガイ舌骨筋 71
オリーブ 177
オリゴデンドロサイト 170, 171
黄色骨髄 22, 33
黄色靱帯 44
黄体ホルモン 166
黄体期 165
黄斑 192
横隔神経 186
横隔膜 5, 73
横行結腸 119, 131, 132
横足弓 85
横断面 2
横突起 45
横突棘筋 77
親不知 123
親知らず 123
温覚 182, 191, 196
温熱性発汗 199

か

カウパー腺 161, 163
カルシトニン 152
下咽頭 127, 141
下下腹神経叢 190
下顎骨 41, 43
下顎神経 183
下気道 139
下丘 178
下頸心臓神経 190
下頸神経節 190
下行結腸 119, 131, 132
下行大動脈 98
下行路 175
下後鋸筋 77
下肢のリンパ 115
下肢の筋 82
下肢の骨 54
下肢の皮静脈 111

索 引 201

下肢帯	5	
下肢帯筋群	82	
下唇	122	
下垂体	149, 150	
下垂体後葉	151	
下垂体前葉	151	
下垂体中間部	151	
下双子筋	82	
下腿筋群	84	
下腿屈筋群	84	
下腿骨	60	
下腿伸筋群	84	
下腿腓骨筋群	85	
下大静脈	108	
下腸間膜静脈	109	
下腸間膜動脈	104	
下殿神経	186	
下殿動脈	105	
下頭斜筋	77	
下鼻甲介	41, 43, 139	
下鼻道	139	
下腹神経	190	
下腹壁動脈	105	
下膀胱動脈	104	
下葉気管支	145	
仮肋	50	
蝸牛	195	
蝸牛神経	184, 195	
蝸牛神経核	182	
顆状関節	35	
顆粒白血球	21	
介在板	24	
回外	67	
回外筋	66, 81	
回旋	67	
回旋筋	77	
回腸	119, 128, 131	
回内	67	
回内筋	66	
回盲口	131	
灰白質	169, 173	
海馬	181	
海綿質	32	
海綿体部	159	
開口分泌	200	
解剖学	1	
解剖学的位置	2	
解剖学的嗅ぎタバコ窩	81	
解剖学的正位	2	
解剖学的平面	2	
解剖頸	51	
外果	5, 60	
外寛骨筋群	82	
外眼筋	193, 194	
外頸動脈	99	
外呼吸	139	
外肛門括約筋	133	
外耳	194	
外耳道	194	
外生殖器	167	
外旋	67	
外側	3	
外側楔状骨	61	
外側溝	179	
外側膝状体	179, 182	
外側頭直筋	72	
外側翼突筋	68	
外弾性板	87	
外腸骨リンパ節	114	
外腸骨動脈	105	
外転	66	
外転筋	66	
外転神経	178, 183	
外尿道括約筋	159, 160	
外胚葉	25	
外鼻	139	
外腹斜筋	75	
外分泌腺	15	
外膜	121	
外肋間筋	73	
踵	5	
角質	198	
核	7	
核小体	7, 8	
核膜	7, 8	
隔膜部	159	
顎下腺	126	
顎関節	42	
顎舌骨筋	71	
顎動脈	99	
顎二腹筋	71	
顎下神経節	190	
滑液	33	
滑液包	64	
滑車	65, 194	
滑車神経	183	
滑膜性の連結	33	
滑面小胞体	10	
汗腺	199	
肝鎌状間膜	137	
肝小葉	134	
肝静脈	108	
肝臓	119, 133	
杆状体細胞	192	
冠状縫合	36	
冠状面	2	
間期	11	
間質細胞	162	
間脳	169, 177, 178	
感覚器系	191	
感覚性言語中枢	180	
感覚野	180	
関節	33	
関節窩	33	
関節唇	33, 50	
関節頭	33	
関節突起	45	
関節内靱帯	34	
関節半月	33	
関節包	33	
環指	5	
環椎	47	
含気骨	31	
眼窩	39, 41	
眼窩脂肪体	191	
眼窩上孔	39	
眼球	191	
眼球結膜	193	
眼筋	191	
眼瞼	191, 193	
眼瞼結膜	193	
眼神経	183	
眼動脈	99	
眼輪筋	67	
顔面神経	178, 184, 190	

顔面頭蓋 …………………… 35, 41, 42
顔面動脈 ……………………………… 99

き

キース・フラック結節 ……………… 96
キーゼルバッハ部位 ……………… 139
キヌタ骨 …………………………… 194
ギャップ結合 …………………… 14, 24
気管 ………………………………… 143
気管支 ……………………………… 143
気管支縦隔リンパ本幹 …………… 113
希突起膠細胞 ………………… 170, 171
奇静脈 ……………………………… 108
奇静脈系 …………………… 106, 108
起始 ………………………………… 63
基底核 ……………………………… 181
亀頭 ………………………………… 164
器官 ……………………………… 6, 14
器官の形成 ………………………… 25
機能局在 …………………………… 180
拮抗筋 ……………………………… 66
弓状線 ……………………………… 75
求心性伝導路 ……………………… 182
球関節 ……………………………… 35
球形嚢 ……………………………… 195
嗅覚 ………………………………… 141
嗅覚器 ………………………… 191, 196
嗅覚路 ……………………………… 183
嗅球 ………………………… 141, 183, 196
嗅細胞 ………………………… 139, 196
嗅小毛 ……………………………… 183
嗅上皮 ………………………… 139, 196
嗅神経 ……………………………… 183
嗅粘膜 ……………………………… 196
距骨 ………………………………… 61
鋸筋 ………………………………… 65
協力筋 ……………………………… 66
胸横筋 ……………………………… 73
胸郭 ………………………………… 49
胸腔 ………………………………… 5
胸骨 ………………………………… 49
胸骨角 ……………………………… 147
胸骨甲状筋 ………………………… 71
胸骨舌骨筋 ………………………… 71

胸骨体 ……………………………… 49
胸骨柄 ……………………………… 49
胸骨傍リンパ節 …………………… 114
胸鎖関節 …………………………… 50
胸鎖乳突筋 ………………………… 72
胸神経 ……………………………… 185
胸神経節 …………………………… 190
胸腺 ………………………… 115, 116, 149
胸大動脈 ……………………… 98, 103
胸椎 ……………………………… 43, 47, 49
胸部 …………………………………… 4
胸部の筋 …………………………… 72
胸部の交感神経幹 ………………… 190
胸膜 …………………………… 145, 148
胸膜腔 ……………………………… 147
胸膜洞 ……………………………… 148
強膜静脈洞 ………………………… 193
頬筋 ………………………………… 67
頬骨 ……………………………… 41, 43
橋 …………………………… 169, 177
局所解剖学 ………………………… 1
棘下筋 ……………………………… 78
棘間靱帯 …………………………… 45
棘筋 ………………………………… 77
棘上筋 ……………………………… 78
棘上靱帯 …………………………… 45
棘突起 ……………………………… 45
近位 ………………………………… 4
近位尿細管 ………………………… 157
筋 …………………………………… 63
筋ポンプ …………………………… 90
筋の作用 …………………………… 66
筋の補助装置 ……………………… 63
筋間中隔 …………………………… 63
筋系 ………………………………… 63
筋性動脈 …………………………… 87
筋線維 ……………………………… 63
筋組織 ……………………………… 22
筋層 ………………………………… 121
筋皮神経 …………………………… 186
筋腹 ………………………………… 66
筋紡錘 ……………………………… 63
筋膜 ………………………………… 63
筋裂孔 ……………………………… 57

く

クッパー細胞 ……………………… 134
クリスタ …………………………… 10
クロム親和性細胞 ………………… 153
グラーフ卵胞 ……………………… 165
グリア細胞 …………………… 170, 171
グリソン鞘 ………………………… 134
グルタミン酸 ……………………… 172
くも膜 ……………………………… 172
くも膜下腔 ………………………… 172
区域気管支 ………………………… 145
空腸 ………………………… 119, 128, 131
屈曲 ………………………………… 66
屈筋 ………………………………… 66

け

ケラチン …………………………… 198
毛 …………………………… 196, 198
下 …………………………………… 3
外科解剖学 ………………………… 1
外科頸 ……………………………… 51
系統解剖学 ………………………… 1
茎突舌骨筋 ………………………… 71
脛骨 ………………………………… 60
脛骨神経 …………………………… 186
頸リンパ本幹 ……………………… 113
頸神経 ……………………………… 185
頸神経叢 …………………………… 186
頸長筋 ……………………………… 72
頸椎 ……………………………… 43, 45
頸板状筋 …………………………… 77
頸部 ………………………………… 4
頸部の筋 …………………………… 69
頸部の交感神経幹 ………………… 190
血液 ………………………………… 20
血液-空気関門 …………………… 146
血液循環 …………………………… 89
血管の構造 ………………………… 87
血管系 ……………………………… 87
血管内皮 …………………………… 16
血管裂孔 …………………………… 57
血球 ………………………………… 20

血小板･････････････････22	後斜角筋･･･････････････72	喉頭蓋･････････････････142
血漿･･･････････････････20	後縦隔･････････････････148	喉頭蓋軟骨･････････････143
血清･･･････････････････20	後縦靱帯･･･････････････44	喉頭口･････････････････142
血餅･･･････････････････20	後大脳動脈･････････････173	喉頭軟骨･･･････････････143
結合組織･･･････････････17	後頭下筋･･･････････････77	喉頭隆起･･･････････････142
結腸･･･････････････131, 132	後頭下三角･････････････77	鈎状突起･･･････････････135
結腸膨起･･･････････････131	後頭筋･････････････････67	睾丸･･･････････････････161
結膜･･･････････････191, 193	後頭骨･･････････････35, 41	膠様組織･･･････････････18
月状骨･････････････････53	後頭前頭筋･････････････67	黒質･･･････････････････178
犬歯･･･････････････････123	後頭動脈･･･････････････99	骨･････････････････････31
肩関節･････････････････50	後頭葉･････････････････179	骨の形状･･･････････････31
肩甲下筋･･･････････････78	後腹筋･････････････････75	骨の構造･･･････････････31
肩甲挙筋･･･････････････76	口蓋･･････････････42, 122, 124	骨の成長･･･････････････33
肩甲骨･････････････････50	口蓋骨････････････41, 42, 43	骨の発生･･･････････････33
肩甲舌骨筋･････････････71	口蓋垂･････････････････124	骨の連結･･･････････････33
肩鎖関節･･･････････････50	口蓋扁桃･･･････････115, 124	骨芽細胞･････････････20, 33
剣状突起･･･････････････49	口角下制筋･････････････67	骨格筋･･････････････23, 63
腱画･･･････････････････66	口腔･････････41, 42, 119, 122	骨格筋の分類･･･････････65
腱間結合･･･････････････81	口腔底･････････････････42	骨格系･････････････････31
腱鞘･･･････････････････64	口唇･･･････････････････122	骨幹･･･････････････････31
腱板筋群･･･････････････78	口輪筋･････････････････67	骨基質･････････････････19
腱紡錘･････････････････63	広頸筋･･････････････69, 71	骨結合･････････････････34
顕微解剖学･････････････1	広背筋･････････････････76	骨質･･･････････････････32
原核細胞･･･････････････11	甲状頸動脈･････････････102	骨髄･･････････････････31, 33
減数分裂･･･････････11, 12, 13	甲状舌骨筋･････････････71	骨髄穿刺･･･････････････33
	甲状腺･･････････････149, 151	骨組織･････････････････19
こ	甲状腺ホルモン･････････152	骨端･･･････････････････31
	甲状軟骨･･･････････････143	骨端軟骨･･･････････････33
コルチ器･･･････････････195	好塩基球･･･････････････21	骨盤･･･････････････････57
ゴルジ装置･････････････10	好酸球･････････････････21	骨盤腔･････････････････5
呼吸器系･･･････････････139	好中球･････････････････21	骨盤神経叢･････････････190
呼吸細気管支･･･････････145	交感神経･･･････････････188	骨盤内臓の静脈･････････110
呼吸中枢･･･････････････177	交感神経幹･････････････189	骨盤内臓神経･･･････････190
固有背筋･･･････････････77	交感神経系･････････････188	骨盤部の交感神経幹･････190
孤束核･････････････････183	交連線維･･･････････････181	骨膜･･･････････････････32
個体･･･････････････････6	肛門･･･････････････････119	骨迷路･････････････････195
鼓室･･･････････････････194	肛門管･････････････････133	混合腺･････････････････125
鼓膜･･･････････････････194	抗利尿ホルモン･････････151	
後･････････････････････2	咬筋･･･････････････････68	**さ**
後屈･･･････････････････66	虹彩･･･････････････････192	
後脛骨筋･･･････････････84	梗塞･･･････････････････90	サーカディアンリズム･････151
後脛骨動脈･････････････105	硬口蓋･････････････････124	サイロキシン･･･････････152
後頸筋･････････････････72	硬膜･･･････････････････172	左心耳･････････････････94
後交通動脈･････････････100	項靱帯･････････････････45	左葉･･･････････････････133
後索路･････････････174, 182	喉頭･･･････････････････142	鎖骨･･･････････････････50

鎖骨下リンパ本幹	113	
鎖骨下筋	72	
鎖骨下静脈	106	
鎖骨下動脈	100, 102	
坐骨	55	
坐骨神経	186	
細気管支	145	
細隙結合	14	
細静脈	88	
細動脈	87	
細胞	6, 7	
細胞間結合装置	14	
細胞骨格	7, 11	
細胞質	7, 9	
細胞周期	11	
細胞生物学	1	
細胞内小器官	7, 9	
細胞分裂	11	
細胞分裂期	11	
細胞膜	7, 8	
細網組織	18	
最長筋	77	
最内肋間筋	73	
臍静脈	92	
臍動脈	91, 104	
杯細胞	121, 129, 132	
索状体	177	
莢動脈	118	
三角筋	65, 78	
三角筋粗面	50	
三角骨	53	
三叉神経	178, 183	
三尖弁	94	

し

シナプス	171	
シャーピー線維	32	
シュレム管	193	
シュワン細胞	170, 171	
子宮	27, 165, 166	
子宮頸	166	
子宮体	166	
子宮動脈	104	
支持組織	17	
矢状縫合	36	
矢状面	2	
糸球体傍細胞	158	
糸状乳頭	124	
糸粒体	10	
刺激伝導系	24, 96	
指骨	54	
指背腱膜	81	
指紋	198	
脂腺	199	
脂肪細胞	198	
脂肪組織	18	
視覚器	191	
視覚路	182	
視交叉	182, 183	
視索上核	179	
視床	169, 178	
視床下部	149, 150, 169, 178	
視神経	178, 183	
視神経乳頭	192	
趾骨	62	
歯冠	122	
歯頸	122	
歯根	122	
歯状核	178	
歯髄	122	
歯列弓	122	
篩骨	35, 41	
篩骨洞	42, 141	
篩骨蜂巣	42, 141	
篩板	196	
示指	5	
示指伸筋	81	
耳下腺	126	
耳介	194	
耳介軟骨	194	
耳管	194	
耳管扁桃	115, 124	
耳小骨	194	
耳神経節	190	
耳垂	194	
耳道腺	194	
自由下肢	5	
自由上肢	5	
自由神経終末	198	
自律神経	169, 188	
軸椎	47	
室間孔	173	
室傍核	179	
膝窩	5, 84	
膝窩筋	84	
膝窩静脈	111	
膝窩動脈	105	
膝蓋骨	5, 60	
膝関節	60	
尺骨神経	186	
尺骨	53	
尺骨動脈	102	
尺側手根屈筋	80	
尺側手根伸筋	81	
尺側前腕皮静脈	107	
車軸関節	35	
射精	162	
射乳	200	
斜角筋群	72	
斜筋	65	
手根	5	
手根骨	53	
手掌	5	
手掌腱膜	80	
手背	5	
手背静脈網	107	
種子骨	65	
受精	24	
受精卵	11	
樹状突起	171	
舟状骨	53, 61	
終動脈	90	
終脳	169	
終末細気管支	145	
集合管	156, 157	
十二指腸	119, 128, 129	
十二指腸腺	130	
重層扁平上皮	16	
絨毛	120	
絨毛膜	28	
縦隔	147	
縦隔リンパ節	114	
縦走筋	121	
縦足弓	85	

循環器系……87	消化腺……119	上橈尺関節……52
循環中枢……178	笑筋……67	上皮組織……14
処女膜……167	掌屈……67	上鼻甲介……139
女性の尿道……160	掌側骨間筋……82	上鼻道……139
女性生殖器……165	掌紋……198	上葉気管支……145
鋤骨……41, 43	硝子軟骨……18	上腕の筋……79
小円筋……78	硝子軟骨結合……34	上腕筋……77, 79
小汗腺……15, 199	漿液腺……125	上腕屈筋群……79
小臼歯……123	漿膜……16, 121	上腕骨……50
小胸筋……72	踵骨……61	上腕三頭筋……80
小頬骨筋……67	踵骨腱……84	上腕静脈……108
小後頭直筋……77	上……3	上腕伸筋群……80
小膠細胞……170, 171	上咽頭……126, 141	上腕動脈……102
小坐骨孔……57	上顎骨……41, 42	上腕二頭筋……79
小指……5	上顎神経……183	静脈……88
小指外転筋……82	上顎洞……42, 141	静脈管……92
小指球筋群……82	上気道……139	静脈還流……90
小指伸筋……81	上丘……178	静脈系……106
小指対立筋……82	上頚心臓神経……190	静脈叢……106
小趾……5, 62	上頚神経節……190	食作用……9
小趾外転筋……85	上甲状腺動脈……99	食道……119, 127
小趾球筋群……85	上行結腸……119, 131, 132	食道裂孔……74
小趾対立筋……85	上行大動脈……98, 99	触覚……182, 191, 196
小循環……89, 97	上行路……174	触覚小体……198
小泉門……39	上後鋸筋……77	心外膜……93
小腸……119, 128	上後腸骨棘……5	心筋……24
小転子……57	上肢のリンパ……115	心筋層……93
小殿筋……82	上肢の筋……77	心室……94
小内臓神経……190	上肢の骨……50	心室中隔……94
小脳……169, 178	上肢の静脈……107	心臓……93
小脳テント……172	上肢の動脈……102	心臓の位置と心膜……93
小脳脚……178	上肢帯……5	心臓の壁の構造……93
小脳虫部……178	上肢帯筋……77	心臓の血管……97
小脳半球……178	上肢帯筋群……78	心臓の神経……97
小伏在静脈……111	上唇……122	心臓の部屋と弁……94
小胞体……10	上唇挙筋……67	心臓神経叢……97
小網……128	上前腸骨棘……5	心内膜……93
小葉間の三つ組……134, 135	上双子筋……82	心嚢……93
小腰筋……82	上大静脈……106	心房……94
小菱形骨……53	上腸間膜静脈……109	心房中隔……94
小弯……127	上腸間膜動脈……104	心膜……148
松果体……149, 151	上腸間膜動脈神経節……190	伸筋……66
消化管……119	上殿神経……186	伸展……66
消化管の組織構造……120	上殿動脈……105	神経下垂体……150
消化器系……119	上頭斜筋……77	神経管……169

神経系	169	
神経膠細胞	171	
神経細胞	170, 171	
神経細胞の突起	170	
神経細胞体	170	
神経性調節	149	
神経線維	171	
神経叢	185	
神経頭蓋	35	
神経分泌	151	
真核細胞	11	
真皮	196, 198	
真肋	50	
深（内側）	3	
深胸筋	73	
深頸筋	72	
深指屈筋	80	
深掌動脈弓	103	
深静脈	88	
深頭筋群	68	
深背筋第1層	77	
深背筋第2層	77	
深部感覚	182	
人体の区分	4	
人体の構成単位	6	
人体解剖学	1	
陣痛	30	
靱帯による連結	44	
靱帯結合	34	
腎盂	155	
腎小体	156	
腎静脈	108	
腎錐体	156, 157	
腎臓	155	
腎単位	157	
腎洞	155	
腎動脈	103	
腎盤	155	
茸状乳頭	124	

す

水解小体	11	
水晶体	192	
水平面	2	

膵臓	119, 135	
膵体	135	
膵島	136	
膵頭	135	
膵尾	135	
錐状体細胞	192	
錐体	195	
錐体外路系	177	
錐体筋	75	
錐体交叉	175	
錐体路	175	
随意筋	23	
髄腔	31	
髄質	156	
髄鞘	171	
髄膜	172	

せ

セメント質	122	
セルトリ細胞	161	
セロトニン	172	
生後循環	92	
生殖器系	161	
正中神経	186	
正中仙骨動脈	103	
成人の歯	122	
声帯	143	
声帯ヒダ	143	
声門	143	
性染色体	8	
性腺静脈	108	
性腺動脈	103	
星状膠細胞	170, 171	
精液	161, 163	
精管	161, 162	
精丘	159	
精索	162	
精子	12, 161, 162	
精神性発汗	199	
精巣	161	
精巣下降	164	
精巣挙筋	164	
精巣上体	161, 162	
精巣静脈	108	

精巣動脈	103	
精囊	161, 162	
静止期	12	
赤色骨髄	22, 33	
赤脾髄	117	
赤筋線維	24	
赤血球	20	
脊索	25	
脊髄	169, 173	
脊髄視床路	174, 182	
脊髄小脳路	175	
脊髄神経	169, 185	
脊髄膜	172	
脊柱	43	
脊柱管	5, 45	
脊柱起立筋	77	
切歯	122	
接着帯	14	
接着斑	14	
節後線維	188	
節前線維	188	
舌	124, 196	
舌咽神経	184, 190	
舌下神経	185	
舌下腺	126	
舌骨	41, 43	
舌骨下筋群	71	
舌骨上筋群	71	
舌乳頭	124	
舌扁桃	115, 124	
仙骨	43, 48	
仙骨神経	185, 190	
仙骨神経叢	186	
仙椎	43	
浅胸筋	72	
浅頸筋	71	
浅指屈筋	80	
浅掌動脈弓	103	
浅側頭動脈	99	
浅（外側）	3	
浅背筋	76	
染色質	7, 8	
泉門	37	
腺	121	
腺下垂体	150	

腺上皮	15	
線維三角	94	
線維性結合組織	17	
線維軟骨	19	
線維軟骨結合	34	
線維輪	44	
線毛	11	
線毛上皮	16, 145	
前	2	
前額面	2	
前鋸筋	72	
前屈	66	
前脛骨筋	84	
前脛骨動脈	105	
前頸筋群	71	
前交通動脈	173	
前斜角筋	72	
前縦隔	148	
前縦靱帯	44	
前大脳動脈	100, 173	
前庭	195	
前庭神経	184, 196	
前庭窓	194	
前頭筋	67	
前頭骨	35, 39	
前頭切痕	39	
前頭直筋	72	
前頭洞	39, 42, 141	
前頭面	2	
前頭葉	179	
前頭連合野	180	
前脳胞	169	
前腹筋	74	
前立腺	161, 162	
前立腺部	159	
前腕筋	77	
前腕筋群	80	
前腕屈筋群	80	
前腕骨	52	
前腕伸筋群	81	
前腕正中皮静脈	107	
蠕動運動	121, 127, 129	

そ

そとくるぶし	60
咀嚼筋	66, 67, 68
組織	6, 14
組織や器官の由来	27
組織液	111
組織学	1
組織呼吸	139
粗面小胞体	10
疎性結合組織	17
鼠径リンパ節	114, 115
爪根	198
爪床	199
相同染色体	12
桑実胚	24
僧帽筋	76
僧帽弁	94
総頸動脈	99
総腱輪	194
総指伸筋	81
総胆管	135
総腸骨動脈	98, 103, 104
総腓骨神経	186
造血	20
造血組織	20, 22
象牙質	122
臓側胸膜	148
足弓	61
足根	5
足根骨	61
足細胞	156
足底	5
足底筋	84
足底腱膜	85
足底動脈弓	105
足底方形筋	85
足底紋	198
足背	5
足背筋群	85
促通拡散	9
側頸筋	72
側頭筋	68
側頭骨	35, 40
側頭葉	179
側頭連合野	180
側脳室	173
側腹筋	75
側屈	66
外がえし	67
外踝	5

た

タイト結合	14
タコ足細胞	156
多能性幹細胞	22
多列円柱上皮	16
多裂筋	77
唾液腺	119, 125
楕円関節	35
大食細胞	22, 116
大陰唇	168
大円筋	78
大汗腺	15, 199
大臼歯	123
大胸筋	72
大頬骨筋	67
大後頭直筋	77
大坐骨孔	57
大循環	89, 98
大循環の静脈系	106
大静脈	88
大静脈孔	74
大泉門	39
大前庭腺	168
大腿筋群	83
大腿筋膜張筋	82
大腿屈筋群	84
大腿骨	57
大腿三角	84
大腿四頭筋	83
大腿伸筋群	83
大腿神経	186
大腿内転筋群	84
大腿二頭筋	84
大腿方形筋	82
大腸	119, 131
大転子	57

大殿筋 …………………… 82	単層扁平上皮 …………… 16	中縦隔 …………………… 148
大動脈 ………………… 87, 98	胆嚢 ……………………… 135	中心窩 …………………… 192
大動脈弓 ……………… 98, 99	淡蒼球 …………………… 181	中心管 …………………… 173
大動脈裂孔 ……………… 74	短骨 ……………………… 31	中心後回 ………………… 180
大内臓神経 ……………… 190	短趾屈筋 ………………… 85	中心溝 …………………… 179
大内転筋 ………………… 84	短趾伸筋 ………………… 85	中心子 …………………… 11
大脳 ……………………… 179	短小指屈筋 ……………… 82	中心小体 ……………… 10, 11
大脳回 …………………… 179	短小趾屈筋 ……………… 85	中心前回 ………………… 180
大脳鎌 …………………… 172	短掌筋 …………………… 82	中心体 …………………… 11
大脳基底核 ……………… 179	短橈側手根伸筋 ………… 81	中枢神経系 ………… 169, 173
大脳脚 …………………… 178	短内転筋 ………………… 84	中足 ……………………… 5
大脳縦裂 ………………… 179	短腓骨筋 ………………… 85	中足筋 …………………… 85
大脳髄質 …………… 179, 181	短母指外転筋 …………… 81	中足骨 …………………… 61
大脳動脈輪 ……………… 173	短母指屈筋 ……………… 81	中大脳動脈 ………… 100, 173
大脳半球 ………………… 169	短母指伸筋 ……………… 81	中直腸動脈 ……………… 104
大脳皮質 ………………… 179	短母趾屈筋 ……………… 85	中殿筋 …………………… 82
大脳皮質と機能局在 …… 179	短母趾伸筋 ……………… 85	中脳 ……………………… 177
大脳辺縁系 ……………… 181	男性の尿道 ……………… 159	中脳水道 ………………… 173
大伏在静脈 ……………… 111	男性生殖器 ……………… 161	中脳胞 …………………… 169
大網 …………………… 128, 138	弾性組織 ………………… 18	中胚葉 …………………… 25
大腰筋 …………………… 82	弾性動脈 ………………… 87	中鼻甲介 ………………… 139
大菱形骨 ………………… 53	弾性軟骨 ………………… 18	中鼻道 …………………… 139
大彎 ……………………… 127		中葉気管支 ……………… 145
体幹 ……………………… 4	**ち**	虫垂 …………………… 115, 132
体幹のリンパ …………… 114		虫様筋 ………………… 82, 85
体幹の骨 ………………… 43	チン小帯 ………………… 192	肘窩 ……………………… 5
体幹の動脈 ……………… 100	恥丘 ……………………… 167	肘関節 …………………… 52
体腔 ……………………… 4, 5	恥骨 ……………………… 55	肘筋 ……………………… 80
体形の概要 ……………… 2	恥骨筋 …………………… 84	長骨 ……………………… 31
体細胞分裂 …………… 11, 13	恥骨結合 ………………… 57	長趾屈筋 ………………… 84
体肢 ……………………… 5	智歯 ……………………… 123	長趾伸筋 ………………… 84
体循環 ………………… 89, 98	緻密質 …………………… 32	長掌筋 …………………… 80
体知覚路 ………………… 182	腟 ……………………… 165, 167	長橈側手根伸筋 ………… 81
胎児 …………………… 27, 29	着床 …………………… 24, 25	長内転筋 ………………… 84
胎児形成 ………………… 26	中咽頭 ………………… 126, 141	長腓骨筋 ………………… 85
胎児循環 ………………… 91	中間径フィラメント …… 11	長母指外転筋 …………… 81
胎生期の血液循環 ……… 91	中間楔状骨 ……………… 61	長母指屈筋 ……………… 80
胎盤 …………………… 27, 28	中頸心臓神経 …………… 190	長母指伸筋 ……………… 81
胎盤関門 ………………… 28	中頸神経節 ……………… 190	長母趾屈筋 ……………… 84
胎盤循環 ………………… 89	中指 ……………………… 5	長母趾伸筋 ……………… 84
帯状回 …………………… 181	中耳 ……………………… 194	頂踵長 …………………… 30
第3脳室 ………………… 173	中斜角筋 ………………… 72	頂殿長 …………………… 30
第4脳室 ………………… 173	中手 ……………………… 5	腸リンパ本幹 …………… 113
単球 ……………………… 22	中手筋群 ………………… 82	腸脛靭帯 ………………… 82
単純拡散 ………………… 9	中手骨 …………………… 54	腸骨 ……………………… 55

腸骨筋	82
腸骨大腿靱帯	82
腸骨稜	5
腸腰動脈	104
腸肋筋	77
跳躍伝導	171
蝶形骨	35, 40
蝶形骨体	40
蝶形骨洞	40, 42, 141
蝶番関節	35
聴覚路	182
直腸	119, 131, 132
直腸膨大部	133
直筋	65

つ

ツチ骨	194
椎間円板	44
椎間関節	44
椎間孔	45
椎骨	43, 44, 45
椎骨動脈	100, 173
椎前筋群	72
痛覚	182, 191, 196
爪	196, 198

て

ディッセ腔	134
デスモソーム	14, 24
デルマトーム	186
手の筋	77
手の筋群	81
手の骨	53
底屈	67
底側骨間筋	85
釘植	34
停止	63
殿部	5

と

トルコ鞍	40
ドーパミン	172

投射線維	181
豆状骨	53
島	179
頭蓋冠	35
頭蓋腔	5
頭蓋骨	35
頭蓋底	35
頭頸部のリンパ	115
頭側	3
頭長筋	72
頭頂後頭溝	179
頭頂骨	35, 40
頭頂葉	179
頭頂連合野	180
頭板状筋	77
頭部	4
頭部の筋	67
橈骨	53
橈骨小窩	81
橈骨神経	186
橈骨動脈	102
橈側手根屈筋	80
橈側皮静脈	107
洞房結節	96
動眼神経	183, 190
動脈	87
動脈ポンプ	90
動脈管	92
瞳孔	192
瞳孔括約筋	192
瞳孔散大筋	192
特殊心筋線維	96

な

内陰部動脈	104
内果	5, 61
内寛骨筋群	82
内胸動脈	102
内頸静脈	106
内頸動脈	99, 173
内呼吸	139
内肛門括約筋	133
内耳	194, 195
内耳神経	178, 184

内旋	67
内臓頭蓋	35
内側	3
内側楔状骨	61
内側膝状体	179, 182
内側毛帯	178
内側翼突筋	68
内弾性板	87
内腸骨リンパ節	114
内腸骨動脈	104
内転	66
内転筋	66
内尿道括約筋	159
内尿道口	159
内胚葉	25
内腹斜筋	75
内分泌系	149
内分泌腺	15, 149
内閉鎖筋	82
内肋間筋	73
軟口蓋	124
軟骨	31
軟骨組織	18
軟骨内骨化	33
軟膜	172

に

ニューロン	171
二次卵胞	165
二尖弁	94
二腹筋	66
肉眼解剖学	1
日内リズム	151
乳歯	122
乳汁	200
乳腺	199, 200
乳頭	200
乳頭体	181
乳房	200
尿管	158
尿細管	156, 157
尿道	159
尿道球腺	161, 163
尿路	155

人中	122
妊娠月数と胎児の外形	29

ね

ネフロン	157
粘液腺	125
粘膜	120
粘膜ヒダ	128
粘膜下層	121
粘膜筋板	121
粘膜固有層	121
粘膜上皮	120

の

ノルアドレナリン	172
脳	169
脳の血管	173
脳の静脈	106
脳幹	177
脳弓	181
脳室	173
脳神経	169, 183
脳脊髄液	173
脳底動脈	173
脳頭蓋	35, 39
脳膜	172

は

ハウストラ	131
ハヴァース管	19, 32
ハヴァース層板	19, 32
ハッサル小体	116
バソプレッシン	151
バルトリン腺	168
パイエル板	115, 129
パネート細胞	129
破骨細胞	20
歯	122
肺	145
肺区域	145
肺呼吸	139
肺循環	89, 97

肺小葉	145
肺静脈	98
肺尖	145
肺底	145
肺動脈	98
肺胞	16, 145
肺胞管	145
肺門	144, 145
肺葉	145
背屈	67
背側	2
背側骨間筋	82, 85
背部の筋	75
胚子部	25
胚盤胞	24
胚葉	25
配偶子	12
排卵	24, 25, 165
排卵期	165
白質	169, 173
白脾髄	117
白筋線維	24
白血球	21
薄筋	84
発生生物学	1
鼻	139
反回神経	185
反射弓	181
反射路	181
半奇静脈	108
半規管	195
半棘筋	77
半月ヒダ	131
半月弁	95
半腱様筋	84
半交叉	183
半膜様筋	84
板状筋	77

ひ

ヒス束	94, 97
ヒトの発生	24
ヒラメ筋	84
ビタミンA取り込み細胞	134

皮下組織	196, 198
皮筋	63, 67
皮脂腺	196
皮質	156
皮質核路	175
皮質脊髄路	175
皮静脈	88, 106
皮膚	196
皮膚の腺	199
皮膚分節	186
泌尿器系	155
披裂軟骨	143
非連続性毛細血管	89
被殻	181
腓骨	60
腓腹筋	84
脾索	118
脾静脈	109
脾髄	117
脾臓	115, 116
脾柱	117
脾洞	118
尾骨	43, 48
尾骨神経	185
尾状核	181
尾側	3
尾椎	43
微絨毛	120
微小管	11
鼻腔	40, 41, 139
鼻骨	41, 43
鼻道	139
鼻粘膜	139
鼻涙管	193
膝	5
肘	5
筆毛動脈	118
表情筋	67
表皮	196, 197

ふ

ファーター–パチーニ小体	198
ファーター乳頭	130, 136
フィブリン	20

フィブリノゲン … 20	平衡覚路 … 183	マイスナー神経叢 … 121
フォルクマン管 … 19	平衡聴覚器 … 191, 194	マイボーム腺 … 193
ブルンネル腺 … 130	平衡斑 … 195	マクロファージ … 22, 116
ブローカ中枢 … 180	平面関節 … 35	まぶた … 193
プルキンエ細胞 … 178	閉鎖孔 … 57	膜内骨化 … 33
プルキンエ線維 … 97	閉鎖神経 … 186	末梢神経系 … 169, 183
プロゲステロン … 166	閉鎖動脈 … 104	窓あき毛細血管 … 88
不随意筋 … 23	壁側胸膜 … 148	
副甲状腺 … 149, 152	扁桃 … 115	**み**
副交感神経 … 188	扁桃体 … 181	
副交感神経系 … 190	扁桃輪 … 124	ミオシン … 22, 23
副睾丸 … 161, 162	扁平骨 … 31	ミクログリア … 170, 171
副神経 … 185	鞭毛 … 11	ミトコンドリア … 9
副腎 … 149, 153		味覚器 … 191, 196
副腎髄質 … 153	**ほ**	味覚線維 … 183
副腎皮質 … 153		味覚野 … 196
副半奇静脈 … 108	ホイヤー・グローサー器官 … 91	味覚路 … 183
副鼻腔 … 41, 141	ホルモン … 149	味孔 … 125, 196
腹横筋 … 75	ボウマン嚢 … 156	味細胞 … 196
腹腔 … 5, 136	ボタロー管 … 92	味蕾 … 125, 196
腹腔神経節 … 190	母指 … 5	密性結合組織 … 17
腹腔動脈 … 104	母指球筋群 … 81	密着帯 … 14
腹側 … 2	母指対立筋 … 81	脈絡叢 … 173
腹大動脈 … 98, 103	母指内転筋 … 81	脈絡膜 … 192
腹直筋 … 74	母趾 … 5, 62	脈管系 … 87
腹部 … 4	母趾外転筋 … 85	
腹部の筋 … 74	母趾球筋群 … 85	**む**
腹部の交感神経幹 … 190	母趾内転筋 … 85	
腹膜 … 136	方形回内筋 … 80	無顆粒白血球 … 21
腹膜後隙 … 138	方形筋 … 65	無糸分裂 … 11
腹膜垂 … 131	方向を示す用語 … 2	無漿膜野 … 133
振り子運動 … 121	包皮 … 164	無髄神経線維 … 171
吻合 … 90	胞状卵胞 … 165	
噴門 … 127	胞胚 … 24	**め**
分子生物学 … 1	縫工筋 … 83	
分節運動 … 121, 129	縫合 … 34, 35, 36	メラトニン … 151
分娩 … 30	房室結節 … 97	メラニン … 198
分裂準備期 … 11	房室束 … 94, 97	メラニン細胞刺激ホルモン … 151
	紡錘糸 … 11	メラノサイト … 198
へ	膀胱 … 158	迷走神経 … 184, 190
	膀胱三角 … 159	
ヘンレのわな … 157		**も**
ペプチド … 150	**ま**	
平滑筋 … 22		毛根 … 198
平衡覚 … 183	マイスナー小体 … 198	毛細血管 … 88

毛乳頭　198
毛様体　192
毛様体小帯　192
毛様体神経節　190
盲腸　119, 131, 132
網嚢　138
網膜　192
門脈　91, 109
門脈系　106

や

薬指　5

ゆ

有郭乳頭　124, 196
有鈎骨　53
有糸分裂　11
有髄神経線維　171
有性生殖　12
有窓性毛細血管　88
有頭骨　53
幽門　127
幽門洞　127
優位半球　180
指　5
趾　5

よ

羊水　28
羊膜腔　25
葉状乳頭　124, 196
腰リンパ節　114
腰リンパ本幹　113
腰静脈　108
腰神経　185
腰神経節　190
腰神経叢　186
腰椎　43, 47
腰内臓神経　190
腰方形筋　75
翼口蓋神経節　190
翼状突起　40

ら

ライディッヒ細胞　162
ラセン器　195
ラムダ（状）縫合　36, 41
ランヴィエの絞輪　171
ランゲルハンス島　136
卵円孔　92
卵黄嚢　25
卵管　165, 166
卵管采　166
卵形嚢　195
卵子　12, 24, 165
卵巣　165
卵巣静脈　108
卵巣動脈　103
卵胞ホルモン　165
卵胞期　165

り

リソソーム　10, 11
リボソーム　10
リンパ　111
リンパ管　111, 112
リンパ管内皮　16
リンパ球　21
リンパ系　87, 111
リンパ性器官　115
リンパ節　111, 115
リンパ本幹　113
梨状筋　82
立方骨　61
立方上皮　16
立毛筋　198
隆椎　47
菱形筋　65, 77
菱脳胞　169
輪状ヒダ　120, 129
輪状筋　65
輪状軟骨　143
輪走筋　121
鱗状縫合　37

る

涙器　191, 193
涙骨　41, 43
涙小管　193
涙腺　193
涙嚢　193

れ

レニン　158
レンズ核　181
連合線維　181
連合野　180
連続性毛細血管　88

ろ

肋頸動脈　102
肋軟骨　49
肋下筋　73
肋間リンパ節　114
肋間神経　186
肋骨　49

わ

ワルダイエル咽頭輪　115, 124
腕尺関節　52
腕神経叢　186
腕橈関節　52, 53
腕橈骨筋　81
腕頭静脈　106

欧文索引

B

Bリンパ球 ……………………… 21, 118
B細胞 …………………………… 21, 118

D

DNA …………………………………… 8
DNA合成期 …………………………… 11
DNA合成準備期 ……………………… 11

G

G_0期 ………………………………… 12
G_1期 ………………………………… 11
G_2期 ………………………………… 11

S

S期 …………………………………… 11
S状結腸 ……………………… 119, 131, 132

T

Tリンパ球 ……………………… 21, 116
T細胞 …………………………… 21, 116

【著者略歴】

秋田 恵一（あきた けいいち）

1987年	札幌医科大学医学部医学科卒業
1991年	東京医科歯科大学大学院医学研究科修了
	東京医科歯科大学助手（医学部解剖学第二講座）
1996年	同講師
1999年	同助教授
2010年	東京医科歯科大学大学院教授（医歯学総合研究科臨床解剖学分野）
2024年	東京科学大学大学院教授（医歯学総合研究科臨床解剖学分野）
	現在に至る　医学博士

星 治（ほし おさむ）

1991年	山梨医科大学医学部医学科卒業
1995年	山梨医科大学大学院医学研究科修了
1998年	新潟大学第三解剖助手（医学部第三解剖学教室）
2005年	同助教授
2011年	東京医科歯科大学大学院教授（保健衛生学研究科形態・生体情報解析学分野）
2018年	東京医科歯科大学大学院教授（医歯学総合研究科形態・生体情報解析学分野）
2023年	東京医科歯科大学大学院教授（医歯学総合研究科形態情報解析学分野）
2024年	東京科学大学大学院教授（医歯学総合研究科形態情報解析学分野）
	現在に至る　医学博士

最新臨床検査学講座
解剖学　　　　　　　ISBN978-4-263-22375-8

2019年 1月10日　第1版第1刷発行
2025年 1月10日　第1版第7刷発行

　　著　者　秋 田 恵 一
　　　　　　星　　　　治
　　発行者　白 石 泰 夫
　　発行所　医歯薬出版株式会社

〒113-8612　東京都文京区本駒込1-7-10
TEL（03）5395-7620（編集）・7616（販売）
FAX（03）5395-7603（編集）・8563（販売）
https://www.ishiyaku.co.jp/
郵便振替番号 00190-5-13816

乱丁，落丁の際はお取り替えいたします　　印刷・あづま堂印刷／製本・愛千製本所

Ⓒ Ishiyaku Publishers, Inc., 2019. Printed in Japan

本書の複製権・翻訳権・翻案権・上映権・譲渡権・貸与権・公衆送信権（送信可能化権を含む）・口述権は，医歯薬出版（株）が保有します．

本書を無断で複製する行為（コピー，スキャン，デジタルデータ化など）は，「私的使用のための複製」などの著作権法上の限られた例外を除き禁じられています．また私的使用に該当する場合であっても，請負業者等の第三者に依頼し上記の行為を行うことは違法となります．

[JCOPY]＜出版者著作権管理機構 委託出版物＞
本書をコピーやスキャン等により複製される場合は，そのつど事前に出版者著作権管理機構（電話 03-5244-5088，FAX 03-5244-5089，e-mail : info@jcopy.or.jp）の許諾を得てください．